医学实验室认可

基础知识与典型不符合项分析

主　　审　胡冬梅

主　　编　谢小兵

副 主 编　陈曲波　王利新　伍　勇　肖秀林

编　　者（以姓氏汉语拼音为序）

陈曲波（广东省中医院）

邓荣春（江西省人民医院）

付　岳（中国合格评定国家认可中心）

韩呈武（中日友好医院）

胡冬梅（中国合格评定国家认可中心）

李增山（空军军医大学第一附属医院）

宁兴旺（湖南中医药大学第一附属医院）

王利新（宁夏医科大学总医院）

王伟灵（上海中医药大学附属上海市中西医结合医院）

伍　勇（长沙市第一医院）

肖秀林（深圳迈瑞生物医疗电子股份有限公司）

谢小兵（湖南中医药大学第一附属医院）

解春宝（四川省医学科学院 · 四川省人民医院）

杨　冀（上海市东方医院 / 同济大学附属东方医院）

杨大干（浙江大学医学院附属第一医院）

周华友（南方医科大学南方医院）

邹江玲（浏阳市中医医院）

编写秘书　孔华珍　罗　玲　周　希

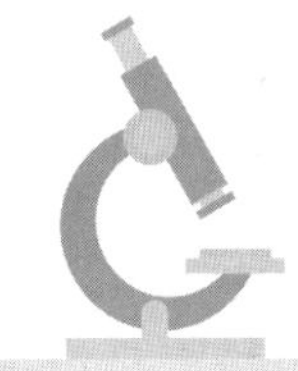

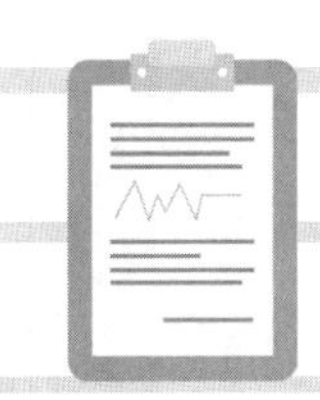

人民卫生出版社

·北　京·

图书在版编目（CIP）数据

医学实验室认可基础知识与典型不符合项分析 / 谢小兵主编. — 北京：人民卫生出版社，2023.9

ISBN 978-7-117-35276-5

Ⅰ.①医… Ⅱ.①谢… Ⅲ.①医学检验－实验室管理－认证 Ⅳ.①R446

中国国家版本馆 CIP 数据核字（2023）第 176228 号

人卫智网	www.ipmph.com	医学教育、学术、考试、健康，购书智慧智能综合服务平台
人卫官网	www.pmph.com	人卫官方资讯发布平台

医学实验室认可基础知识与典型不符合项分析

Yixue Shiyanshi Renke Jichu Zhishi yu Dianxing Bufuhexiang Fenxi

主　　编：谢小兵
出版发行：人民卫生出版社（中继线 010-59780011）
地　　址：北京市朝阳区潘家园南里 19 号
邮　　编：100021
E - mail：pmph @ pmph.com
购书热线：010-59787592　010-59787584　010-65264830
印　　刷：廊坊十环印刷有限公司
经　　销：新华书店
开　　本：787 × 1092　1/16　印张：22
字　　数：426 千字
版　　次：2023 年 9 月第 1 版
印　　次：2023 年 10 月第 1 次印刷
标准书号：ISBN 978-7-117-35276-5
定　　价：68.00 元

前言

本来是没有想到要写一本关于 ISO 15189 认可的书，说句实在话，也是由于自身的水平和见识所限，不敢想来组织编写一本相关的书，但发生的一连串事情促使大家看到这本书。

2008 年 12 月我院入选国家中医临床研究基地，当时，基地验收标准中有一条“医院检验科通过 ISO 15189 认可”，虽然这个验收标准历经了几版的变迁，每个版本的要求有所不同，但医院领导前瞻性决定在正式验收前要求我们检验科（当时的名称）通过 ISO 15189 认可。我们经过一年多的努力，于 2014 年 1 月拿到了认可证书（CNAS MT0150）。但说句实在话，这一次通过是有点“着急”，对于认可的理解大多停留在表层，大家认真地“按图索骥”，完成了领导交办的任务，第二年监督评审时，由于实验室需要搬迁到新建的大楼，而大楼的交付又未能按期，所以我们申请了暂停认可，但暂停期最长不能超过半年，于是当我们再一次申请时，只能按初评对象来对待了。正是这个政策，让我们静下来理性思考，我们这次申请一定要全员参与、搞清弄明、不讲速度、但重实效，让每一个人都能明白做认可的目的、意义、规则、方法，能理清认可规则、准则、应用要求与各个程序、各种表格之间的逻辑关系，这样不紧不慢地、扎扎实实地做了三年，终于又顺利通过现场评审，再一次拿到了认可证书。让我印象深刻，甚至有点感动的是，当我们在做内审后不符合项整改，让各个专业组汇报时，每一个小伙伴均意气风发、斗志昂扬，脸上洋溢着自信而快乐的神情，虽然整改措施不一定那么到位和精准，但这种精气神令我特别喜悦，也让我深深地思考：只要给年轻人机会，他们非常愿意尝试新鲜事物并乐意为之付出，自然取得很好的成效！我们科室的年轻人是这个样子，其他医院的同行们不也是这样吗？

于是我萌生一个想法，以中国中西医结合学会检验医学专业委员会的名义举办一个全国范围内 ISO 15189 知识与案例分析大赛，以提升医学实验室工作者的标准化、规范化意识，加深对 ISO 15189 标准的理解，促进相关标准和规范在各级医学实验室中更广泛的应用和交流，提高医学实验室综合服务能力。我将这个想法说与 CNAS（中国合格评定国家认可委员会）负责医学实验室认可的老师们和一些评审员专家们，得到了他们一致的认可与赞同。

令我更为感动的是，大赛共有来自全国各省市 800 多家医院的 2 000 余位选手参赛，通过 ISO 15189 认可的医院参赛率超 70%，还有虽然暂时没有通过（申请）认可，依然有那么多医院、那么多年轻人对 ISO 15189 认可高度“认可”，积极参与其中，而且取得不错的成绩。

于是我进一步萌生一个想法：既然有这么多人关注认可、参与认可相关活动，何不利用这次赛事的素材出一本书，普及一下认可的基本知识，列举各亚专业领域的典型案例及其分析，将这次大赛的部分题目收录其中，通过做题来巩固认可知识并加深理解，还将认可中用得上的常用医疗相关法律法规、国家标准、行业标准、技术规范及指南名录作为附录列于书后，便于查询使用。同样令我感动的是，这个想法得到了CNAS老师们和大赛评委专家们的一致同意。为保证内容覆盖当前认可的专业领域，特别增加输血和病理学专业相关内容，于是本书所呈献的各亚专业包括管理、临床血液学检验、体液学检验、临床化学检验、临床免疫学检验、临床微生物学检验、分子诊断、输血医学、病理学检查及实验室信息系统共十个领域，算是“十全”了！

虽然，医学实验室认可所依据的国际标准ISO 15189已经于2022年12月发布了第4版，新版标准在结构和内容等方面也有了更多的变化，而本书所依据的基础文件是2012版的ISO 15189，但涉及的各方面要求，新旧版并不矛盾，所以此书仍然可以作为想了解医学实验室各方面要求和各专业不符合案例的同仁们的参考资料，同时，我们也将以此为起点，不断实践、积累和总结新版ISO 15189认可过程中的经验，为将来此书新版内容的丰富和更新继续努力。

但愿本书的出版能够帮助那些对ISO 15189认可感兴趣的人，无论是否申请（通过）认可，还是暂时没有，本书有助于对认可基本概念和范围、实验室认可及标准化进展、我国实验室认可要求、认可过程及认可不符合项管理的了解，加上十个领域的典型案例及其分析，相信读后会对认可有更清晰明确的了解和理解，也能更好地指导实际的应用与推广。

国家提倡高质量发展，各行各业也在关注高质量发展，医疗行业当然也不例外，2022年11月8日，国家卫生健康委办公厅制定的《国家检验医学中心设置标准》明确规定：国家检验医学中心应当满足通过ISO 15189医学实验室认可。通过ISO 15189认可是检验高质量发展的必然要求，在这种情形下，想必越来越多医院的医学实验室会来进行这一基础性的质量保障工作，相信这本书一定会对他们有所帮助。

感谢参与编写的各位专家、老师。由于本人水平有限且经验不足，对认可的理解不一定完全正确，希望大家在使用过程中提出宝贵的意见与建议，以便再版时更新。

谢小兵

2023年2月

目录

第一章 医学实验室 ISO 15189 认可基础知识

第二章 各亚专业的典型案例及其分析

第三章 ISO 15189 知识题库

第四章 典型不符合项分析

附录

第一章

医学实验室 ISO 15189 认可基础知识

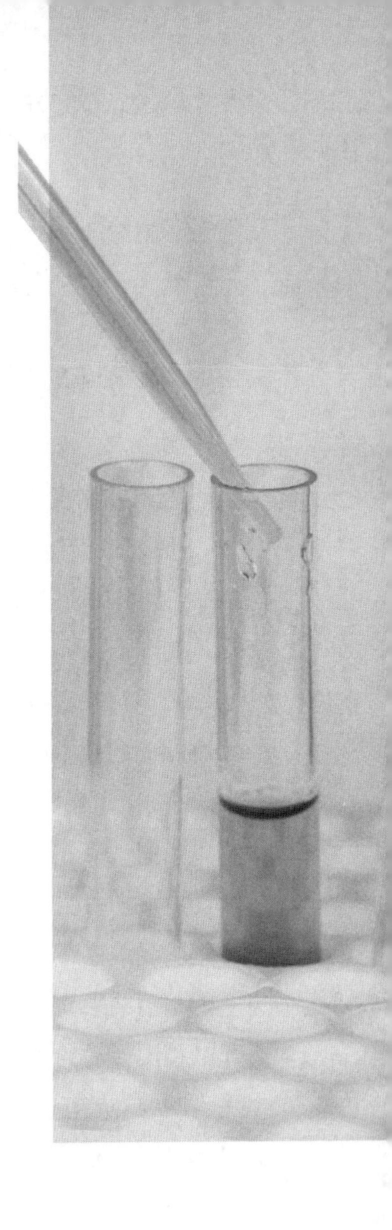

第一节 医学实验室认可基本概念和范围

一、医学实验室认可制度

实验室认可是指由第三方权威机构对实验室能力进行评价并予以正式承认的活动。它是一项国际制度安排和通行做法，在规范各国实验室质量管理工作，推动实验室能力建设，促进检验结果相互承认方面具有重要意义。在医学领域，国际实验室认可组织（ILAC）体系下的 ISO 15189 医学实验室认可制度是当前国际上最权威的医学实验室能力承认制度。

医学实验室质量和能力认可是医学实验室建立并运行符合国际标准的质量管理体系、具有相应的技术能力所进行的第三方证明。在 ISO 15189《医学实验室　质量和能力的要求》中，"医学实验室"定义为：以提供人类疾病诊断、管理、预防和治疗或健康评估的相关信息为目的，对来自人体的材料进行生物学、微生物学、免疫学、化学、血液免疫学、血液学、生物物理学、细胞学、病理学、遗传学或其他检验的实验室，该类实验室也可提供涵盖其各方面活动的咨询服务，包括结果解释和进一步适当检查的建议。医学实验室的检测结果为临床医务人员提供辅助或确认的诊断信息，是对患者医疗保健的基础，因而其检测活动的质量直接影响到广大人民群众的健康与生命安全，是需要引起极大关注的民生问题。鉴于医学实验室的重要性，世界各国专家认为应对医学实验室进行规范化管理以提升其质量。2003 年，国际标准化 / 组织临床实验室检验和体外诊断系统技术委员会（ISO/TC 212）发布了 ISO 15189：2003《医学实验室　质量和能力的专用要求》，该标准的发布对医学实验室的管理和能力提升产生了重要影响。各国认可机构陆续采用该国际标准对医学实验室开展认可。

我国医学实验室 ISO 15189 认可制度由中国合格评定国家认可委员会（CNAS）负责，于 2004 年正式创立，2005 年 8 月认可了我国第一家医学实验室，发出了我国第一张医学实验室 ISO 15189 认可证书，之后继续积极研究和完善医学实验室认可工作，发布了 CNAS-CL02《医学实验室质量和能力认可准则》以及各专业领域的应用要求和实施指南文件；2007 年 8 月，CNAS 顺利通过了亚太实验室认可合作组织（APLAC）的国际同行评审，12 月签署医学实验室认可互认协议（MRA），成为首批签署 APLAC 医学实验室认可 MRA 的认可机构。截止到当前，CNAS 认可了超 700 家医学实验室，覆盖了我国大陆地区 31 个省、自治区和直辖市，以及澳门特别行政区。

二、医学实验室认可的作用和意义

医学实验室通过 CNAS 认可，证明其满足国际标准 ISO 15189 的要求，提高了检测结果的可信度，为检验结果互认提供了国际公认的评价依据。我国医学实验室认可制度积极为政府和社会提供技术支持服务，得到了国内卫生主管部门和行业的普遍认同，认可结果得到国家和越来越多地方卫生主管部门的采信。政府通过认可这一平台，客观公正地实施对医疗卫生机构的监管职能，降低政府决策和管理的风险及成本，在医院的等级评审工作中，很多地方卫生主管部门都采信认可的结果，对医学实验室进行科学客观公正评价。

医学实验室认可不仅推动了我国医学实验室质量管理水平和能力建设，还在支持我国举办大型国际活动方面发挥了积极作用。2007 年初，CNAS 与北京市卫生局合作启动了北京奥运定点医院医学实验室认可专项工作，CNAS 全力提供了技术支持。在 2008 年北京奥运会开幕之前，北京市共计 19 家医学实验室获得认可，增强了各国运动员和游客对奥运会医疗保障服务的信心。2009 年，CNAS 又与上海市卫生局合作，开展上海地区医学实验室的专项认可工作，共完成了对 11 家医学实验室的认可，为 2010 年上海世博会提供符合国际要求的医学检验服务。2022 年的北京冬奥会，CNAS 也对服务北京冬奥赛区的部分医学实验室开展了认可工作，为增强北京冬奥赛事的医疗保障能力、圆满完成冬奥医疗卫生保障任务做出了贡献。

2020 年，受新冠疫情的冲击，全球人员的跨境活动受到了严重影响，新型冠状（新冠）病毒（SARS-CoV-2）检测结果成为新型冠状病毒肺炎诊断的重要依据。2020 年 9 月 3 日，国务委员兼外长王毅在出席二十国集团外长视频会议上提出：建议各国互认检测结果，促进跨境流动便利化。同期，国际实验室认可合作组织（ILAC）发布了《COVID-19 检测的认可规定》（*Specifying accreditation as part of COVID-19 testing*），提出各国移民局和边防监管机构将提高旅行控制要求，将新冠病毒检测纳入旅行者健康筛查方案，并应依据 ISO 15189《医学实验室　质量和能力的要求》对新冠病毒检测实验室进行认可，获得认可将确保检测实验室的质量和能力，以及检测结果的可靠性，确保人员健康安全并为防疫措施的正确实施提供重要信息。获得加入国际实验室认可合作组织相互承认协议（ILAC-MRA）成员认可的实验室，其检测结果可国际互认，从而促进各国人员跨境流动的便利化。CNAS 是 ILAC-MRA 成员，从 2020 年开展新冠病毒检测能力认可至今，已认可近 70 家实验室的核酸检测能力，为国际和国家的新冠疫情防控贡献了认可力量。

客观公正的行为、严谨务实的作风、高水平的专家队伍以及与国际接轨的认可政策和标准，确保了 CNAS 认可的质量，并在规范医学实验室运作、促进医学实验室管理水平和技术能力建设上发挥了重要影响和作用。获得CNAS认可的医学实验室普遍认为，通过认可的过程是全面建设和提升实验室质量和技术能力建设的高速路，CNAS发布的各类技术文件，为实验室各项管理和技术工作提供了非常有价值的依据和参考，大力指导并促进了实验室管理和技术水平的提升。当前，我国医学实验室认可制度已得到医学实验室的广泛认同。随着我国改革开放和国际化程度的深化，作为国际通行做法的医学实验室认可无疑将会成为我国医学实验室质量管理和能力证明的必由之路。

第二节 医学实验室认可及标准化进展

目前国际标准化组织（ISO）是世界上影响最大的标准化专业机构，每年制定超过1 000项国际标准。

医学实验室认可的重要标准依据ISO 15189：2012《医学实验室　质量和能力的要求》，我国已等同翻译转化为国家标准GB/T 22576.1—2018《医学实验室　质量和能力的要求》，CNAS-CL02《医学实验室质量和能力认可准则》等同采用该国家标准。其主要内容如下：

一、引言

医学实验室的服务对于患者的医疗很重要，因而应满足患者及负责患者医疗的临床人员的需求。这些服务包括检验申请的安排，患者准备，患者识别，样本采集、运送和保存，临床样本的处理和检验以及后续的解释、报告及建议，此外，还包括医学实验室工作的安全和伦理方面的相关事项。

只要我国法律法规允许，鼓励医学实验室除了为患者进行检验外，能够提供适当的咨询服务，以及积极参与除诊断和患者服务之外的疾病预防，同时，也鼓励实验室为其专业工作人员提供适宜的教育和科研机会。

该标准旨在用于目前公认的医学实验室服务所涉及的各类学科，在临床生理学、医学影像学和医学物理学等其他服务和学科领域，该标准也是有用且适当的。

二、范围

该标准规定了医学实验室质量和能力的要求，可用于医学实验室建立质量管理体系和评估自己的能力，也可用于实验室客户、监管机构和认可机构承认或认可医学实验室的能力。

三、正文

ISO 15189 的核心内容分为“管理要求”（第 4 章）和“技术要求”（第 5 章）。其中，“管理要求”包括 15 个要素，分别为：4.1 组织和管理责任、4.2 质量管理体系、4.3 文件控制、4.4 服务协议、4.5 受委托实验室的检验、4.6 外部服务和供应、4.7 咨询服务、4.8 投诉的解决、4.9 不符合的识别和控制、4.10 纠正措施、4.11 预防措施、4.12 持续改进、4.13 记录控制、4.14 评估和审核、4.15 管理评审。

“技术要求”包括 10 个要素，分别为：5.1 人员、5.2 设施和环境条件、5.3 实验室设备、试剂和耗材、5.4 检验前过程、5.5 检验过程、5.6 检验结果质量的保证、5.7 检验后过程、5.8 结果报告、5.9 结果发布、5.10 实验室信息管理。

新版的 ISO 15189：2022 已于 2022 年 12 月正式发布，新版标准核心要求由管理要求和技术要求两章 25 条款的表达方式，改变为通用要求（公正性、保密性）、结构和管理要求、资源要求、过程要求和管理体系要求 5 章。ISO 15189：2022 纳入多个 ISO 标准，风险管理的要求与 ISO 22367 的原则一致，实验室安全要求与 ISO 15190 的原则一致，样品采集和运送要求与 ISO 20658 一致，包含即时检验（POCT）的要求并替代 ISO 22870，还要遵循测量不确定度（ISO/TS 20914）、溯源（ISO 17511）、合格评定（ISO/IEC 17000）、EQA（ISO/IEC 17043）等要求。ISO 15189：2022 融合了医学检验的新理念和热点，如果遵循新版要求，可以提高管理效率，降低无效结果，减少患者、员工的损害。通过策划和实施应对风险的措施，强化对患者健康的关注，鼓励持续改进。同时减少一些固化和细节规定，如主任的职责，删除了 a）-0）具体要求。

第三节 我国医学实验室认可要求

申请人（即医学实验室）应在遵守国家的法律法规、诚实守信的前提下，自愿地申请认可。CNAS 将对申请人申请的认可范围，依据有关认可准则等要求，实施评审并作出认可决定。根据 CNAS 认可规则的要求，申请认可的医学实验室应满足：

一、实验室具有明确的法律地位，具有承担法律责任的能力

申请人具有明确的法律地位，其活动应符合国家法律法规的要求。一般医院的医学实验室是非独立法人，第三方医学检验所为独立法人。无论是否为独立法人，申请医学实验室认可的都应是合法开展医学检验（检查）的实验室。申请认可的医学实验室应提供与申

请项目相关的资质证书，包括医疗机构执业许可证或血站执业许可证等；新生儿代谢病筛查医疗机构的批准文件；产前诊断医疗机构实验室的批准文件，产前筛查医疗机构实验室的批准文件/备案证明；承接外部产前诊断检测委托的实验室应提供相关医疗机构的资质以及合作证明；临床基因扩增检验实验室验收合格以及向卫生行政主管部门备案的证明等。并且，申请认可的临床检验专业项目应符合《医疗机构临床检验项目目录》要求。申请认可的检验/检查项目应用的检测设备、试剂、校准品等应有体外诊断医疗器械注册证/药品注册证。

医学实验室明确法律地位，其根本目的是确保实验室有能力承担相应的法律责任。其法律地位和依法执业范围，通过法人证书（含统一社会信用代码）和医疗机构执业许可证体现。国内医学实验室的法律地位有两种情况，一种是某医学实验室本身是通过依法注册（企业法人、事业法人、社团法人）程序，在其所在地的国家政府相关行政主管部门履行了登记注册程序，且获得批准而依法设立为独立法人。此类医学实验室法律地位明确，能独立承担医学实验室相应的法律责任（民事责任和/或刑事责任）。另一种是医学实验室本身不是独立法人，而是独立法人（组织）的分支机构，从属于其母体（法人）组织（大多数情况下为某医院的下属科室）。此类医学实验室自身不能承担法律责任，由其从属的母体组织（法人）承担。

二、符合 CNAS 颁布的认可准则和相关要求

CNAS 的认可规范文件包括：适用于 CNAS 全部认可制度的通用认可规则，适用于特定认可制度（如实验室认可）的专用认可规则，适用于 CNAS 特定认可制度（如医学实验室认可）的基本认可规则、认可准则、专门要求、应用要求、认可指南和认可说明，其中的认可指南主要为实验室和评审员提供参考，不是强制要求。与医学实验室认可相关的认可规范文件如下：

（一）通用认可规则

1. CNAS-R01《认可标识和认可状态声明管理规则》
2. CNAS-R02《公正性和保密规则》
3. CNAS-R03《申诉、投诉和争议处理规则》

（二）专用认可规则

1. CNAS-RL01《实验室认可规则》
2. CNAS-RL02《能力验证规则》
3. CNAS-RL03《实验室与检验机构认可收费管理规则》

（三）基本认可准则

CNAS-CL02《医学实验室质量和能力认可准则》

（四）专门要求

1. CNAS-CL01-G002：2021《测量结果的计量溯源性要求》

2. CNAS-CL01-G003：2021《测量不确定度的要求》

（五）应用要求

CNAS-CL01-A001《医学实验室质量和能力认可准则的应用要求》

（六）认可说明

CNAS-EL-14《医学实验室认可受理说明的要求》

（七）认可指南

1. CNAS-GL001《实验室认可指南》

2. CNAS-GL008：2018《实验室认可评审不符合项分级指南》

3. CNAS-GL011：2018《实验室和检验机构内部审核指南》

4. CNAS-GL012：2018《实验室和检验机构管理评审指南》

5. CNAS-GL028《临床微生物检验程序验证指南》

6. CNAS-GL037《临床化学定量检验程序性能验证指南》

7. CNAS-GL038《免疫定性检验程序性能验证指南》

8. CNAS-GL039《分子诊断检验程序性能验证指南》

9. CNAS-GL047《医学实验室定量检验程序结果可比性验证指南》

10. CNAS-GL048《医学实验室组织病理学检查领域认可指南》

11. NAS-GL049《医学实验室细胞病理学检查领域认可指南》

12. CNAS-GL050《医学实验室分子诊断领域认可指南》

三、遵守 CNAS 认可规范文件的有关规定，履行相应义务

（一）申请认可实验室的权利和义务

1. 实验室有权获得 CNAS 的相关公开文件。

2. 实验室有权获得本实验室认可评审安排进度、评审组成员及所服务的单位等信息。

3. 实验室有权对与认可有关的决定提出申诉，有权对 CNAS 工作人员及评审组成员的工作提出投诉。

4. 在基于公正性原因时，实验室有权对评审组的组成提出异议。

5. 实验室有义务了解 CNAS 的有关认可要求和规定。

6. 实验室有义务按照CNAS的要求提供申请文件和相关信息，并保证内容真实、准确。

7. 实验室有义务服从CNAS秘书处的各项评审安排，为评审活动提供必要的支持，并为有关人员进入被评审的区域、查阅记录、见证现场活动和接触工作人员等评审活动提供方便，不得拒绝CNAS秘书处派出的见证评审活动的人员（包括国际同行评审的见证人员）。

（二）获准认可实验室的权利和义务

1. 实验室有权在规定的范围内宣传其从事的相应技术能力已被认可。

2. 实验室有权在其获认可范围内出具的证书或报告以及拟用的广告、专用信笺、宣传刊物上使用认可标识/联合标识。

3. 实验室有权对CNAS工作人员、评审人员的工作提出投诉，并有权对CNAS针对其作出的与认可有关的决定提出申诉。

4. 实验室有权自愿申请终止认可资格。

5. 实验室有义务确保其运作和提供的服务持续符合规定的认可条件。

6. 实验室有义务自觉遵守相关法律法规。

7. 实验室有义务为CNAS秘书处安排评审活动提供必要的支持，并为有关人员进入被评审的区域、查阅记录、见证现场活动和接触工作人员等评审活动提供方便，并不得拒绝CNAS秘书处派出的见证评审活动人员（包括国际同行评审的见证人员）。

8. 实验室应参加CNAS秘书处指定的能力验证、实验室比对或测量审核活动。

9. 实验室应对其出具的证书或报告（包括但不限于试验数据、意见和解释等内容）负责，为客户保守秘密。

10. 实验室有义务建立客户投诉处理程序，如在收到投诉后2个月内未能使相关方满意，应将投诉的概要和处理经过等情况通知CNAS秘书处。

11. 实验室在发生RL-01《实验室认可规则》9.1.1条所述变化时，有义务及时书面通知CNAS秘书处；有义务在认可要求发生变化时按照CNAS要求进行调整，并在调整完成后通知CNAS秘书处。

12. 实验室有义务做到公正诚实，不弄虚作假，不从事任何有损CNAS声誉的活动。

13. 实验室有义务在其证书、报告或宣传媒介，如广告、宣传资料或其他场合中标明其认可状态时，符合CNAS的有关规定。

14. 实验室有义务在被CNAS撤销认可或自愿注销认可资格时，或在认可证书（或认可决定书）明示认可的期限逾期时，立即交回认可证书，停止在证书、报告或宣传材料上

使用认可标识 / 联合标识，并不得采用任何方式表示其认可资格仍然有效。

15. 实验室有义务经常浏览 CNAS 网站，及时获得认可状态、认可要求等相关信息。

16. 实验室有义务按有关规定缴纳费用。

17. 实验室有义务及时将认可资格的暂停、缩小、撤销及相关后果告知其受影响的客户，不得有不当延误。

18. 实验室有义务对获准认可的技术能力进行管理，对不常开展检测 / 校准 / 鉴定活动的能力或由于各种原因已不具备的能力，及时缩小认可范围。

第四节　医学实验室认可过程

一、概述

我国医学实验室认可过程可以概括为实验室申请、文件及现场评审以及评定批准三个阶段。

二、认可准备及申请

（一）认可准备

准备申请认可的医学实验室建议做好以下几方面工作：

1. 思想准备　实验室首先需要明确认可的目的。即按照 ISO 15189 建立和运行质量管理体系，并通过持续改进，确保实验室操作的规范化、结果的准确可靠，满足临床和患者要求和需求。申请认可，是通过增加外部的检查和监督来帮助实验室完善质量管理体系、提高技术能力、寻求第三方证明的一种手段。此外，医学实验室认可的相关要求需取得医护等部门的支持和配合，所以准备认可的医学实验室需要加强与相关领导及医护部门的沟通，确保其可以实现 ISO 15189 对于检验前程序等条款的要求；另外，医学实验室质量管理体系的建立和运行需要领导的重视和全体工作人员的参与，只有保证全员参与，才能保证质量管理体系运行持续符合要求并不断得到改进，所以调动工作人员的主观能动性也是进行认可准备的重要环节。

2. 知识准备　了解并熟悉 CNAS 与医学实验室认可相关的政策、规定和文件对于认可申请是非常重要的，包括认可规则、认可准则、准则的应用要求、认可指南、申请要求等，可以指导实验室按照规范的程序进行准备工作，例如参考 CNAS-GL011《实验室和检验机构内部审核指南》进行实验室质量管理体系的内部审核，参考 CNAS-GL012《实验室和检验机构管理评审指南》进行实验室质量管理体系的管理评审；此外，组织全部工作人员学习和研讨质量管理体系和技术要求等方面的知识，增进对 ISO 15189 和相关应用要求的正确理解，了解国家相关的法律法规、行业规范要求等都是进行认可知识准备的重要工作。

3. 工作准备 经过了以上的准备工作之后，即进入了实质性的实验室认可准备工作。特别需要提醒的是，建立符合 ISO 15189 要求的质量管理体系并不意味着需要将实验室原来一直在用的一些文件或程序废除，重新建立，与此相反，实验室应该在梳理管理及技术现状的基础上，尽量利用实验室现有的文件体系，结合实验室日常的工作流程，经过整合、补充和完善，建立起既符合 ISO 15189 要求又最大程度保留自身传统和习惯的质量管理体系，严格执行质量管理体系要求并保存好运行记录；其次，按照不同专业的相关要求进行技术准备，关注诸如室内质控（IQC）、能力验证 / 室间质评（EQA）、性能验证、检验程序确认、不确定度评定、分析系统比对等技术要求。实验室开展质量管理时，需关注并应用以下八项原则：

（1）以顾客为中心：医学实验室的主要客户有两类，即患者和医护人员。实验室应满足他们的要求并争取超越他们的期望。医护人员是实验室的直接服务对象，从检验前过程，例如申请单的内容设计，到检验后，例如对检验结果的使用及反馈，对检验全过程均会产生影响，因此要格外重视与临床医护人员的沟通。

（2）领导作用：实验室主任和管理层必须注重质量，确定实验室的宗旨、方向、资源，并为员工创造一个能充分参与实现目标以及实现自身发展的环境。ISO 15189 规定了管理层的具体职责，同时特别不应忽视医院领导的作用，如果没有医院领导的支持和协调，即使实验室管理层重视质量管理，也很难落实 ISO 15189 的全部要求。

（3）全员参与：质量管理体系的建立和有效运行是一个系统工程，每个员工的工作都会影响到质量管理体系运行的质量和有效性，尤其在执行层面，每个员工都应是质量管理体系的参与者。

（4）过程方法：将相关资源和活动按照过程来进行管理，可以更高效地得到期望的结果。ISO 15189 为医学实验室清晰地界定出检验前、中、后三个过程，以及各项管理活动涉及的过程，并分别提出了要求，医学实验室应合理整合所有这些必需过程，为临床医护人员及患者提供满足其要求和需求的服务。

（5）系统方法：因质量管理体系是一个系统，不能孤立看待标准中的每个要素，而是要理解各要素之间的相互联系、相互影响和相互作用，在工作实践中加以应用。

（6）持续改进：任何事物没有最好，只有更好。切实应用标准中给出的持续改进方法，在质量管理的各个环节发现持续改进机会，采取改进措施，不断改进和完善医学实验室的质量管理体系，促进实验室管理能力和技术水平的不断提升。

（7）基于事实的决策方法：以事实为依据做决策，可防止决策失误。要善于使用统计技术，例如在质控、满意度分析等活动中开展统计分析等，发现问题，调查分析并做出决策。

（8）互利的合作关系：无论对供方还是客户，没有互利就没有良好合作。医学实验室要重视与临床医护部门的沟通，不断了解他们的需求和要求，并通过改进工作不断满足其需求和要求，在实验室自身工作得到提升的同时，也提高了临床医护人员工作的质量和满意度，与临床形成良好互利的合作关系。

（二）认可申请

1. 按照 CNAS-RL01《实验室认可规则》的要求，申请认可的医学实验室除应符合法律法规、满足认可准则的要求外，还应满足如下要求：

（1）提交的申请资料应真实可靠，申请人不存在欺诈、隐瞒信息或故意违反认可要求的行为。

（2）申请人应对 CNAS 的相关要求基本了解，且进行了有效的自我评估，提交的申请资料齐全完整、表述准确、文字清晰。

（3）建立了符合认可要求的管理体系，且正式、有效运行 6 个月以上。即：管理体系覆盖了全部申请范围，满足认可准则及其在不同专业领域的具体实施要求，并具有可操作性的文件。组织机构设置合理，岗位职责明确，各层文件之间接口清晰。

（4）进行过完整的内审和管理评审，并能达到预期目的。

（5）申请的技术能力满足 CNAS-RL02《能力验证规则》的要求。

（6）申请人具有开展申请范围内的检测 / 校准 / 鉴定活动所需的足够的资源，例如主要人员，包括授权签字人应能满足相关资格要求等。

（7）使用的仪器设备的量值溯源应能满足 CNAS 相关要求。

（8）申请认可的技术能力有相应的检测 / 校准 / 鉴定经历。

2. 按照 CNAS-EL-14《医学实验室认可受理说明的要求》，医学实验室申请认可的检验 / 检查项目应涵盖其常规开展的专业领域，具体要求如下：

（1）每年开展检验 / 检查项目的频次超过 50 次，可视为常规开展的领域。

（2）每年开展检验 / 检查项目的频次超过 100 次，宜申请认可。

这里的“频次”并不是每年开展检验的样本数量，而是开展该项检验的频率，例如某实验室一周开展一次乙肝病毒 DNA 检测实验，那么一年 365（天）÷7（天）≈52，即该实验室开展乙肝病毒 DNA 项目的“频次”为 52。

3. 实验室在满足以上要求后，需填写 CNAS-AL02《医学实验室质量和能力认可申请书》及其附表附件，附表附件包括：

（1）附表 1-1：授权签字人一览表（中英文）

（2）附表 1-2：授权签字人申请表

（3）附表 2：申请检验（检查）能力范围表（中英文）

（4）附表 3：医学实验室质量和能力认可自查表

（5）附表 4：能力验证计划 / 实验室间比对汇总表

（6）附表 5：实验室人员一览表

（7）附表 6：实验室开展检验（检查）项目清单

（8）附件 1：认可合同（一式二份）

并随申请书提交以下文件资料：

（1）法律地位证明：包括法人证书、执业许可证及执业范围复印件，与申请项目相关的资质证书等。

（2）管理体系文件：包括实验室现行有效受控的质量手册和程序文件，管理体系文件目录。

（3）概况图：实验室平面图、组织机构图。

（4）检验服务文件、表单：

1）全部检测设备清单；

2）客户清单（适用于独立医学检验所）；

3）受委托实验室及委托项目清单；

4）检验（检查）申请单；

5）检验（检查）报告；

6）申请认可项目测量溯源一览表。

（5）检测系统 / 方法：分析性能验证报告、非标方法确认报告。

（6）评审报告及相应记录：内部审核报告、管理评审报告及相应记录。

（7）评估报告：不确定度评估报告、风险评估报告。

（8）其他资料。

以上材料准备完毕提交后，经过程序性审查、风险识别和初步文件审查后，如果受理要求满足即可受理；如果不能通过文件审查确定是否满足受理要求，则需要实验室继续改进。

4. 另外，医学实验室也可通过《医学实验室认可导读》（详见 CNAS 官网）全面了解从认可申请、现场评审到认可评定、获准认可等流程，获取与医学实验室有关的认可规则、准则及指南等规范文件和获准认可实验室的名录和能力查询的路径。

三、评审

（一）文件评审

在正式受理实验室的申请后，一般由评审组长负责组织全面文件审查，包括实验室的质量管理体系文件以及相应的技术能力文件，在审查后给出是否可以进行现场评审的结论。某些情况下，不能通过文件审查确认实验室是否可以接受现场评审时，会与实验室协商以预评审方式确认实验室是否满足可以进行现场评审的条件。

（二）预评审

当评审组长有充分理由认为确有必要安排预评审时，需提交书面申请，CNAS 批准后可进行预评审。预评审中发现的问题，应提交给实验室，并向 CNAS 提交《预评审报告》，明确说明实验室是否可在短期内接受正式评审。

（三）现场评审

在进行现场评审之前，评审组长应负责组织评审策划，包括需查阅的文件、观察的场所和操作、现场试验、考核的人员等，并将现场评审策划在进入现场之前发给实验室及 CNAS。

现场评审过程主要有预备会议、首次会议、现场观察、现场评审、分析前后过程的评审、与实验室人员的沟通会以及末次会议等环节。对实验室管理体系与 ISO 15189 的符合性进行全要素评审，评审依据包括认可规则、认可准则、认可准则的应用要求和实验室的质量管理体系文件，并覆盖实验室申请的全部专业项目和所涉及的部门。评审组会在末次会议之前形成评审结论，与实验室商定整改方案和完成时间，完成评审报告现场评审部分的内容，并得到实验室的确认。

（四）跟踪评审

一般情况下，现场评审发现的不符合项可以通过审查整改文件的方式予以确认，某些情况下，为验证纠正措施是否得到有效实施，可由评审组长或其指定的评审员对被评审实验室进行跟踪评审。跟踪评审内容仅限于实验室评审中发现的不符合项的纠正措施实施情况，一般不扩大评审范围。跟踪评审采取现场验证和 / 或文件评审的方法。

四、评定批准

（一）评定

CNAS 指定独立于评审过程的专家组成评定工作组，对秘书处提交的评审报告进行评定。评定工作组重点对秘书处提交资料与认可规范的要求，进行符合性和完整性审查与评价。评定工作组根据评定委员的意见或建议，进行研究讨论，形成评定结论须至少获得三分之二成员的同意。根据评定结论，秘书处办理批准或向相关业务处反馈评定工作组意见，要求评审组进行改正。

（二）整改

评定工作组提出的整改意见，由评定处核实，相关业务处组织落实。对于整改意见，可能需要补充材料、现场验证或其他整改工作。整改工作完成并经评定处审核符合要求后，提交批准。

（三）批准

对于评定委员会做出的评定结论，由 CNAS 秘书长或其授权人批准，签发认可证书。秘书长或其授权人不能更改评定委员会的评定结论，但若发现有不妥之处或疑问，可暂缓批准，提请评定委员会澄清、修正或重新评定。

第五节 医学实验室认可不符合项管理

对不符合项进行分析、评价和总结，可以帮助实验室识别常见问题，改进工作，也可以帮助评审员统一评审尺度、准确理解标准要求、规范描述事实、提高评审水平。本节从不符合项的定义、分级、整改等三方面进行概述。

一、不符合项定义

CNAS-GL008：2018《实验室认可评审不符合项分级指南》对不符合项和观察项进行如下定义和解释：

1. 不符合项，指的是实验室的管理或技术活动不满足要求。

注 1：“要求”指 CNAS 发布的认可要求文件，包括认可规则、认可准则、认可说明和认可方案中规定的相关要求，以及实验室自身管理体系和相应检测或校准方法中规定的要求。

注 2：不符合项通常包括（但不限于）以下几种类型。

（1）实验室管理体系文件不满足 CNAS 认可要求。

（2）实验室运作不满足其自身文件要求。

（3）人员能力不足以胜任所承担的工作。

（4）操作程序，包括检测或校准的方法，缺乏技术有效性。

（5）测量溯源性不满足相关要求。

（6）未实施有效的质量控制程序。

（7）缺乏必要的资源，如设备、人力、设施等。

（8）实验室不满足 CNAS 认可规则文件要求，如未定期接受监督评审、未缴纳费用等。

2. 观察项，指的是对实验室运作的某个环节提出需关注或改进的建议。

注：观察项通常包括以下几种类型。

（1）被评审实验室的某些规定或采取的措施可能导致相关的质量活动达不到预期效果，但尚无证据表明不符合情况已发生。

（2）评审组对实验室管理体系的运作已产生疑问，但在现场评审期间由于客观原因无法进一步核实，对是否构成不符合不能作出准确的判断。

（3）现场评审中发现实验室的工作不符合相关法律法规（例如环境保护法、职业安全法等）要求。

（4）对实验室提出的改进建议。

二、不符合分级

根据不符合项对实验室能力和管理体系运作的影响，一般分为严重不符合项和一般不符合项二级。

（一）严重不符合项

严重不符合项指的是影响实验室诚信或显著影响技术能力、检测或校准结果准确性和可靠性，以及管理体系有效运作的不符合。严重不符合项可能导致现场跟踪验证、暂停、不予认可或撤销实验室的认可资格或相关检测或校准项目。

注：经验表明严重不符合项往往与实验室的诚信和技术能力有关。例如：

1. 实验室提交的申请资料不真实，如未如实申报工作人员、检测或校准经历、设施或设备情况等。

2. 评审中发现实验室提供的记录不真实或不能提供原始记录。

3. 实验室原始记录与报告不符，有篡改数据嫌疑。

4. 实验室不做试验直接出报告。

5. 实验室在能力验证活动中串通结果，提交的结果与原始记录不符，或不能提供结果的原始记录。

6. 人员能力不足以承担申请认可的检测或校准活动。

7. 实验室没有相应的关键设备或设施。

8. 实验室对检测或校准活动未实施有效的质量控制。

9. 实验室管理体系某些环节失效。

10. 实验室故意违反CNAS认可要求，如超范围使用认可标识，涉及的报告数量较大。

11. 实验室在申请和接受评审活动中存在不诚信行为。

12. 实验室发生重大变化不及时通知CNAS，如法人、组织机构、地址、关键技术人员等变动。

（二）一般不符合项

一般不符合项指的是偶发的、独立的对检测或校准结果、质量管理体系有效运作没有严重影响的不符合项。如果一般不符合项反复发生，则可能上升为严重不符合项。

注：在实验室认可评审中经常发现一般不符合项。例如：

1. 设备未按期校准。

2. 试剂已过有效期。

3. 对内审中发现的不符合项采取的纠正措施未经验证。

4. 检测或校准活动中某些环节操作不当。

5. 原始记录信息不完整，无法再现原有试验过程等。

三、不符合项整改

实验室在内审活动中，或接受CNAS评审过程中，由内审员或评审员开具的不符合项，实验室可按立即纠正、原因分析、采取纠正措施以及纠正措施有效性验证等步骤开展整改工作。

（一）实验室整改的基本步骤

1. 立即将发现的不良现象加以控制或消除。

2. 举一反三，排查其他地方是否存在类似问题，一并纠正。

3. 调查分析产生问题的原因。

4. 针对原因提出纠正措施。

5. 彻底付诸实施，监控纠正措施的执行情况。

6. 验证纠正措施的有效性。

（二）不符合项整改的注意事项

1. 一般只针对所提出的不符合项进行，但若有其他问题也应指出。
2. 原因是否彻底分析清楚，是否抓住要害。
3. 实施过程中有无困难，是否需要其他部门配合和支持。
4. 涉及文件更改、体系调整的是否已有效执行。
5. 是否在要求的时限内完成。
6. 最终的效果如何（要重新抽样检查确认）。
7. 有无必要的记录，记录控制得如何。
8. 没有完成或无法完成的要提交实验室管理者进行决策。

（付　岳）

第二章

各亚专业的典型案例及其分析

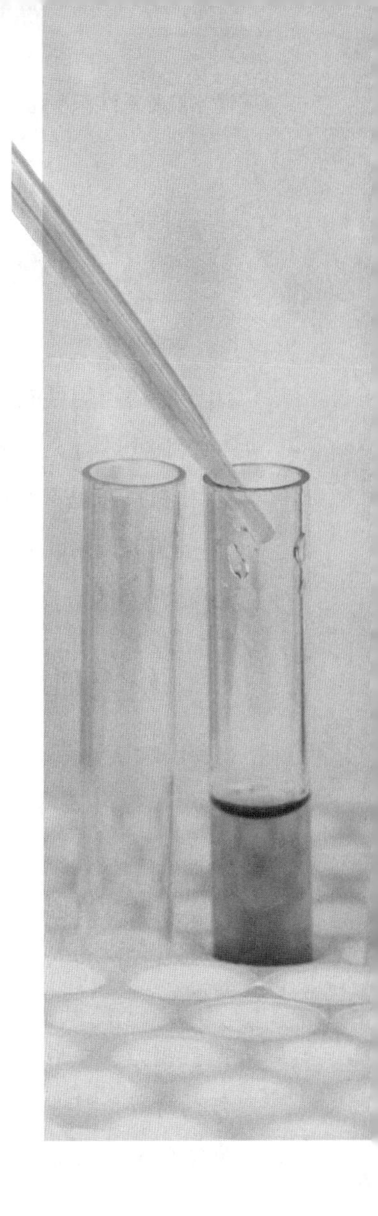

第一节 管理

管理要求的不符合，只要发生，一般不会孤立存在于某个专业组，而是实验室各专业组、各部门均可能会发生，是实验室各部门的通病。主要是体系建立是否完善、是否得到持续有效运行、人员培训是否有效、监督是否到位等原因引起的。本节就CNAS现场评审中发现的管理要求的常见或典型不符合项进行梳理和分析，供认可及实验室的工作提供参考和借鉴，评审员可以从中汲取经验和教训，提升评审的客观性和一致性，医学实验室可以从中检讨工作中容易出现问题的环节并加以关注和持续改进。

一、组织和管理

（一）实验室主任

1. 标准要求 标准要求实验室应由有能力且对实验室服务负责的人员（即实验室主任）领导，并对实验室主任的职能和职责建立文件化规定。实验室主任应具有必需的能力、权限和资源，对实验室的全面运行及管理承担最终责任，可将选定的职能和/或职责指定给合格的人员。

2. 条款解读 实验室主任是实验室的最高管理者，对实验室的全面管理负有责任并拥有权力，在最高层指导和管理实验室活动，在标准中规定了实验室主任的15项职责，包括行政、财务、质量、安全、发展等各个方面，确保实验室主任能够拥有资源，对实验室实现全面管理并承担责任。

3. 典型不符合项

（1）未提供实验室主任文件化的职能和职责。

（2）实验室不能提供设计和实施的应急计划或方案。

（3）未见对进修生入科进行生物安全培训和主任批准的记录。

（4）实验室没有为员工提供专业发展计划。

4. 不符合项分析 以上不符合项表现为实验室管理体系文件中对实验室主任的职能和职责的缺失，即体系性不符合项；以及实验室主任职责未完全落实，即实施性不符合项。

5. 工作建议 实验室在制定管理体系文件时，应认真核对标准中对实验室主任的要求，并逐项落实到具体的文件规定中，此外，实验室主任职责范围内的重要事项，比如实验室安全，应自己或指定不同职能职责的代理人具体落实，以确保符合标准对实验室主任职责的全部要求。

（二）质量目标和策划

1. 标准要求　实验室管理层应在组织内的相关职能和层级上建立质量目标，包括满足用户需求和要求的目标。质量目标应可测量并与质量方针一致。

实验室管理层应确保落实质量管理体系的策划以满足要求和质量目标。

实验室管理层应确保在策划并改变质量管理体系时，维持其完整性。

2. 条款解读　质量目标是在质量方面所追求的目的，依据实验室的质量方针、用户的需求和要求而制定，且应针对不同的职能和层级分别规定，可在质量手册中体现。实验室制定的质量目标应可测量，并参考国家或行业标准的相关要求。

3. 典型不符合项

（1）质量手册中缺少检验前过程和检验后过程可测量的质量目标。

（2）实验室规定危急值报告处理率≥ 95%。

（3）实验室制定的室间质评项目参加率和实验室间比对率（>85% 和 >80%）与其“公正精准”的质量方针不一致，也与《上海市医疗机构临床实验室质量管理规范》不符。

4. 不符合项分析　以上不符合项包括：实验室制定质量目标未覆盖检验前、中、后过程，不完整；对某些特定的质量目标，如危急值处理，未满足规定要求；实验室制定质量目标未体现质量方针要求，也未考虑国家 / 行业标准、地方相关规范或管理要求。

5. 工作建议　实验室制定质量目标应覆盖检验全过程，应特别关注检验前、后过程，容易忽略；质量目标规定的量值应适合其预期目的，并应切实支持质量方针的实施，且应考虑国家 / 行业标准、地方相关规范或管理要求，如无特殊情况，应满足其要求。

二、质量管理体系

（一）标准要求

实验室应建立、文件化、实施并维持质量管理体系并持续改进其有效性。质量管理体系应整合所有必需过程，以符合质量方针和目标要求并满足用户的需求和要求。质量管理体系文件应包括：质量方针和质量目标的声明、质量手册、程序和记录、过程文件和记录、法规、标准及其他规范文件。

（二）条款解读

实验室应整合管理和技术活动所涉及的所有必须过程，包括质量管理活动、资源供给与管理、检验前、检验和检验后过程、质量保证、评估和持续改进等，并将这些过程文件化，通过实施和维持，达到管理体系要求及用户的需求要求，并持续改进其有效性。

（三）典型不符合项

1. 实验室没有确定《管理制度》在质量管理体系过程中的顺序和相互关系。

2. 实验室提供不出 UPS（不间断电源）定期进行维护保养和核查（核查内容、周期、实施人员等）的 SOP（标准操作规程）文件。

3. 微生物鉴定过程使用《微生物工作单》，但微生物室作业指导书《标本检测流程》未规定使用该工作表。

（四）不符合项分析

以上不符合项涉及实验室不能明确不同过程（如程序文件与过程文件）存在的相互关联、相互支持的关系，也即质量管理体系各要素、程序间的接口不明确，这样导致实验室既不易识别质量管理体系的各项要求是否已在文件中进行规定并实施，比如，缺少必要的过程文件（SOP）或记录，或不同文件之间的要求不一致；也无法确认和保证管理体系的有效运行。

（五）工作建议

实验室应按照标准要求的所有适用要素和条款，并结合自身工作的特点，如工作类型、工作范围、工作量和人力信息资源等实际情况，建立、实施、保持和持续改进管理体系的过程，明确各过程间的相互联系和支持关系，构成质量管理体系，文件化并形成规范，指导和控制各过程的执行。

实验室建立的管理体系文件应包括不同层级的文件以及记录，确保体系有效运行并提供必要的证据，尤其关注适用的法规、标准及其他规范文件等也是构成质量管理体系文件的重要组成部分。

三、文件控制

（一）标准要求

实验室应控制质量管理体系要求的文件并确保防止意外使用废止文件。文件控制内容包括：审核、批准、识别、发布、发放、使用、修改、评审、废止、保留等。

（二）条款解读

实验室应对质量管理体系要求的所有文件（包括外来文件）进行控制，以确保其持续有效并避免使用作废文件。

（三）典型不符合项

1. 实验室外来文件电子记录清单，无国家卫生计生委办公厅发布的《临床检验专业医疗质量控制指标（2015 年版）》。

2. 实验室《程序文件》现行有效的版本为04版，现场发现供员工使用的计算机中的《程序文件》为03版。

3. 临检室Stago STA-R凝血分析仪简明操作卡未受控。

4. 实验室不能提供电子化质量管理体系文件（包括质量手册、程序文件、SOP和记录表格）的控制和管理程序。

5. 《C16000校准程序》只有一个文件编号，但编号不符合文件控制程序要求，无其他文件标识。

6. 现场发现已经废止的文件《生化发光室内质控操作规程》仍在使用。

7. 实验室不能提供计算机系统中文件在发布前经过授权人员审核并批准的记录。

（四）不符合项分析

以上不符合项既包括对外来文件、简易文件、电子版文件等的控制不满足要求，文件控制的各要素要求未完全满足，也包括实验室使用了已经作废的文件，都是比较典型的实验室在文件控制方面的不符合项。

（五）工作建议

实验室的质量管理体系文件一般分为体系文件和外来文件两大类。这两大类文件均应按照标准要求进行充分控制，尤其外来文件，实验室容易忽略对其进行控制和更新，从而使用了已经作废或过期的外来文件，比如法律、法规、标准、技术资料等，这些文件对于实验室质量管理体系的持续符合性和有效性起着重要作用。另外，实验室质量管理体系文件如以电子方式运行，也同样应对其进行控制，控制要求与纸面文件相同。实验室如应用简易操作卡，也应进行控制，以确保其与完整文件要求一致。一定要确保实验室始终使用现行有效版本的文件，不能使用已经作废的文件。

四、服务协议

（一）标准要求

实验室应制定文件化程序用于建立提供实验室服务的协议并对其进行评审。实验室服务协议应考虑申请、检验和报告。

服务协议评审包括：客户和用户、实验室服务提供者的要求，实验室能力和资源，实验室人员的技能和专业知识，检验程序，协议的偏离，委托工作等。实验室服务开始后如需修改协议，应重复同样的协议评审过程，并将所有修改内容通知所有受影响方。

（二）条款解读

服务协议程序应详细规定如何建立服务协议，包括什么情况下需要建立服务协议，建立的服务协议应包括标准规定的全部内容，以及双方的职责权利等相关内容，以确保服务协议的有效实施。

服务协议评审的目的是充分理解客户和用户、实验室服务提供者的要求和需求，满足其对实验室的期望，也是实验室能否理解服务对象的意图和检验服务能力是否满足服务协议要求的评估方式。应根据评审的内容和对象确定合适的评审形式，评审人员应包括服务协议涵盖的各相关方代表。

实验室服务开始后如需修改协议，应针对变更涉及的内容重新进行协议评审过程，并将所有修改内容通知所有受影响方。

（三）典型不符合项

1. 实验室未对服务协议评审的组织、流程、内容以及通知方式作出相应的规定。

2. 实验室危急值项目中 WBC（白细胞计数）、HGB（血红蛋白）和 PLT（血小板计数）的危急值范围分别是≤ 1.0×10^9/L、≤ 30.0g/L 和≤ 20.0×10^9/L，实验室不能提供确定的依据以及与临床评审记录。

3. 实验室不能提供献血屋检测人员具备预期检验所需技能和专业知识的证明及授权材料。

4. 实验室与某医院合同评审报告中无院方代表参与的记录。

5. 检验申请、分析系统、报告等协议是实验室通报，未充分征求临床医护意见。

6. 实验室与某客户进行的服务协议评审记录未包括申请单 / 报告单格式、原始样本采集手册等。

7. 变更了尿淀粉酶在日立与罗氏全自动生化分析检测系统的生物参考区间，不能提供变更后对协议的评审和通知临床变更的记录。

（四）不符合项分析

以上不符合项涵盖了实验室不满足服务协议评审的文件化要求、未实施实质性的服务协议评审、评审内容不完整、关键技术要求未纳入评审、协议内容变更后未重新评审等。

（五）工作建议

实验室建立的服务协议评审程序应包括建立及评审服务协议两方面的内容。而服务协议内容除申请、检验、报告外，还应包括但不限于危急值、TAT（检验周转时间）、附加检验、检验方法和参考区间、检验报告的传达方式、标本运送时间等。服务协议评审方式可包括会议、互联网、OA 网、座谈会、电话等；评审内容、评审相关方等应满足要求；当有协议更改时，如变更样本类型、增加新项目、变更检测系统、检验周期调整、变更受委托实验室、法律法规的新要求等，应针对变更涉及的内容重新进行协议评审。

五、受委托实验室的检验

（一）标准要求

实验室应制定文件化程序用于选择与评估受委托实验室和对各个学科的复杂检验提供意见和解释的顾问。实验室应选择、监控、确保受委托实验室或顾问的能力、定期评审委托协议、维护清单、保留委托申请和结果。委托实验室应负责确保将受委托实验室的检验结果提供给申请者，采用最适合的方式报告受委托实验室的结果，且不受商业或财务的干扰。

（二）条款解读

实验室应制定委托检验管理程序，选择受委托实验室及顾问，监控和评估其工作质量和各项服务，并定期评审委托协议。如果委托实验室出具报告，则报告中应包括受委托实验室或顾问报告结果的所有必需要素，不应做任何可能影响临床解释的改动，还要有措施保证转录的正确性。委托实验室应考虑周转时间、测量准确度、转录过程和解释技巧的要求，采用最适合的方式报告受委托实验室的结果。

（三）典型不符合项

1. 实验室未对与受委托的某医院检验科签订的协议进行定期评审及评估。

2. 实验室目前与 3 家受委托实验室合作，但未建立选择受委托实验室的评价标准。

3. 实验室将委托实验室报告作为本实验室报告直接给患者，但委托协议中无此规定。

（四）不符合项分析

以上不符合项涉及实验室未建立受委托实验室的选择标准、协议中未规定报告方式、未对委托协议进行定期评审等要求。

（五）工作建议

实验室应制定受委托选择标准，调查受委托实验室是否符合要求，是否有能力提供检验后才能与之签订委托协议，之后还要对其进行监控。实验室应要求受委托检验的实验室提供相关证明材料确保其具备符合标准要求的能力。

实验室应规定明确的评审周期，定期评审委托协议，确保其有效性和持续适宜性。委托协议应规定检验结果报告给客户的方式等必要内容。实验室应维护一份受委托实验室和顾问清单，按期限要求保留委托申请单和检验结果，并持续更新确保有效。

六、外部服务与供应

（一）标准要求

实验室应制定文件化程序用于选择和购买可能影响其服务质量的外部服务、设备、试剂和耗材。实验室应按照自身要求选择和批准有能力稳定供应外部服务、设备、试剂和耗材的供应商，但可能需要与组织中的其他部门合作以满足本要求。应建立选择标准。应维持选择和批准的设备、试剂和耗材的供应商清单。购买信息应说明所需购买的产品或服务的要求。实验室应监控供应商的表现以确保购买的服务或物品持续满足规定标准。

（二）条款解读

实验室应制定外部服务和供应的管理程序，规定选择标准，选择和批准对可能影响服务质量的能力稳定的外部服务、设备、试剂和耗材的供应商，并对其能力进行监控，确保其持续满足规定要求。

（三）典型不符合项

1. 外部服务商的清单不完整，缺仪器校准、比对实验室、标本物流、信息系统、培训机构等。

2. 实验室没有建立供应外部服务、设备、试剂和耗材的供应商的选择标准。

3. 实验室不能提供用于生化分析仪、血细胞分析仪等仪器的试剂厂商及 LIS（实验室信息系统）等服务商评价和监控记录。

4. 实验室不能提供选择和批准的检验设备（某生化仪）的供应商清单。

（四）不符合项分析

以上不符合项覆盖了标准要求的程序文件、选择标准、对制造商的评价监控以及维持合格供应商清单等各项要求。

（五）工作建议

外部服务至少包括仪器设备以及试剂耗材的制造商提供的服务、检定或校准服务、培训机构提供的培训服务、信息系统服务、能力验证和实验室间比对等，外部供应一般指设备、试剂、耗材等的供应。实验室在制定程序文件时，应确保涵盖外部服务和外部供应两类供应商的要求，重点是影响服务质量的外部服务和供应，而且应针对每项服务建立选择标准，以评价供应及供应商是否满足要求，并进行动态维护，以确保其持续满足标准要求。

七、咨询服务

（一）标准要求

实验室应建立与用户沟通的以下安排：

1. 为选择检验和使用服务提供建议，包括所需样本类型、临床指征和检验程序的局限性以及申请检验的频率。

2. 为临床病例提供建议。

3. 为检验结果解释提供专业判断。

4. 推动实验室服务的有效利用。

5. 咨询科学和后勤事务，如样本不满足可接受标准的情况。

（二）条款解读

实验室应制定咨询服务管理程序文件，包括检验选择使用、病例会诊、专业判断、科学后勤事务等，建立与用户良好的沟通机制，确保实验室以主动咨询服务为主，同时有章可循地提供被动咨询服务，提高用户对实验室服务利用的有效性。

（三）典型不符合项

1. 实验室不能提供为临床病例提供建议的证据。

2. 实验室不能为临床医生提供检验程序的局限性以及申请检验的频率。

（四）不符合项分析

以上不符合项体现了实验室的咨询服务工作尚不充分，缺少必要且重要的内容，有待加强和改进。

（五）工作建议

咨询服务是医学实验室工作很重要的价值所在，是真正为客户（如临床医护人员）提供相关专业信息的管理活动，但认可评审在咨询服务方面发现的不符合项并不多，这并不代表实验室在咨询服务方面的工作已经很到位，这种情况可能是因为认可评审对该条款的关注程度有待提高。医学实验室服务临床工作的重要性在该条款集中体现，实验室应重视在质量管理工作中加强应用，比如为检验结果解释提供专业判断，参加临床会诊、疑难病例讨论等。

八、投诉的解决

（一）标准要求

实验室应制定文件化程序用于处理来自临床医师、患者、实验室员工或其他方的投诉或反馈意见；应保存所有投诉、调查以及采取措施的记录。

（二）条款解读

实验室应制定投诉管理程序文件，处理来自实验室服务各相关方的投诉或反馈意见。应调查投诉并采取适当的措施，并保存记录。

（三）典型不符合项

1. 处理投诉的流程没有对投诉原因分析的要求。

2. 呼吸科投诉 × 年 × 月 × 日患者 ××× 血清肌酐标本做错，检验科只有纠正，没有对其进行根本原因分析。

3. 实验室投诉程序文件不包括实验室员工。

4. 实验室不能提供医护人员满意度调查表中的意见采取措施的相关记录。

（四）不符合项分析

以上不符合项涉及投诉程序文件内容不充分、投诉未调查原因、未针对反馈意见采取相关措施等。

（五）工作建议

实验室应制定投诉管理程序，内容包括投诉的来源、受理、原因分析、处理及措施、反馈、记录和评审等，特别注意投诉方不能遗漏内部员工的投诉。若调查结果是有效投诉，应分析原因并采取应急措施或纠正措施并反馈给客户。投诉全过程（包括接受投诉、调查、纠正措施）的记录应予以保存。

九、不符合的识别和控制

（一）标准要求

实验室应制定文件化程序以识别和管理质量管理体系各方面发生的不符合，包括检验前、检验和检验后过程。文件包括职责和权限、应急措施、不符合的程度、终止检验和报告、通知临床、收回报告、恢复检验、记录、启动纠正措施等。

（二）条款解读

实验室应制定不符合管理程序文件，识别和管理质量管理体系各方面发生的不符合，包括检验全过程。应明确规定处理不符合的人员职责和权限；当不符合被识别、评估后，需要及时采取应急措施；应确定不符合的程度，如严重不符合和一般不符合；必要时，如影响患者诊疗安全等，应终止检验并停发报告，收回或适当标识已发出的存在不符合或潜在不符合的检验结果避免引起临床错误诊断；如不符合涉及的检验有重要的临床意义，则需通知申请检验的临床医师或使用检验结果的授权人员；应规定授权恢复检验的职责，每一个不符合项都应记录，并按规定的周期如管理评审时、周总结、月总结等对不符合记录进行评审，以发现趋势并启动纠正措施。

（三）典型不符合项

1. 实验室《不符合项的识别和控制程序》未规定在发现不符合项后应采取的应急措施。

2. 实验室未对识别出的不符合项的严重程度进行分类。

3. 实验室《不符合项的识别和控制程序》未规定授权恢复检验的职责。

4. 由于标本错误发生的2起有效投诉均未转换成不符合。

5. 内审开具的16个不符合项整改报告中均无临床意义的评价。

（四）不符合项分析

以上不符合项包括了不符合工作的各方面问题：程序文件内容缺必要要素、不符合项未分级、未有效识别发生的不符合、分析不符合时未评价临床意义等。

（五）工作建议

实验室制定的不符合项管理程序，内容应包括标准要求的全部内容。如发生了不符合，必要且可行时，应采取应急措施。应对不符合的严重程度进行评价，若评价认为不符合工作仅是偶然，不会再次发生或对体系影响不大，则无需采取纠正措施，仅需采取应急措施即可；若经评价不符合可能会再次发生，或对实验室与其程序的符合性有疑问时，应采取纠正措施。实验室管理层定期对所有不符合记录评审后，应针对发现的趋势启动纠正措施，而不是预防措施。

十、纠正措施

（一）标准要求

实验室应采取纠正措施以消除产生不符合的原因。纠正措施应与不符合的影响相适应。实验室应制定文件化程序用于：

1. 评审不符合。

2. 确定不符合的根本原因。

3. 评估纠正措施的需求以确保不符合不再发生。

4. 确定并实施所需的纠正措施。

5. 记录纠正措施的结果。

6. 评审采取的纠正措施的有效性。

（二）条款解读

实验室应制定纠正措施程序，实施与不符合的影响相适应的纠正措施，消除产生不符合的原因。当出现不符合时，应评审不符合项，若确定需要采取纠正措施时，则需确定不符合的根本原因，评估纠正措施的需求以确保不符合不会重复发生，确定并实施所需的纠正措施，记录纠正措施的结果，跟踪验证，确认是否关闭不符合项。

（三）典型不符合项

1. 《内审不符合项报告》没有对不符合项产生的原因进行分析。

2.《意见和投诉报告单》记录多次显示，未检测样本被错放在其他位置造成报告延迟，实验室未导出有效纠正措施。

3. 实验室不能提供对 × 年内审不符合项纠正措施有效性的评审。

（四）不符合项分析

以上不符合项涉及未进行原因分析、未实施纠正措施、未对纠正措施有效性进行验证等问题。

（五）工作建议

实验室针对不符合项采取纠正措施的过程应全面，并能够举一反三，比如在临检组发现的设备校准问题，可能在生化组同时也存在，所以针对某一个不符合项，应对科室涉及的相关工作全面分析，才能确保同类问题不会重复或相继出现。原因分析和纠正措施有效性验证是实验室经常容易忽略的关键质量管理活动，分析到位、有效验证是对不符合项完整有效整改的基本要求，也是实验室需要特别关注的重点工作。

十一、预防措施

（一）标准要求

实验室应确定措施消除潜在不符合的原因以预防其发生。预防措施应与潜在问题的影响相适应。实验室应制定文件化程序用于：

1. 评审实验室数据和信息以确定潜在不符合存在于何处。
2. 确定潜在不符合的根本原因。
3. 评估预防措施的需求以防止不符合的发生。
4. 确定并实施所需的预防措施。
5. 记录预防措施的结果。
6. 评审采取的预防措施的有效性。

（二）条款解读

实验室应制定预防措施程序文件。应区分预防措施与纠正措施的区别，预防措施是事先主动识别改进可能性防止不符合发生，而不是对已发现的问题或投诉（即不符合）的反应（可能导致采取纠正措施）。实验室可通过对操作程序进行评审、趋势和风险分析以及室间质量评价（能力验证）等活动识别潜在的不符合项，需要时启动预防措施。预防措施的管理与纠正措施类似，只是针对问题的性质不同。

（三）典型不符合项

1. 用于微生物鉴定的生物安全柜 × 年的校准报告显示下降气流平均风速为 0.39m/s，

其要求的控制范围为 0.25 ~ 0.4m/s，实验室未采取相关的预防措施。

2. 实验室室内质控图一个月内的曲线持续在 0 ~ 2SD 之间，未能提供原因分析及相应的预防措施。

（四）不符合项分析

以上不符合项是由于风险分析和室内质控识别出需要启动预防措施而实验室未识别。

（五）工作建议

实验室应制定并有效实施预防措施程序，主动并及时识别实验室管理或技术活动存在的潜在不符合发生趋势，在程序中给出具体的识别方式而不是笼统规定，指导实验室人员在实际工作中落实，才能切实做到防患于未然，有效减少错误发生或降低管理成本，确保检验结果质量和操作安全。

十二、持续改进

（一）标准要求

实验室应通过实施管理评审，将实验室在评估活动、纠正措施和预防措施中显示出的实际表现与其质量方针和质量目标中规定的预期进行比较，以持续改进质量管理体系（包括检验前、检验和检验后过程）的有效性。改进活动应优先针对风险评估中得出的高风险事项。适用时，应制定、文件化并实施改进措施方案；应通过针对性评审或审核相关范围的方式确定采取措施的有效性。

实验室管理层应确保实验室参加覆盖患者医疗的相关范围及医疗结果的持续改进活动。如果持续改进方案识别出了持续改进机会，则不管其出现在何处，实验室管理层均应着手解决。实验室管理层应就改进计划和相关目标与员工进行沟通。

（二）条款解读

实验室应制定持续改进程序文件，通过实施管理评审汇集、分析实验室评估结果与措施等信息，与质量方针和质量目标的规定进行比较，识别改进机会，并优先针对风险评估中得出的高风险事项，采取改进措施并评估措施有效性，持续改进质量管理体系（包括检验前、检验和检验后过程）的有效性。

（三）典型不符合项

1. 实验室不能提供不合格标本系统地监测、评价后与临床进行原因分析，采取相应措施，改进工作质量的记录。

2. 检验科对质量风险进行了评估，但不能提供针对风险评估报告中得出的高风险事项的改进活动记录。

3. 质量指标监测统计表显示 2019 年 1 月至 5 月急诊血常规组报告发放延误率每月均未达到实验室规定 5% 目标值，实验室不能提供分析改进记录。

（四）不符合项分析

以上不符合项均是实验室对相关管理或技术活动监测后，未采取必要的持续改进措施。

（五）工作建议

实验室制定的持续改进程序应具体规定对管理和技术活动（如评审评估、纠正措施和预防措施）各种信息进行收集、汇总、分析，收集信息可通过前期不符合进行系统分析，也可通过评审评估等活动进行识别，如风险评估识别等，并确定高风险事项，分析原因，对系统的短板优先进行改进，采取改进措施。改进措施的管理类似预防措施，也应体现识别、分析、改进、验证等基本过程要求。

十三、记录控制

（一）标准要求

实验室应制定文件化程序用于对质量和技术记录进行识别、收集、索引、获取、存放、维护、修改及安全处置。应在对影响检验质量的每一项活动产生结果的同时进行记录。应能获取记录的修改日期（相关时，包括时间）和修改人员的身份识别。

实验室应规定与质量管理体系（包括检验前、检验和检验后过程）相关的各种记录的保存时间。记录保存期限可以不同，但报告的结果应能在医学相关或法规要求的期限内进行检索。应提供适宜的记录存放环境，以防损坏、变质、丢失或未经授权的访问。

（二）条款解读

实验室应制定记录控制程序文件，对质量管理体系相关的质量和技术记录进行识别、收集、索引、获取、存放、维护、修改及安全处置。也应对其他任何形式或类型的媒介进行记录控制，如电子或纸质记录，但要确保易于获取且可防篡改。

（三）典型不符合项

1. 《信息系统和数据安全控制管理程序》未规定对患者结果数据和档案信息的保存期限。

2. 输血科标本接收登记表缺少修改日期和修改人员身份识别。

3. 实验室内审归档材料中缺少文件核查记录。

4. 血型室检后样本登记的留存时间与实际留存时间不符。

5. 实验室提供不出 2019 年 1 月至 5 月《HIV 抗体筛查疑似标本信息登记表》原始记录。

（四）不符合项分析

以上不符合项既包括实验室缺失必要的技术记录、记录修改未识别、记录不一致、未规定记录保存期限，也包括了信息系统记录控制未满足标准要求。

（五）工作建议

实验室制定的记录控制程序文件，应包括电子记录。与质量管理体系运行相关的质量和技术记录均应按文件要求进行控制，不只局限于标准列出的记录，并应确保实时记录，以保证其可追溯，按照法律法规以及实验室规定的期限妥善保存。同时应确保记录存放环境的安全有效。

十四、评估和审核

（一）标准要求

实验室应策划并实施所需的评估和内部审核过程以实现以下内容：

1. 证实检验前、检验、检验后以及支持性过程按照满足用户需求和要求的方式实施。

2. 确保符合质量管理体系要求。

3. 持续改进质量管理体系的有效性。

4. 评估和改进活动的结果应输入到管理评审。

5. 评估和审核活动包括：申请、程序和样本要求适宜性的定期评审，用户反馈的评审，员工建议，内部审核，风险管理，质量指标，外部机构的评审。

（二）条款解读

实验室应制定评估审核程序，通过对质量管理体系运行的评估和审核，证实其体系的实施、确保符合该体系要求和持续改进该体系的有效性，也是管理评审有效进行和实施的重要前提。

（三）典型不符合项

1. 抗凝血采集量参差不齐，实验室不能提供定期评审静脉采血量的证据。

2. 实验室未能提供临床沟通、服务协议评审获得的反馈意见所采取的相关措施记录。

3. 实验室不能提供员工对服务方面改进建议的评估程序和采取措施的记录。

4. 实验室内部审核方案未包括之前的审核结果。

5. 实验室内审依据没有涉及 CNAS 相关专业的应用要求。

6. 实验室提供的风险报告未包括采血岗位技术人员的风险。

7. 实验室缺乏标本采集时间记录率、检验周期时限符合率、用户投诉处理率、员工职业暴露发生率等检验过程中关键环节的质量指标。

8. 实验室外部机构评审情况的评估只涉及了上海市临检中心对 ×× 医院检验科检查，没有包括其他监管部门的检查情况。

（四）不符合项分析

以上不符合项按照评估和审核要求的各项内容，选取典型问题进行了罗列，也是实验室经常发生或容易疏忽的问题，应引起必要的关注。

（五）工作建议

实验室制定评估审核程序或包含标准要求的全部内容，也可以单独针对其中的某项或某几项要求分别制定管理程序文件，确保其可操作性，以方便相关负责人员能够理解到位，充分执行。针对风险管理、质量指标、内部审核等，有相关的国家标准或行业标准可以参考，在没有特殊情况时，建议实验室采纳标准要求，分别开展适宜的定性或定量评审，以客观评价各项管理或技术活动的符合性和有效性，并为管理评审输入有价值的信息。

十五、管理评审

（一）标准要求

实验室管理层应定期评审质量管理体系，以确保其持续的适宜性、充分性和有效性以及对患者医疗的支持。管理评审通过分析评审 15 项输入，分析不符合的原因、提示过程存在问题的趋势和模式的输入信息，评估改进机会和质量管理体系（包括质量方针和质量目标）变更需求，客观地评估实验室对患者医疗贡献的质量和适宜性，确定 3 项输出，持续改进。

（二）条款解读

实验室应制定管理评审程序文件，由实验室最高管理层对质量管理体系进行全面评审，发现改进机会，持续改进质量管理体系的适宜性、充分性和有效性。

（三）典型不符合项

1. 管理评审未能提供前期管理评审的后续措施的输入内容。

2. 实验室管理评审缺少对外部机构（如药监局、卫生局等）检查内容的输入。

3. 《管理评审报告》没有对内审输入的“样本不合格率”“CAPA（纠正与预防措施）关闭延迟率”2 个质量目标不达标进行改进的信息。

4. 实验室工作量增加 40%，新增项目 16 项，但管理评审未对其可能影响进行评估。

5. 实验室不能提供管理评审输出内容的改进计划。

6. 实验室管理评审的输出措施未规定完成时限。

（四）不符合项分析

以上不符合项涵盖了管理评审输入不全、未评审重要的变更事项（如工作量）、管理评审输出未形成改进方案、改进措施未规定完成时限等。

（五）工作建议

管理评审的策划，首先要识别管理评审的至少 15 项输入，在策划管理评审时应对输入信息逐一进行分析，明确每一次管理评审输入的具体内容。如是第一次管理评审，则没有以前管理评审的后续措施要求，不必作为该次管理评审的输入。管理评审活动中应分析不符合的原因、提示过程存在问题的趋势和模式的输入信息。

管理评审应归纳为 3 类输出，包括：①体系及其过程有效性的改进；②用户服务的改进；③资源需求，输入实验室策划系统，并列入下年度的含目标、措施的计划中，确保在规定时限内完成。

（胡冬梅　付　岳）

第二节　临床血液学检验

临床血液学检验主要包括血细胞分析、血细胞形态学检查、血液寄生虫检查及出凝血检验。

一、人员资质

（一）标准要求

实验室应制定文件化程序，对人员进行管理并保持所有人员记录，以证明满足要求。实验室管理层应将每个岗位的人员资质要求文件化。

有颜色视觉障碍的人员不应从事涉及辨色的相关检验（检查）项目，如细胞形态学及微生物学检验人员。

实验室技术负责人应具备足够的能力，从事医学检验（检查）工作至少 3 年（可依据适当的教育、培训、经历、职称或所需技能证明等进行能力评价）。认可的授权签字人应达到中级及以上专业技术职务资格要求，从事申请认可授权签字领域专业技术 / 诊断工作至少 3 年。

（二）条款解读

实验室应对于人员资质制定文件化程序，包括所有人员的岗位、职责、权限和任务，如血液岗、标本接收岗等，并明确岗位的职责、人员授权、所做的工作等。实验室技术负责人和认可的授权签字人技术资格和工作年限必须满足基本需要。职工体检内容不应忽视颜色视觉障碍的检查。

（三）典型不符合项

1. 临检专业组提供不出工号为 ××× 从事血细胞计数岗位人员辨色力证明。

2. 查看临检组 SOP（JYK-LJ-05），实验室未对本组岗位的职责、任务等进行文件化规定。

3. 查看临检组人力资源管理程序（LJZ/JYK-20）认可项目的授权签字人任职条件：初级或以上技术职称；从事相应授权签字领域工作 1 年以上。

4. 实验室提供不出临检组工号为 ××× 员工的人员档案材料。

（四）不符合项分析

以上不符合项覆盖了员工档案、辨色力、岗位职责文件化、认可项目授权签字人最低资质等方面。

（五）工作建议

实验室应根据认可准则、相关行业标准等来制定关于人员档案的文件化程序，包括人员的资质、所受教育、岗位、职责、权限和任务等。实验室技术负责人和授权签字人的技术资格和工作年限必须满足基本要求。职工体检时不应忽视颜色视觉障碍的检查。在实际工作中组内岗位职责等的设置、新进人员的档案及辨色力等容易被忽视。

二、设备授权

（一）标准要求

设备应始终由经过培训的授权人员操作。

（二）条款解读

实验室应对操作相关设备人员进行培训，经考核后能够胜任设备操作，科室相应部门给予授权并记录，内容、形式可以根据本科室情况来制定。

（三）典型不符合项

1. 实验室提供不出仪器编号为 JYKYQ-LJ-1010、JYKYQ-LJ-1011 迈瑞 BC-6000PLUS 全血细胞分析仪操作者的授权记录。

2. 现场评审时查看临检组李 ××（工号为 ×××）在操作 STA-R 凝血分析仪，实验室提供了该同志的授权记录，但提供不出该设备培训的相关记录。

3. 临检组提供不出操作相关设备人员需要授权的文件化规定。

（四）不符合项分析

以上不符合项覆盖了科室质量体系文件、操作设备人员培训、授权等方面。

（五）工作建议

实验室应制定设备使用前培训、授权等相关文件规定，有了文件规定科室人员应遵照执行，同时科室应加强定期质量监督的检查，若发现专业组未执行相关规定，应及时进行培训及授权等措施，保留培训、授权记录，同时举一反三查看其他专业组人员有无类似情况发生。

三、设备校准

（一）标准要求

实验室应对设备校准制定文件化程序，对直接或间接影响检验结果的设备进行校准，内容包括：

1. 使用条件和制造商的使用说明。
2. 记录校准标准的计量学溯源性和设备的可溯源性校准。
3. 定期验证要求的测量准确度和测量系统功能。
4. 记录校准状态和再校准日期。
5. 当校准给出一组修正因子时，应确保之前的校准因子得到正确更新。
6. 安全防护以防止因调整和篡改而使检验结果失效。
7. 血液分析仪校准应至少对设备的加样系统、检测系统、温控系统进行校准（适用时）。血液分析仪的校准应符合 WS/T 347—2011《血细胞分析的校准指南》的要求。

（二）条款解读

实验室应制定设备校准的文件化程序，内容至少包括以上标准要求的 6 项内容。针对血细胞分析仪校准应遵循 WS/T 347—2011《血细胞分析的校准指南》的要求，包括：

1. 应对每一台仪器进行校准。
2. 应制定校准程序，内容包括校准物的来源、名称，校准方法和步骤，校准周期等。
3. 应对不同吸样模式（自动、手动和预稀释模式）进行校准或比对。
4. 可使用制造商提供的配套校准物或校准实验室提供的定值新鲜血进行校准。
5. 应至少 6 个月进行一次校准。

其中校准中的检测次数、校准间隔、工程师的校准资质、文件控制等应给予充分关注。

（三）典型不符合项

1. 现场查看 Symex XN-L350 血细胞分析仪的校准报告（×××），实验室未对校准报告进行文件控制。

2. 查看2021年全自动血液细胞分析仪（序列号：×××）校准/比对报告，实验室提供不出自动进样与手动进样不同吸样模式的校准或比对记录。

3. 现场评审时实验室提供不出ABC血细胞分析仪（序列号：×××）校准工程师的相关资质证明。

4. 现场评审时查看Sysmex XN血细胞分析仪校准报告（编号：×××），校准物的检测次数为5次。

5. 现场评审时查看ABC血细胞分析仪校准报告（编号：×××），报告显示工程师调整了血红蛋白的校准系数，实验室提供不出系数调整后的验证报告。

6. 查看×××血细胞分析仪的校准报告，两次校准间隔为8个月。

7. 查看Sysmex XN-1000全自动血液体液分析仪校准程序（ZYEY-SOP-03-108-V2.0），未对校准物准备做文件化规定。

8. 查看实验室体系文件，未对血型血清学离心机定时器和离心力/转速等校准内容和频次进行文件化规定。

9. 现场查看A血细胞分析仪（编号：×××）校准报告的校准系数与×年×月×日全自动血液分析仪XE-2100（序列号：×××）校准报告中的校准系数不一致。

10. 查看实验室用于凝血相关项目检测的离心机校准报告，离心机校准周期为1年且不包括离心时间的验证。

（四）不符合项分析

以上不符合项涉及WS/T 347—2011《血细胞分析的校准指南》中的要求内容，实验室人员疏忽了对《血细胞分析的校准指南》认真学习，不符合覆盖了校准间隔、校准次数、校准后验证、不同吸样模式间的校准或比对，同时还疏忽了校准报告的文件控制、工程师资质等。

（五）工作建议

实验室应根据认可准则、相关行业标准等来制定血细胞分析仪、凝血分析仪校准的文件化程序，内容不少于标准要求或者行业标准中的条款内容。现场评审中血细胞分析仪校准发现的问题较多，工作中要求组织本组工作人员对条款进行针对性的培训与考核。专业组长或指定人员要对校准报告的内容进行审核，同时签字确认。校准报告若是公司提供的应按照外来文件进行控制，如果是自己实验室的校准报告，应按照内部文件进行控制。校准后若需要调整校准系数，应填写血细胞分析仪系数调整表，由专业组负责人或指定人员进行确认，同时应进行系数调整后的验证，并做好记录。工程师的校准资质也是工作中容易忽略的内容。

实验室还应关注凝血检验分析相关设备的校准，如离心机的校准间隔、校准内容，根据行业标准要求，校准间隔应为 6 个月或离心机维修后，内容应包括离心力和离心时间的验证。

四、设备维护与维修

（一）标准要求

实验室应制定文件化的预防性维护程序，该程序至少应遵循制造商说明书的要求。当发现设备故障时，应停止使用并清晰标识。实验室应确保故障设备已经修复并验证，表明其满足规定的可接受标准后方可使用。实验室应检查设备故障对之前检验的影响，并采取应急措施或纠正措施。当设备脱离实验室的直接控制时，实验室应保证在其返回实验室使用之前验证其性能。

设备发生故障后，如果可能影响了方法学性能，故障修复后，可通过以下合适的方式进行相关的检测、验证：可校准的项目实施校准验证，必要时，实施校准；质控物检测；与其他仪器或方法比对；以前检验过的样本再检验。

（二）条款解读

实验室应根据认可准则、相关行业标准等来制定文件化的预防性维护程序，并做好设备维护记录。

当设备发生故障后，如果影响了方法学性能，故障修复后应选择上述方式之一进行验证并保留记录，同时还应检查设备故障对之前检验的影响，可通过回顾当日室内质控、设备维护、人员等信息，走访临床等方式，评估设备故障是否对之前的检验有影响，如果有影响则采取应急措施或纠正措施。

（三）典型不符合项

1. 查看设备维修记录表，XN-9000 血细胞分析仪流水线（序列号：×××）在 × 年 × 月 × 日更换加样等模块，实验室提供不出维修后相关验证材料。

2. × 年 × 月 × 日，TOP-700 全自动血凝仪（序列号：×××）发生 ORU 被禁用故障，系 ORU4 通道光纤不稳定引起，实验室未对更换光纤前样本进行评估。

3. 现场评审时发现一台 XN-9000 血细胞分析仪（序列号：×××）因故障停用，实验室未设置清晰标识。

4. 查看凝血分析仪设备 SOP（序列号：×××），实验室未制定文件化的预防性维护程序。

（四）不符合项分析

以上不符合项涉及了制定预防性维护程序、设备故障后验证、评估设备故障对之前检验的影响、故障设备标识等方面。

（五）工作建议

实验室应按照认可准则、应用要求、实验室体系文件等相关文件来制定文件化的预防性维护程序并执行，同时明确设备故障修复后的验证方式、对之前检验影响的评估、故障设备标识等内容，同时科室应加强科室定期质量监督的检查，若发现专业组未执行相关规定，应及时进行培训整改等措施。同时抽查其他专业组设备有无类似情况发生。

现场评审时设备故障后验证记录保存、对故障前标本影响的评估、预防性维护程序等方面容易被忽略。

五、设备记录

（一）标准要求

应保存影响检验性能的每台设备的记录，包括但不限于以下内容：

1. 设备标识。

2. 制造商名称、型号和序列号或其他唯一标识。

3. 供应商或制造商的联系方式。

4. 接收日期和投入使用日期。

5. 放置地点。

6. 接收时的状态（如新设备、旧设备或翻新设备）。

7. 制造商说明书。

8. 证明设备纳入实验室时最初可接受使用的记录。

9. 已完成的保养和预防性保养计划。

10. 确认设备可持续使用的性能记录。

11. 设备的损坏、故障、改动或修理。设备记录应按实验室记录控制程序的要求，在设备使用期或更长时期内保存并易于获取。

（二）条款解读

设备记录是我们实际工作中的常规工作，内容应尽量覆盖上述标准要求中的条款，工作中应给予充分关注。其中以上第 10 条中提及的性能记录应包括全部校准和 / 或验证的报告 / 证书复件，包含日期、时间、结果、调整、接受标准以及下次校准和 / 或验证日期，以满足本条款的部分或全部要求。

（三）典型不符合项

1. 查看 WADiana 全自动血型配血系统（序列号：×××）年度校准报告中缺少离心速度的校准内容。

2. 现场查看 Sysmex XN 血细胞分析仪（序列号：×××）仪器标识卡中无设备供应商或制造商的联系方式。

3. 查看临检组程序性文件（编号：×××）未对设备的记录内容做出文件化规定。

（四）不符合项分析

以上不符合项覆盖了标识卡信息、校准报告内容、设备记录内容的文件化等方面。

（五）工作建议

实验室应根据认可准则、相关行业标准等来制定设备记录的文件规定，有了文件规定要求应加强相关人员的培训和考核。同时科室应加强科室定期质量监督的检查，若发现专业组未执行相关规定，应及时进行整改、培训等措施，科室管理层应加强举一反三抽查其他专业组有无类似情况发生。

六、检验程序验证——性能验证

（一）标准要求

在常规应用前，应由实验室对未加修改而使用的已确认的检验程序进行独立验证。实验室进行的独立验证，应通过获取客观证据（以性能特征形式）证实检验程序的性能与其声明相符。实验室应将验证程序文件化，并记录验证结果。验证结果应由适当的授权人员审核并记录审核过程。

检验程序的验证宜参考相关国家/行业标准，如 WS/T 403、WS/T 406、WS/T 494 等，以及 CNAS 相关指南要求，如 CNAS-GL028、CNAS-GL037、CNAS-GL038、CNAS-GL039。定量检验程序的分析性能验证内容至少应包括正确度、精密度和可报告范围；定性检验程序的分析性能验证内容至少应包括符合率，适用时，还应包括检出限、灵敏度、特异性等。

（二）条款解读

实验室应根据不同检验项目的预期用途，选择对检验结果质量有重要影响的参数进行验证。定量检验程序的分析性能验证内容至少应包括正确度、精密度和可报告范围；定性检验程序的分析性能验证内容至少应包括符合率，适用时，还应包括检出限、灵敏度、特异性等。

实验室根据具体情况来选择性能验证时机，可以参照 CNAS-GL037《临床化学定量检验程序性能验证指南》、CNAS-GL038《临床免疫学定性检验程序性能验证指南》。

血液分析仪的性能验证内容至少应包括精密度、正确度、可报告范围等，宜参考 WS/T 406—2012《临床血液学检验常规项目分析质量要求》。

（三）典型不符合项

1. 现场抽查2019年10月21日王××血细胞分析检验报告单WBC结果为362.82×10^9/L，超过实验室验证的线性范围（0.37×10^9 ~ 162.94×10^9/L），实验室提供不出超过线性范围上限的稀释复检记录。

2. 查看ABC血细胞分析仪的性能验证报告（编号：×××），验证内容未包括正确度参数验证。

3. 查看ABC血细胞分析仪性能验证报告（编号：×××），未见受控标识。

4. 实验室提供不出新增凝血分析仪STA-R（序列号：×××）的性能验证报告。

5. 实验室不能提供ABO血型、RhD血型检测的符合性验证记录。

6. 查看《临检组仪器性能验证和分析质量目标》（编号：×××）未明确规定血液分析仪白细胞分类计数的性能验证要求。

7. 实验室不能提供DH710CRP仪器血细胞五分类性能验证的原始数据。

（四）不符合项分析

以上不符合项覆盖了性能验证内容、性能验证报告受控、性能验证原始记录等方面。

（五）工作建议

实验室应根据认可准则、相关行业标准等来制定性能验证的文件规定，并组织各专业组进行培训和考核。实验室应根据不同检验项目的预期用途，选择对检验结果质量有重要影响的参数进行验证。性能验证工作应由实验室独立完成。性能验证的时机应参照性能验证指南来进行，同时还应关注性能验证报告的受控等问题。

七、检验程序的确认

（一）标准要求

实验室应将确认程序文件化，并记录确认结果。确认结果应由授权人员审核并记录审核过程。当对确认过的检验程序进行变更时，应将改变所引起的影响文件化，适当时，应重新进行确认。

血液、体液实验室：应制定血细胞分析、尿液有形成分分析的显微镜复检程序，在检验结果出现异常计数、警示标志、异常图形等情况时对结果进行确认，结果假阴性率应≤5%。

（二）条款解读

临床血液领域中涉及检验程序确认最常见的是血液复检规则的制定和验证，实验室应有相关的文件化规定和具体程序。制定的血液复检规则要符合结果假阴性率应≤ 5% 的要求，复检条款不宜过多，应具有可操作性。复检规则应包括显微镜复检、计数复检、异常结果复核等，当设备变更后应重新制定复检规则并进行验证。

（三）典型不符合项

1. 实验室提供不出 BC-6000PLUS 全血细胞分析仪（序列号：×××）的文件化复检规则。

2. × 年 × 月 × 日条码号为 ××× 的血液报告中性粒细胞的绝对值为 0.75×10^9/L，复检规则规定中性粒细胞的绝对值 <1.0×10^9/L 必须复检，实验室提供不出复检记录。

3. 实验室全自动血细胞分析仪 Beckman DXH800（序列号：×××）使用与 BC-5380（序列号：×××）同样的显微镜复检程序，实验室提供不出复检程序的验证记录。

4. 实验室提供不出 Sysmex XN 血细胞分析仪（序列号：×××）复检规则的验证记录。

5. 查看 BC-6000PLUS 血细胞分析仪（序列号：×××）复检规则的验证记录，假阴性率为 7%，与标准规定不符。

6. 条码号为 ××× 的标本触犯了临检组项目复检管理文件（编号：×××）中 6.3.1 复检规则，实验室未按文件要求进行涂片镜检。

（四）不符合项分析

以上不符合项涉及了复检规则的制定和验证文件化规定、部分人员执行复检规则不到位、对标准条款理解及科室质量管理层未监督到位等方面。

（五）工作建议

实验室根据认可准则、相关行业标准等来制定复检规则和规则验证等文件化规定，复检规则制定既要满足标准要求，又要考虑到实际工作中的可执行性，不同型号设备、患者群体不同等复检规则应不同。加强工作人员对复检规则的培训，并定期进行质量监督。

现场评审时实验室应提供复检规则、复检规则验证记录、标本复检记录等。

八、检验程序文件化

（一）标准要求

检验程序应文件化，并应用实验室员工通常理解的语言书写，且在适当的地点可以获取。任何简要形式文件（如卡片文件或类似应用的系统）的内容应与文件化程序对应。所有与检验操作相关的文件，包括程序文件、纪要文件、简要形式文件和产品使用说明书，均应遵守文件控制要求。除文件控制标识外，检验程序文件应包括检验目的、原理及方法、性能特征、校准程序、程序性步骤、质控程序、生物参考区间、危急值、参考文献等20项具体内容。

（二）条款解读

工作中每个项目均应有相应的文件化检验程序，文件化检验程序应具备语言简单、可操作性强的特点，体现做我所写，写我所做。虽然要求内容及文字简洁，但与质量相关的关键步骤与注意事项必须包括在内，血液专业应关注以下内容：如末梢血混匀次数与放置时间、冷凝集的处理方法、血小板假性聚集识别、凝血检测的纠正实验程序、参考文献出处等，同时所有与检验操作相关的文件，包括程序文件、检验操作卡、使用说明书等，均应遵守文件控制要求。

（三）典型不符合项

1. 现场查看 Sysmex XN 血细胞分析仪 SOP（文件编号：×××），未见末梢血采集后放置时间及上机检测前混匀次数的规定。

2. 现场查看凝血酶原时间测定 SOP（文件编号：×××），文件上没有受控标识。

3. 现场评审时实验室工作人员提供不出 Sysmex XN 血细胞分析仪（文件编号：×××）的标准操作程序（SOP）。

4. 现场查看员工李××（工号为×××）进行血型检测操作，标本离心速度、时间与 SOP 上规定不符。

5. 查看血细胞测定 SOP（文件编号：×××），未标明白细胞计数项目参考范围出处。

6. 查看活化部分凝血活酶时间测定 SOP（文件编号：×××），引用过期的参考文献。

7. 实验室提供不出红细胞悬液制备的 SOP。

8. 实验室提供不出疟原虫检查静脉血样本在采集后 1 小时内同时制备厚片和薄片进行文件化规定。

9. 查看实验室标本采集手册（文件编号：×××），实验室未对只检测凝血酶原时间项目的采集方法做出文件化规定。

10. 检验科凝血检测室提供不出乏血小板血浆的验证程序。

（四）不符合项分析

以上不符合项涉及了部分项目未制定 SOP、SOP 内容与实际操作不符、文件未受控、SOP 实验地点不易获取等方面。

（五）工作建议

实验室应根据认可准则、相关行业标准等来制定检验程序内容。文件化检验程序应具备语言简单、可操作性强等特点，体现做我所写，写我所做，避免描述文字过多，虽然要求内容及文字简洁，但与质量相关的关键步骤、注意事项不能缺少，如假性血小板减少判断及处理方法、标本异常（乳糜血、冷凝集等）的处理、参考区间的来源及验证，参考文献不应引用过期的国标、行标及教科书、乏血小板血浆验证、凝血相关纠正试验的程序等，同时还应关注文件受控问题。

九、室内质控靶值确定

（一）标准要求

实验室应设计质量控制程序以验证达到预期的结果质量。每个新批号的质控物在日常使用前，应通过检测确定质控物均值，制造商规定的“标准值”只能作为参考，通常实验室确定的质控物均值宜在配套定值质控物的允许范围内。

（二）条款解读

实验室应根据认可准则、行业标准等规定来制定本实验室新批号质控靶值，不应使用厂家提供的“标准值”，实验室应制定如何确定质控图中心线的方法文件化程序，如：血细胞计数质控物的测定应在每天的不同时段至少检测 3 天，至少使用 10 个检测结果的均值作为质控图的中心线；出凝血检验的质控物至少检测 10 天，至少使用 20 个检测结果的均值作为质控图的中心线；出凝血检验更换新批号试剂或仪器进行重要部件的维修后，应重新确定质控物的均值；质控物均值的计算方法参见 GB/T 20468—2006《临床实验室定量测定室内质量控制指南》。

（三）典型不符合项

1. 查看临检血液室 × 年 × 月 × 日血细胞分析仪更换质控物记录，实验室不能提供新批号质控物均值确定的记录。

2. 查看专业组室内质控管理文件（文件编号：×××），新批号凝血酶原时间测定室内质控靶值方法为：质控品检测至少 5 天，累计 10 个检测结果的均值作为中心线。

3. 查看专业组质控文件（文件编号：×××），未对新批号启用前累计靶值进行文件化规定。

4. 查看 × 年 × 月 × 日临检专业组凝血酶原时间测定更换试剂批号（由批号 565679 更换为 565711），不能提供更换试剂批号重新确定质控物均值的记录。

（四）不符合项分析

以上不符合项涉及了新批号质控靶值的累计、靶值确定、更换试剂批号验证等方面内容。

（五）工作建议

实验室应根据认可准则、相关行业标准等来制定室内质控的相关文件化程序，尤其在以下方面应引起关注：新批号质控启用前及试剂更换批号时靶值的累计、文件化规定等。

十、室内质控——失控处理

（一）标准要求

实验室应制定程序以防止在质控失控时发出患者结果。当违反质控规则并提示检验结果可能有明显临床错误时，应拒绝接受结果，在纠正错误情况并验证性能合格后重新检验患者样本。实验室还应评估最后一次成功质控活动之后患者样本的检验结果。

应定期评审质控数据，以发现可能提示检验系统问题的检验性能变化趋势。发现此类趋势时应采取预防措施并记录。

实验室制定程序时宜参考相关国家 / 行业标准，如 WS/T 641。定量检测项目的质控数据可利用质控图进行统计分析，包括质控结果、质控物名称、浓度、批号和有效期、质控图的中心线和控制界线、分析仪器名称和唯一标识、方法学名称、检验项目名称、试剂和校准物批号、每个数据点的日期和时间、干扰行为的记录、质控人员及审核人员的签字、失控时的分析处理程序和纠正措施等，质控规则应确保试验的稳定性和检验结果的可靠性。定性检测项目的质控数据应包括阴、弱阳性和 / 或阳性结果是否符合预期。

（二）条款解读

实验室应制定质控程序并文件化，程序中应包括质控规则、质控图的信息、失控报告的填写、失控对以前标本影响的评估、月质控总结等，同时还应包括失控时的分析处理程序和纠正措施等内容以及防止在质控失控时发出患者结果。

（三）典型不符合项

1. 查看急诊 BC5390 全自动血液分析仪（序列号：×××）质控记录表，×年×月×日 WBC 室内质控失控，失控原因为 WBC 池清洗不到位，保养仪器后重新测定在控，实验室未对失控前标本进行评估。

2. 现场查阅×年×月凝血酶原时间室内质控图，质控图缺少试剂名称和批号等信息。

3. 查阅全血 CRP 室内质控记录，发现×年×月质控品 CRP-1L 的室内质控数据 CV（允许不精密度）为 17.67%，超过室内精密度性能要求（1/3TEa），未提供采取纠正措施的记录。

4. ×年×月×日血细胞分析仪（序列号：×××）失控报告（文件编号：×××）中失控原因分析与失控实际情况不符。

5. ×年×月×日血液分析仪 BC-5390（序列号：×××）血红蛋白项目出现 2_{2s} 失

控，实验室无纠正措施。

6. 现场查阅 BC-6800 全自动血液细胞分析仪（序列号：×××）× 年 × 月质控图，质控品批号 ×××，血红蛋白高值 7 月 10 日至 7 月 23 日质控数据连续在质控图中心线一侧，实验室未进行趋势性分析，未采取预防措施。

（四）不符合项分析

以上不符合项覆盖了质控图信息不全面，未对失控前标本进行评估，质控数据连续位于靶值一侧，实验室也未采取相应的预防措施等。

（五）工作建议

实验室应根据认可准则、相关行业标准等来制定质控程序并文件化，程序制定应参照标准要求和相关国家 / 行业标准，如 WS/T 641。对以下信息给予关注：质控规则建立、质控图的信息、失控报告的分析及处理、失控对以前标本影响的评估、月质控总结分析及签字等，同时还应包括失控分析处理程序和纠正措施等内容，以及防止在质控失控时发出患者结果等相关规定。

十一、实验室内部结果比对

（一）标准要求

实验室内部结果比对的程序文件应规定比对条件、周期、样本类型及数量、比对方案、判断标准及相关措施，可参考 CNAS-GL047 以及相关国家 / 行业标准，如 WS/T 407。

实验室用两套及以上检测系统检测同一项目时，应有比对数据表明其检测结果的一致性，实验方案可参考 WS/T 407《医疗机构内定量检验结果的可比性验证指南》；应定期（至少每 6 个月 1 次，每次至少 5 份临床样品）进行形态学检验人员的结果比对，应定期进行仪器间白细胞分类计数正常标本的结果比对；比对、考核记录应由授权人员审核并签字，并至少保留 2 年。

（二）条款解读

实验室应根据认可准则、行业标准等建立本单位内部的结果比对程序，包括比对的项目、标本类型、频次、参加人员、靶机的确定、判断标准等，不同参考范围、不同原理等不易比对，两套以上设备使用不同生物参考区间的出凝血分析仪间不宜进行比对，但应进行医疗安全风险评估。

形态学人员比对应选用临床样本，宜覆盖常见异常细胞。

实验室应保留内部比对的原始数据及报告，专业组负责人或指定人员应确认结果并签字。

（三）典型不符合项

1. 现场查看 × 年 × 月白细胞分类人员比对考核记录（编号：×××），实验室选原卫生部室间质评的图谱进行人员比对考核。

2. 现场查看临检组有 Sysmex 5000（设备编号：ABC-YQ-001）与 STA-R（设备编号：ABC-YQ-002）2 台凝血分析仪，实验室提供不出两台凝血仪医疗安全风险评估报告。

3. 查看临检组 5 台血细胞分析仪比对报告，专业组负责人或指定人员处未签字。

4. 查看临检组血细胞计数内部比对程序（编号：×××），实验室未对靶机设置、比对频次做出文件化规定。

5. 现场查看 × 年 × 月白细胞分类人员比对考核记录（编号：×××），实验室选用 5 份比对标本都是正常标本，无涵盖异型淋巴、幼稚粒细胞、有核红细胞等。

6. 查看《临检与细胞组比对实验程序》（文件编号：×××），文件规定的白细胞分类人员比对方案与日常工作实际不符。

（四）不符合项分析

以上不符合项涉及了室内结果比对程序不完善、形态学人员比对未使用临床标本、不同参考范围设备不能比对时未作医疗风险评估、比对报告审核人未签字等方面。

（五）工作建议

实验室根据认可准则、相关行业标准等来制定本组内部比对程序，并组织相关人员学习并考核。明确不同参考范围、不同原理等情况不宜比对，不宜进行比对时应进行医疗安全风险评估，如结果一致性分析、临床访谈等，同时科室应加强定期质量监督的检查，若发现专业组未执行相关规定，应及时进行培训等措施，同时抽查其他组有无类似情况发生。

实验室应保留内部比对的原始数据及报告，专业组负责人或指定人员应确认结果并签字。

十二、实验室间比对

（一）标准要求

实验室间比对是指按照预先规定的条件，由两个或多个实验室对相同或类似的物品进行测量或检测的组织、实施和评价。

实验室应参加适于相关检验和检验结果解释的实验室间比对计划（如外部质量评价计划或能力验证计划）。

实验室应建立参加实验室间比对的程序并文件化。该程序包括职责规定、参加说明，以及任何不同于实验室间比对计划的评价标准。实验室应监控实验室间比对计划的结果，当不符合预定的评价标准时，应实施纠正措施。

当无实验室间比对计划可利用时，实验室应采取其他方案并提供客观证据确定检验结果的可接受性。

（二）条款解读

实验室应满足卫生行政管理部门对能力验证 / 室间质评（EQA）的相关规定，应按照 CNAS-RL02 的要求参加相应的能力验证 / 室间质评，医学实验室频次应满足每个检验（检查）项目在 1 个认可周期内应至少参加 1 ~ 2 次能力验证活动（如可获得的能力验证活动开展频次≥ 2 次 /a，每个项目每年应至少参加 2 次能力验证活动）。

能力验证 / 室间质评不可获得的检验（检查）项目，可通过与其他实验室（如已获认可的实验室或其他使用相同检测方法的同级别或高级别实验室）比对的方式确定检验结果的可接受性，并规定比对实验室的选择原则、比对样本数量、比对频次、判断标准等。

实验室应监控实验室间比对计划的结果，当不符合预定的评价标准时，应实施纠正措施。

如果与其他实验室的比对不可行，实验室应制定评价检验（检查）结果与临床诊断一致性的方法，如实验室可参加省市或地区的读片会、回访临床等，判断检验结果的可接受性并记录。

（三）典型不符合项

1. × 年 × 月 × 日实验室 EQA 血液分析项目 MCHC（平均红细胞血红蛋白浓度）结果为 60%，实验室提供不出有效性纠正措施的相关记录。

2. 门诊实验室提供不出 2018 年迈瑞 CRP-100（序列号：× × ×）快速 C 反应蛋白项目实验室间比对记录。

3. 实验室提供不出 Sysmex XN 血细胞分析仪（序列号：× × ×）仪器法白细胞分类计数的实验室间比对记录。

4. 查看血液组外部比对程序性文件（编号：× × ×），实验室未对比对的医院、频次及标本数目等进行文件化规定。

5. 现场查看 × 年 × 月 × 日国家卫健委室间质量评价结果，HCT（红细胞压积）、MCV（平均红细胞体积）值均偏于靶值一侧，实验室提供不出采取预防措施的记录。

（四）不符合项分析

以上不符合项覆盖了室间质评结果不满意时纠正措施、比对文件化规定、无能力验证 / 室间比对项目、质控结果趋势性分析等方面。

（五）工作建议

实验室应根据认可准则、相关行业标准等来制定室间质评、室间比对计划及相关的程序，应及时关注室间质评结果，对于不满意项目应及时采取纠正措施。对于无室间质评项目应制定实验室间的比对程序，比对程序应详细具有可操作性，如实验室的选择原则、比对样本类型及数量、比对周期、判断标准及相关措施等，实验室应保留比对记录，专业组负责人或指定人员应对原始数据及报告进行确认并签字。

当无医院间比对可实施时应进行临床评估，评价检验是否达到了预期效果。

十三、报告内容

（一）标准要求

实验室应规定报告的格式和介质（即电子或纸质）及其从实验室发出的方式，检验报告至少应包括以下内容：

1. 检验项目识别，适当时，还包括检验程序。
2. 发布报告的实验室的识别。
3. 所有由受委托实验室完成的检验的识别。
4. 每页都有患者的识别和地点。
5. 检验申请者姓名或其他唯一识别号和申请者的详细联系信息。
6. 原始样本采集的日期和时间。
7. 原始样本类型。
8. 以 SI 单位或可溯源至 SI 单位，或其他适用单位报告的检验结果。
9. 生物参考区间、临床决定值，或支持临床决定值的直方图 / 列线图（诺谟图）。
10. 其他警示性或解释性注释。
11. 作为研发计划的一部分而开展的，尚无明确的测量性能声明的检验项目识别。
12. 复核结果和授权发布报告者的识别。
13. 报告及发布的日期和时间。
14. 页数和总页数（例如：第 1 页共 5 页、第 2 页共 5 页等）。

（二）条款解读

实验室应制定发布检验结果的文件化程序，每一项检验结果均应准确、清晰、明确。针对血液学领域报告还应满足以下内容：

1. 检验结果应使用规范的测量单位，尽可能使用 SI 单位，例如：白细胞绝对计数的单位为（$\times 10^9$/L）。

2. 抗凝治疗监测时，凝血酶原时间（PT）的报告方式使用国际标准化比（INR）。

3. 血涂片检验疟原虫阳性时，应同时报告鉴定结果。

4. 检验报告中的形态学检验项目，应只报告确认后的正确结果，必要时可另附相关说明。

5. 流式细胞检测报告应包括异常细胞群（如确定）的百分率、免疫表型信息，并提供可能的专业判断。

（三）典型不符合项

1. 条码号为2043362741凝血报告单标本类型显示为血，未对原始样本类型分类（血浆、血清、尿液）。

2. 现场查看×年×月×日骨科李×（编号1408154700）全血细胞计数的检验报告单有采集日期但无采集具体时间。

3. 抽查条码号为123456789血细胞形态学分析报告单，无页码标识。

4. 抽查×年×月×日编号为9136022的报告中APTT（活化部分凝血活酶时间）项目报告单，无参考区间设置。

5. 查看临检组APTT检验报告单，中文名称为部分活化凝血活酶时间。

（四）不符合项分析

以上不符合项涉及了标本类型、采集时间、页码、参考区间设置等方面。

（五）工作建议

实验室应根据认可准则、相关行业标准等来制定报告单的内容，并定期核对报告单信息，核查其内容是否正确、是否缺少等。不同工作站点、不同方式发送的报告应逐一核对，来保证报告单信息正确。

为了更好地为临床服务，报告单上宜报告实验室地址及联系电话等信息。

十四、风险管理

（一）标准要求

当检验结果影响患者安全时，实验室应评估工作过程和可能存在的问题对检验结果的影响，应修改过程以降低或消除识别出的风险，并将做出的决定和所采取的措施文件化。

（二）条款解读

在实际工作中，实验室应对科室的质量风险、生物安全风险等各种风险进行评估。医疗风险是我们工作中最容易出现的问题，通过制度、流程等方面来把风险降到最低，如科室只有一台设备承担全院的检测任务，作为管理者应有风险意识，如果设备有故障短时间不能修好，将给临床和患者带来不可预知的后果，标本时限、通知临床、报告、投诉等各种问题科室应提前制定预防措施，把风险降到最低。

（三）典型不符合项

1. 检验科仅有一套 STA-R 凝血分析仪（序列号：×××）承担全院常规和急诊检测任务，科室无设备出现故障后的应急预案。

2. 查 2018 年 12 月 7 日《投诉记录表》（编号：×××）患者王 × 血常规样本由于高凝状态被连续退回两次，实验室评估分析存在的原因并采取了纠正措施，但实验室没有将做出的决定和所采取的措施文件化并编写入相应项目的 SOP 中。

3. 实验室不能提供 2016 年科室医疗风险管理评估报告。

（四）不符合项分析

以上不符合项涉及了专业组风险评估、投诉处理、单台设备出现故障后应急预案等方面。

（五）工作建议

医疗质量是我们工作的核心，实验室应评估工作过程中可能存在的各种问题对检验结果造成的影响，积极识别出各种风险以降低或消除风险造成的影响，并将做出的决定和所采取的措施文件化。当检验延误可能影响患者医疗时，实验室应有通知检验申请者的方法，如单台设备故障后的应急预案，包括第一时间如何联系、标本时限、标本转运、通知临床、报告方式、处理投诉等各种问题，科室应提前制定预防措施，把风险降到最低，并定期演练，争取在最短时间内恢复正常医疗工作，保留风险管理记录，并将风险管理作为管理评审的输入信息。

（韩呈武）

第三节 体液学检验

体液标本包括尿液、粪便、痰液、脑脊液、浆膜腔积液、精液、阴道分泌物、前列腺液等，是临床常规检测的实验之一。体液项目的检验结果是临床疾病诊断、药物治疗检测以及预后判断的依据。体液项目的质量管理，包括检验前项目申请、患者准备、样本采集、样本转运、接收以及分析中质量控制、分析后结果报告等各个环节。本章节主要对尿液和粪便检验过程中发现的不符合项进行整理和分析。

一、人员

（一）人员资质

1. 标准要求 实验室应对体液岗位人员的资质要求文件化。该资质应反映适当的教育、培训、经历和所需技能证明，并且与所承担的工作相适应。对检验提供意见、解释等专业判断人员的资质应具备适当的理论和实践背景及经验。GB/T 22576.4—2021《医学实验室 质量和能力的要求 第3部分：尿液检验领域的要求》5.1.2条款具体规定为：有颜色视觉障碍的人员不应从事涉及辨色的尿液检验。

2. 条款解读 实验室应制定体液岗位人员资质、岗位职责的文件，对岗位的人员资质要求、教育背景、学历证明、工作能力、专业水平等做详细规定。体液岗位负责人的资质要求还应包括管理能力、团队协作能力等内容。如：

（1）体液组长和授权签字人须是中级及以上职称，且具有从事本专业3年以上的工作经历。

（2）负责体液实验室技术管理的人员应为中级或以上职称，具有3年或以上本专业的工作经历。

（3）认可的授权签字人应达到中级及以上专业技术职务资格要求，从事申请认可授权签字领域专业技术/诊断工作至少3年。

一般医院检验科比较容易达到要求，而对于独立实验室来说需要格外关注上述条件。

有颜色视觉障碍的人员不应从事涉及辨色的体液检验。

3. 典型不符合项

（1）实验室不能提供岗位职责的文件。

（2）未对体液岗位人员颜色视觉障碍辨识能力进行评估。

（3）实验室高压锅操作人员不能提供资质证明。

4. 不符合项分析 实验室SOP文件中未对岗位职责作规定；未对从事体液岗位人员作视觉颜色辨别的评估或者体检报告中不能提供辨色力的评估记录；高压锅使用者未经过上岗前的培训以及合格证明。

5. 工作建议 体液岗位从事形态学人员的资质尤为重要，除了学习经历、工作经历、检验及相关的资质证明，可通过进修或培训得到形态学方面的资质证明。

体液岗位人员的工作包括辨别样本的颜色、形状以及沉渣涂片染色等工作，视觉辨色力评估必须合格。

（二）能力评估

1. 标准要求 实验室应根据所建立的标准，评估每一位员工在适当培训后执行所指派的管理或技术工作的能力。应定期进行再评估，必要时，应进行再培训。

2. 条款解读 应每年评估员工的工作能力。当职责变更时，或离岗6个月后再上岗时，或政策、程序、技术有变更时，应对员工进行再培训和再评估，合格后才可继续上岗，并记录。

人员是一切质量活动的基础，没有合格的人员，质量将无从谈起，所以该条款对实验室人员的资质、岗位描述、培训、能力评估、员工表现、继续教育、新员工的管理、人员记录或档案等均做出了相应的要求。

新员工的管理、人员培训、能力评估可能会对检验质量产生直接影响，应是实验室质量管理的重要关注点。

3. 典型不符合项 本条款常见的不符合项主要体现在不能提供员工的能力评估记录或新员工能力评估的频次不满足要求。举例如下：

（1）查急诊值班人员排班表，多名非急诊组成员参加值班，但实验室不能提供其岗位能力评估和岗位授权记录。

（2）现场查阅发现体液组新进员工在最初6个月内未进行能力评估。

4. 不符合项分析 从发生的常见不符合项来看，虽然人员培训方面的不符合项少见，但实验室还是比较容易出现以下几个问题，应引起高度重视：

（1）培训的内容未覆盖标准要求。

（2）未全面覆盖培训对象。

（3）不能提供培训效果的评估记录。

（4）不能提供新员工入职后的培训记录。

5. 工作建议 针对上述不符合项，建议实验室结合人员培训容易出现的问题，做好以下工作：

（1）制订年度培训计划：科室针对不同层次的人员制定年度人员教育培训的总体目标，根据科室人员培训目标，制定培训需求和年度人员培训计划。计划的制定应参考上一年度工作中所出现的投诉、失控、事故、室间质评结果和员工建议合理编制。计划应覆盖体液室每一位员工、每一个岗位的检验工作。

计划应体现培训时间、地点、内容、培训教师、培训对象、有无考核等关键信息；培训内容包括但不限于：上岗培训（包括岗位相关作业指导、操作流程等）、安全与质量管理、体系培训、质量保证和质量管理知识的培训、安全知识与技能的培训、实验室设施设备（包括个体防护设备）安全规范使用的培训、信息系统操作培训等。覆盖标准要求的内容，其他内容可结合实验室人员、设备/设施的变化、存在的问题、工作任务、学科发展等具体情况自行拟定；不同内容的培训对象可以有所不同，但有关质量和安全方面的培训须全员参与；一些关键培训如岗前或岗位培训、安全培训、伦理培训、资质或授权培训等需要定期评估培训效果，可以采用考核的方式进行评估。

（2）建立新员工管理程序：规范对新员工的管理，对新员工入职后的安排最好有专人负责，首先要对新员工进行入职介绍，介绍的内容应包括实验室的基本情况及其将要工作的部门或区域、聘用的条件和期限、员工设施、健康和安全要求（包括火灾和应急事件）及职业卫生保健服务等；其次对新员工进行必要的培训；最后及时建立员工档案。上述各种活动均需保留相应的记录。

（3）建立能力评估标准：结合岗位要求和人员职级，不同职级人员的评估标准应有所不同，标准应尽可能量化，以确保对员工评价的客观性；根据标准定期对所有员工进行能力评估，能力评估的频次一般为1次/a，新员工第1年可酌情增加能力评估频次；如能力评估不满意、职责变更、离岗6个月以上再上岗或政策、程序、技术有变更时，员工应接受再培训和再评估，合格后方可继续上岗，评估记录应纳入员工档案。

人员从培训、考核、评估到授权，形成完整的运行体系，保证服务和管理质量，建立健康、合理、可持续发展的人才梯队。

二、设施和环境条件

1. 标准要求 储存空间和条件应确保样本材料、文件、设备、试剂、耗材、记录、结果和其他影响检验结果质量的物品的持续完整性。

实验室应有温（湿）度失控时的处理措施并记录。

2. 条款解读 用以保存临床样本和试剂的设施应设置目标温度（必要时包括湿度）和允许范围，并记录。用于检验的设备、试条及耗材，其存放条件（如湿度）应符合厂家的声明和试剂说明书的要求。

3. 典型不符合项

（1）查看实验室存放尿液干化学试剂的房间，无温湿度控制记录。

（2）实验室×年×月×日湿度记录值为22%（低于设定控制限30%），未见湿度失控时的处理措施记录。

4. 不符合项分析 以上不符合项是实施性不符合，岗位人员未按照体系文件的要求执行：

放置设备、试剂、耗材的环境，按照生产厂家说明书的要求设置环境的温湿度范围。不同厂家检测项目或仪器对环境温湿度要求范围不一致，应按照要求最严格的仪器建立控制限。体液室有温度或湿度要求的工作区域，放置经检定的温湿度计。

岗位人员对设施环境进行监控，确认温湿度满足检测条件。当温湿度失控时查找失控原因，立即采取纠正措施，并记录。岗位人员在记录温湿度时，发现湿度失控，但记录的表格中如果未设计记录失控后处理措施的空格，可能导致岗位人员忽略记录。

5. 工作建议 体液室制定相关文件，有效控制实验室的设施和环境条件，满足仪器设备运行的条件，保障检测工作顺利开展。实验室环境温湿度失控时，可以开空调和使用加湿器，对温湿度进行及时纠正并记录。查看环境湿度降低是否对试剂保存、仪器检测性能有影响，评估试剂和仪器的性能，保证检验结果的可靠性。

对温湿度记录的表单进行检查，是否有温湿度失控后处理措施的空格。

保存试剂、样本的冰箱以及水浴箱、恒温箱和培养箱等设备放置经检定的温度计或自动温控系统，并记录温度。若温湿度失控，不符合试剂或样本贮存的温度要求时，应立即查明原因进行纠正处理。若不能处理，应将物品转移到符合要求的环境设施中。

三、实验室设备、试剂和耗材

（一）设备校准和计量学溯源

1. 标准要求 实验室应制定文件化程序，对直接或间接影响检验结果的设备进行校准。内容包括：

（1）使用条件和仪器制造商的使用说明。

（2）记录校准标准的计量学溯源性和设备的可溯源性校准。

（3）定期验证要求的测量准确度和测量系统功能。

（4）记录校准状态和再校准日期。

（5）当校准给出一组修正因子时，应确保之前的校准因子得到正确更新。

（6）安全防护以防止因调整和篡改而使检验结果失效。

2. 条款解读 应按国家法规要求对体液设备进行定期校准。如 YY/T 0475—2011《干化学尿液分析仪》、YY/T 0996—2015《尿液有形成分分析仪（数字成像自动识别）》。

外部校准的设备，如果符合检测目的和要求应遵循设备仪器制造商提供的校准说明并制定设备校准的 SOP 文件。至少对体液分析设备的加样系统、检测系统、温控系统进行校准（适用时）。

检验项目校准及校准验证周期应遵循仪器制造商建议；在试剂批号改变、失控处理需要时、仪器重要部件更换后应再做项目校准。

用于尿液有形成分分析的水平离心机应有盖；应能提供400g的相对离心力（RCF）。应每12个月对离心机进行校准。

3. 典型不符合项

（1）实验室SOP文件不能提供尿液分析仪校准的频率及校准后验证的内容。

（2）实验室仪器编号××××尿液有形成分分析的离心机校准报告不能提供400g离心力校准内容。

（3）观察尿液沉渣样本离心时，仪器编号×××××尿液沉渣离心机设置的离心力为600g。

4. 不符合项分析 实验室必须按照设备仪器制造商、国家法规和CLSI GP-A3的要求编写尿液分析仪和尿液离心机校准的SOP文件，并按照文件执行。

尿液离心机对尿液有形成分的收集非常重要，离心机的速度直接影响尿液沉渣的检验结果。尿液离心机校准SOP文件，并要求校准方按照文件的要求进行校准。因此以上不符合项均为实施性不符合。

5. 工作建议 设备校准的SOP文件应按照设备仪器制造商或国家法规要求编写，内容包括：校准频率或者周期、校准品名称、校准人、校准程序、校准验证等。不同品牌、型号的设备仪器制造商校准制定的校准程序都不相同。也可参考相关的法规或行业标准制定校准程序。

实验室一定要求设备仪器制造商或第三方提供校准、检定的机构，按照实验室SOP文件要求进行校准或检定，提供合格的校准报告。仪器校准后由岗位人员更改设备标识的仪器校准日期和下次校准日期。

根据离心机厂家提供的技术参数，设置400g离心力，用于尿液有形成分分析。

水平离心机相对离心力的大小取决于试液的离心管所处的位置至轴心的水平距离，即旋转半径R和转速n，计算公式：

$$RCF=1.118Rn^2 10^{-5}(g)$$

n：转速（rpm/min）　　R：旋转半径（cm）

尿液干化学分析仪校准内容包括：

（1）校准前准备工作如工作环境、仪器状态检测、材料及工具准备。

（2）空白检测。

（3）检测系统的重复性：半自动和全自动仪器的原理都是利用百分反射率确定被测量

浓度，通过对折光率的变异系数检测。

（4）加样系统与检测系统的准确度：检测结果与预期结果不能超过一个量级（滴度），阳性结果不得出现阴性结果，阴性结果不得出现阳性结果。

（5）校准报告除了上述内容，还应包括校准人的资质证明、校准设备的检定证书（如转速仪）、校准的原始记录等。

尿液有形成分分析仪（数字成像自动识别）校准内容包括：

（1）校准前准备工作如工作环境和仪器状态检测；材料及工具准备。

（2）空白检测。

（3）加样系统与检测系统的准确度：检测结果与预期的结果符合。

（4）检测系统的携带污染，计算公式如下：

$$携带污染率=\frac{j_1-j_3}{i_3-j_3}\times 100\%$$

j_1：低值样本第一次检测值

j_3：低值样本第三次检测值

i_3：高值样本第三次检测值

（5）尿液有形成分分析的离心机校准：将经过校准的非接触式转速测定仪测定尿液沉渣离心机的转速。

（6）校准报告除了上述内容，还应包括校准人的资质证明、校准设备的检定证书（如转速仪）、校准的原始记录等。

除了按照校准计划实施的校准工作，以下的情况也建议进行校准：新仪器投入使用前；长期不用的设备重新使用前；设备脱离实验室直接控制重新使用时；关键参数或量值有明显变化时。

（二）设备维护与维修

1. 标准要求 当发现设备故障时，应停止使用并清晰标识。实验室应确保故障设备已经修复并验证，表明其满足规定的可接受标准后方可使用。实验室应检查设备故障对之前检验的影响，并采取应急措施或纠正措施。

当设备脱离实验室的直接控制时，实验室应保证在其返回实验室使用之前验证其性能。

2. 条款解读 设备发生故障后应停止使用，不能及时修复的，应做好“停用”标记后妥善存放。对故障原因进行分析并记录。实验室如不能自行排除，应立即联系设备厂家工程师前来维修。应分析设备产生故障原因，如果设备故障可能影响了方法学性能，故障修复后，可通过以下合适的方式进行相关的检测、验证：

（1）可校准的项目实施校准验证，必要时，实施校准。

（2）质控物检验。

（3）与其他仪器或方法比对。

（4）以前检验过的样本再检验。

3. 典型不符合项

（1）门诊序列号为 ××× 的尿液有形成分分析仪发生 N 次“样本不足”的故障，实验室未对尿液有形成分分析仪故障发生的根本原因进行分析。

（2）实验室不能提供尿液有形成分分析仪故障修复后验证记录和对故障前检验结果影响的评估记录。

（3）序列号 ×××××× 全自动尿液有形成分（沉渣）分析仪 × 年在老院区体液组安装使用，× 年 × 月 × 日该仪器移交至新院区体液组安装使用，实验室不能提供仪器在新院区使用之前性能符合性的验证记录。

4. 不符合项分析 实验室应制定相关文件，设备故障后应查找故障发生的根本原因并采取纠正措施，以确保相同的故障不再重复发生。仪器修复后，应进行故障后和故障前验证，特别是对故障前患者检验结果的影响要作评估。

文件还应要求设备脱离实验室直接控制重新使用时，应对设备的性能进行评估。上述不符合项中，全自动尿液有形成分（沉渣）分析仪从老院区搬到新院区，设备在移动过程中是否对仪器的部件有影响？设备因搬动可能影响到设备的吸样系统、检测系统和光路系统等关键的部件。设备放置的环境及设备的操作人员均发生变化。因此在重新启用这台设备时应对设备进行性能符合性的验证，保证在用的设备性能处于良好状态。

5. 工作建议 仪器故障发生后，应有关于此次故障的所有记录，内容包括故障发生的时间、地点、故障现象、维修的过程、联系厂家的时间等。实验室应对故障仪器影响检验结果的严重性进行评估，必要时需对故障前所检测的数据进行追溯。不宜通过留样再测评估的检验项目如尿液、粪便等，可以抽取故障前样本的检验结果，通过追踪病史并与临床医生沟通，评估样本结果是否与病情符合，临床是否接受该结果，然后得出检验结果正确性的结论，并通知临床医生和患者。

回顾分析尿液有形成分的分析数据，评估对临床治疗和诊断的影响，如发现不符合应立即采取纠正措施。

实验室的文件是否对仪器重新返回实验室按照使用前的性能要求做出规定。组织员工进行文件内容的培训考核内容。查看是否还有从老院区移交到新院区的仪器，使用前是否核对仪器性能验证的记录。

四、检验前过程——采集前活动的指导

（一）标准要求

实验室对采集前活动的指导应包括以下内容：

1. 申请单或电子申请单的填写。

2. 患者准备（如为护理人员、采血者、样本采集者或患者提供的指导）。

3. 原始样本采集的类型和量，原始样本采集所用容器及必需添加物。

4. 特殊采集时机（需要时）。

5. 影响样本采集、检验或结果解释，或与其相关的临床资料（如用药史）。

（二）条款解读

检验申请单是检验科最重要的协议，必须具有足够的患者信息和临床资料，以识别患者和经授权的申请者。检验申请（单）同时符合国家、区域或地方的要求。申请（单）的格式和提交检验科的方式由医务部（特殊项目由申请科室）与检验科商讨后决定。

为了使检验结果有效地用于临床，临床医护人员和检验人员应了解样本收集前影响结果的非病理性因素，如饮食、样本采集时间、体位、体力活动和患者用药等对样本采集的影响。提出要求患者予以配合和服从的内容，保证采集的样本符合检测的要求。

（三）典型不符合项

1. 实验室对采集前活动的指导未包括申请单或电子申请单的填写内容。

2. 实验室不能提供尿液特殊项目检测如“尿 17- 羟皮质类固醇检测（17-OHCS）、尿 17- 酮类固醇检测（17-KS）”等采集的要求。

3. 实验室标本采集指导手册未对 24 小时尿液采集要求作规定。

（四）不符合项分析

实验室制定的标本采集相关手册或 SOP 文件，内容覆盖从申请到采集活动指导的所有内容，CNAS-CL02 准则 5.4.4.2 对实验室采集前的活动指导有明确的规定。在制定采集手册时应将特殊项目样本采集的要求纳入并告知医护人员和患者。特别是患者自己收集的样本，对采集量、时机、容器及必须添加的防腐剂等均应做说明，并使得医务人员和患者能方便获得收集说明，保证样本符合相关检测的要求。

（五）工作建议

分析前质量控制尤为重要。规范合理地留取和收集标本是获得可靠的检验结果的根本保证，也是临床检验质量管理控制的重要因素。因此，实验室应与临床共同讨论并制订体液标本采集和处理的标准操作程序。医护和检验人员均应重视检验标本的正确采集。

通过各种途径向医护人员和患者告知样本留取的说明，如在卫生间张贴中段尿、粪便留样的示意图和文字说明；在检验科窗口向有需求的患者口头或书面告知；在医院醒目位置张贴样本收集的书面要求；通过检验科窗口显示屏滚动播出样本采集要求等。

实验室制定标本采集指导手册，可参考相关行业标准如：《临床体液检验技术要求》（WS/T 662—2020）、《尿液标本的采集及处理指南》（WS/T 348—2001）、《尿液物理学、化学及沉渣分析》（WS/T 229—2020）等。

五、检验过程——检验程序验证

（一）标准要求

实验室进行的独立验证，应通过获取客观证据（以性能特征形式）证实检验程序的性能与其声明相符。验证过程证实的检验程序的性能指标，应与检验结果的预期用途相关。

实验室应将验证程序文件化，并记录验证结果。验证结果应由适当的授权人员审核并记录审核过程。

（二）条款解读

验证是指实验室常规使用前，应对未加修改而使用的已确认的检验程序进行独立验证。通过客观证据证实仪器制造商提供的性能参数与说明书一致，或与该检测系统其他用户的性能一致，结论为“验证通过”。验证客观证据需经负责人审核。

检验程序的来源，应优先选择标准方法。若无标准检测方法，可使用：

1. 在公认 / 权威教科书公开发表的检测方法。

2. 经同行评议的书刊或杂志的检测方法。

3. 国家管理部门批准的生产商提供的检测方法。

4. 只要仪器制造商提供的使用说明书符合 ISO 15189 关于检验程序的规定，可使用其作为检验程序的部分或全部。

（三）典型不符合项

1. 临检组不能提供序列号 12345 尿液有形成分分析仪的性能验证报告。

2. 临检组不能提供序列号 ××× 全自动粪便检测仪隐血项目性能验证内容。

（四）不符合项分析

先查看实验室的体系文件是否对性能验证作规定。如文件有规定，岗位人员未按照要求执行，属于实施性不符合。性能验证前已制定验证的方案，对需要验证的性能参数进行确认。而粪便检测仪性能验证报告缺少方案中包含的粪便隐血项目的内容，实验室在设计性能验证方案时未考虑周全，属于实施性不符合。

（五）工作建议

使用仪器制造商提供的原检测系统进行检测，即使用相应配套试剂、配套校准品等，根据仪器制造商提供的性能指标的详细资料，验证检测系统的性能与仪器制造商声明的性能指标是否一致；其检验程序对检验结果和预期用途的影响进行评审。

什么情况下需要做仪器的性能验证：建议新设备使用前、长期不用的设备重新启用时、更换新的检验试剂盒导致试剂成分或操作方法发生重要变化时；设备脱离实验室管理后回到实验室等，验证其对检验结果和预期用途的影响，并记录。

尿液干化学分析仪性能验证建议按照定性项目的要求至少包括阴性和阳性符合率。尿液有形成分分析仪性能验证建议按照定量项目的要求至少应包括精密度、携带污染率和可报告范围。尿液有形成分分析仪显微成像结果与尿液沉渣显微镜镜检方法检查结果的可比性（符合率）、有形成分检出率等。

粪便隐血试验检测方法有化学法和免疫法，不同方法的灵敏度和特异性存在差异，实验室在选用新方法前应明确其分析性能。当一种方法的检测结果与临床不符时，宜采用另一种方法进行验证。使用自动化的仪器用于临床标本检测前，实验室应对其性能进行验证，包括（但不限于）精密度（适用时）、与手工方法检查结果的可比性（符合率）、有形成分检出率等。粪便全自动分析仪要特别注意对 FOB（粪便隐血）卡灵敏度的性能验证，验证结果必须符合厂家的声明。

使用血液分析仪的体液细胞分析功能进行体液细胞自动化检验的性能验证要求在检测患者标本前，应对检测系统的性能进行验证，至少包括本底计数、精密度、分析灵敏度和分析特异性、正确度和结果可报告范围等。性能验证的方法和要求可参考 ICSH（国际血液学标准委员会）指南和仪器制造商的说明书。每个实验室都应建立所用检测系统有核细胞计数和红细胞计数的检测下限，实验室规定的检测下限不能低于仪器的最低检出限。

六、检验结果质量保证

（一）质控物

1. 标准要求　实验室应使用与检验系统响应方式尽可能接近患者样本的质控物。应定期检验质控物。检验频率应基于检验程序的稳定性和错误结果对患者危害的风险而确定。

2. 条款解读 质控品检测应采用与临床体液标本检测相同的方式（同一个检测通道）进行处理和分析。

尿液定性质量控制包括：物理性质（比重、pH）、化学分析、显微镜分析。干化学定性检验项目应至少使用阴性和阳性质控物进行室内质控，每个工作日至少检测 1 次，偏差不超过 1 个等级，且阴性不可为阳性，阳性不可为阴性。可使用厂家配套或第三方质控品。

尿液有形成分分析仪红细胞、白细胞计数检验项目，可参照 GB/T 20468—2006《临床实验室定量测定室内质量控制指南》进行室内质控。应至少使用 2 个浓度水平（正常和异常水平）的质控物，每个工作日至少检测 1 次，应至少使用 1_{3s}、2_{2s} 失控规则。可使用厂家配套或第三方质控品。

3. 典型不符合项

（1）尿液有形成分分析仪红细胞、白细胞使用 1 个浓度水平的质控物。

（2）粪便隐血试验无室内质控。

4. 不符合项分析 实验室 SOP 文件应对体液项目的室内质控作规定，实验室若未按照文件要求执行，为实施性不符合。管理层通过对岗位人员工作的监督，发现日常工作中的不符合。

粪便隐血项目检测临床标本前应至少进行阴性和弱阳性水平的室内质控并保证结果在控。应按试剂说明书规定的时间和标准进行结果判断。

5. 工作建议 质控标本必须和常规患者标本用同样的方式检测，并与患者标本使用相同的检测通道。

质控品的选择：尽量选择有国家市场监督管理总局批准文号的商品化质控品或厂家配套的有证的质控品。质控品批号尽可能相同、均质性好、稳定性强、效期长。质控品说明书中制造商规定的“均值或靶值”只能作为参考。每个新批号的质控品在日常使用前，应由实验室通过检测确定暂定均值，通常实验室确定的暂定均值应在配套定值质控物的允许范围内。

显微镜检查结果的一致性是保证检测结果重要因素，确保所有检验人员使用相同的方法进行显微镜镜检，对镜检结果的判断标准和报告方式也必须一致。

脑脊液、浆膜腔积液、关节腔积液、粪便、精液和阴道分泌物等体液标本临床检验的技术要求可参考 WS/T 662—2020《临床体液检验技术要求》。

（二）替代方案

1. 标准要求 当无实验室间比对计划可利用时，实验室应采取其他方案并提供客观证据确定检验结果的可接受性。

这些方案应尽可能使用适宜的物质。

2. 条款解读 CNAS-CL02:2012 5.6.3.2 和 CNAS-RL02《能力验证规则》对实验室开展能力验证 / 室间质评均有规定。检验（检查）项目如不可开展能力验证 / 室间质评时，可通过与其他实验室（如已获认可的实验室或其他使用相同检测方法的同级别或高级别实验室）比对的方式确定检验结果的可接受性。

查看实验室的文件是否规定了粪便常规检验室间比对的实验室选择原则、比对样本数量、比对频次、判断标准等内容。

如果与其他实验室的比对不可行，实验室应制定评价检验（检查）结果与临床诊断一致性的方法，判断检验结果的可接受性，并记录。

3. 典型不符合项 实验室粪便常规检验项目没有室间质评 / 能力验证，也未开展实验室之间比对活动。

4. 不符合项分析 实验室的 SOP 文件中未规定粪便常规检验项目需要进行室间比对的要求，也未制订室间比对的计划，属于实施性不符合。

5. 工作建议 按照 CNAS-CL02:2012 5.6.3.2 和 CNAS-RL02《能力验证规则》要求修订相关文件，将粪便常规的实验室间比对纳入年度能力验证计划。实验室在制订室间比对计划时，也可参考 CNAS-RL02《能力验证规则》附录 B2 临床医学特定领域（适用于依据 CNAS-CL02 认可的实验室）的要求。室间比对的程序至少包括：规定比对实验室的选择原则、比对的频率、比对样本的要求（数量、浓度、样本量）、比对要求（人员要求、检测系统要求）、比对结果判定标准等。

立即对粪便常规项目的实验室间比对并记录。组织人员学习 CNAS 条款和修订的文件。检查实验室其他项目是否存在类似问题。

当室间比对因样本原因无法实施时，实验室应定期评估检验结果与临床诊断一致性，并记录。

七、结果报告

1. 标准要求 报告中应包括但不限于以下内容：

（1）清晰明确的检验项目识别，适当时，还包括检验程序。

（2）发布报告的实验室的识别。

（3）所有由受委托实验室完成的检验的识别。

（4）每页都有患者的唯一识别。

（5）检验申请者姓名或其他唯一识别号和申请者的详细联系信息。

（6）原始样本采集的日期，当可获得并与患者有关时，还应有采集时间。

（7）原始样本类型。

（8）测量程序（适当时）。

（9）以 SI 单位或可溯源至 SI 单位，或其他适用单位报告的检验结果。

（10）生物参考区间、临床决定值，或支持临床决定值的直方图 / 列线图（诺谟图），适用时。

注：在某些情况下，将生物参考区间清单或表格在取报告处发给所有实验室服务用户可能是适当的。

（11）结果解释（适当时）。

注：结果的完整解释需要临床背景信息，而这些信息实验室不一定可获取。

（12）其他警示性或解释性注释（例如：可能影响检验结果的原始样本的品质或量、受委托实验室的结果 / 解释、使用研发中的程序）。

（13）作为研发计划的一部分而开展的，尚无明确的测量性能声明的检验项目识别。

（14）复核结果和授权发布报告者的识别（如未包含在报告中，则在需要时随时可用）。

（15）报告及发布的日期和时间（如未包含在报告中，在需要时应可提供）。

（16）页数和总页数（例如：第 1 页共 5 页、第 2 页共 5 页等）。

2. 条款解读 条款明确规定了每份检验报告内容，实验室应确保报告内容符合上述要求。检验报告格式由实验室按照专业要求进行设计，根据服务对象的要求并结合检验科实际确定各专业的检验报告格式，通过会议等形式及时与临床进行协商和沟通。

体液检验报告中的形态学检验项目，应只报告筛查后的最终唯一结果，必要时可另附相关说明。尿液沉渣显微镜检查宜以每高 / 低倍视野中的形态数量报告结果。

3. 典型不符合项 尿液检验报告中既有尿液沉渣定量结果又有显微镜复检结果（半定量结果）。

4. 不符合项分析 自动化尿液分析（包括尿液干化学分析和尿液有形成分分析）结果异常时，需要做手工法尿液沉渣显微镜检查复核，实验室应在 SOP 文件中制定显微镜复检的规则。

尿液常规检测结果与尿液沉渣不一致时，应按照复检规则进行显微镜检查。

尿液分析应报告筛查后的最终唯一结果，如尿液分析结果中报告红细胞显微镜复查结果 ×× 个 /HP，红细胞计数 ××/μl 不再报告。

检验报告中的形态学检验项目，应只报告筛查后的最终唯一结果，必要时可另附相关说明。尿液沉渣显微镜检查宜以每高 / 低倍视野中的形态数量报告结果。

5. 工作建议 修订 SOP 文件，制定显微镜复检的标准以实验室自定义：如尿液干化学结果和有形成分结果不符时；临床部门的要求（肾内科、泌尿外科等）为依据制定尿液显微镜复检规则。

对显微镜镜检规则进行验证，保留验证记录。对相关检测人员、报告审核人员及报告解释人员进行 SOP 培训及考核。

尿液检验报告内容通过协议评审反馈至临床部门并记录。

八、结果发布——修改报告

（一）标准要求

当原始报告被修改后，应有关于修改的书面说明以便：

1. 将修改后的报告清晰地标记为修订版，并包括参照原报告的日期和患者识别。
2. 使用者知晓报告的修改。
3. 修改记录可显示修改时间和日期，以及修改人的姓名。
4. 修改后，记录中仍保留原始报告的条目。

（二）条款解读

实验室应有文件规定，报告修改时，应让使用者知晓报告的修改。检验报告中的形态学检验项目，报告筛查后的最终唯一结果，可在报告单上作相关说明，如：已显微镜镜检等。

报告修改时，纸质原始记录应在记录上显示出改动日期和时间并签名，修改后原内容应清晰可辨；电子原始记录确保能够查到修改痕迹。

已用于临床决策且被修改过的结果应保留在后续的累积报告中，并清晰标记为已修改。

（三）典型不符合项

临检组 × 年 × 月 × 日流水号 ××××××× 的住院患者尿液分析报告中“白细胞数”仪器检测原始结果“34 个 /μl”，发给临床部门的报告单上“白细胞数”结果为“24 个 /μl”，报告单上不能提供修改检测结果的书面说明。

（四）不符合项分析

实验室对检验结果报告和发布的文件审核是否有上述规定。对报告修改和已发出的检验报告需要进行补充或修改时，应将原报告收回、注销，重新发出一份新的检验报告，新报告的编号与原报告一致，经原检验者、原审核者核查和批准后方可报告，并在备注栏注明修改原因。原始记录和修改记录由信息系统自动保存。

已用于临床决策且被修改过的结果，相关人员应立即联系临床采取相应措施，如重新采集标本复查，及时采取纠正措施。岗位人员必须熟悉报告修改流程。

（五）工作建议

查看文件的规定。定期监督计算机系统报告修改记录。抽查人员对文件的知晓程度。

九、实验室信息管理——职责和权限

（一）标准要求

实验室应确保规定信息系统管理的职责和权限，包括可能对患者医疗产生影响的信息系统的维护和修改。

实验室应规定所有使用系统人员的职责和权限，特别是从事以下活动的人员：

1. 访问患者的数据和信息。
2. 输入患者数据和检验结果。
3. 修改患者数据或检验结果。
4. 授权发布检验结果和报告。

（二）条款解读

实验室信息系统的资料是临床诊断、治疗、预后的重要依据，结果的输入、审核与报告的正确性至关重要。制定检验信息保护，保证信息的公正性，需要制定相关的文件，规定各级岗位人员信息工作的职责，对信息系统使用的权限进行分级管理。

（三）典型不符合项

实验室计算机系统未对员工质控权限进行分级管理，所有技术人员均有权限对质控数据进行修改和删除。

（四）不符合项分析

实验室应制定《计算机系统管理和数据控制程序》，计算机系统的使用权限进行严格分级授权。包括明确只有浏览和常规使用权限的操作人员，可接触患者资料的人员，可输入患者结果、更改结果、更改账单或改变计算机程序的人员，以及能对计算机系统中的相关文件进行管理和更改的人员等。授权设置计算机权限并记录。经授权的人员在使用系统时应有相应的保护措施，如密码设置。

（五）工作建议

1. 实验室按照文件的要求对质控数据修改和删除的权限分级授权并记录。
2. 管理层对分级授权进行验证并记录。
3. 组织人员学习相关的文件。
4. 定期监督信息系统授权人员的操作是否符合文件的规定。

（杨　冀）

第四节　临床化学检验

一、人员

（一）准则要求

1. 总则　实验室应制定文件化程序，对人员进行管理并保持所有人员记录，以证明满足要求。

2. 人员资质　实验室管理层应将每个岗位的人员资质要求文件化。该资质应反映适当的教育、培训、经历和所需技能证明，并且与所承担的工作相适应。

对检验做专业判断的人员应具备适当的理论和实践背景及经验。

注：专业判断的形式可以是意见、解释、预测、模拟、模型及数值，并符合国家、区域、地方法规和专业指南。

3. 岗位描述　实验室应对所有人员的岗位进行描述，包括职责、权限和任务。

4. 新员工入岗前介绍　实验室应有程序向新员工介绍组织及其将要工作的部门或区域、聘用的条件和期限、员工设施、健康和安全要求（包括火灾和应急事件）以及职业卫生保健服务。

5. 培训　实验室应为所有员工提供培训，包括以下内容：

（1）质量管理体系。

（2）所分派的工作过程和程序。

（3）适用的实验室信息系统。

（4）健康与安全，包括防止或控制不良事件的影响。

（5）伦理。

（6）患者信息的保密。

（7）对在培人员应始终进行监督指导。

（8）应定期评估培训效果。

6. 能力评估 实验室应根据所建立的标准，评估每一位员工在适当的培训后，执行所指派的管理或技术工作的能力。

应定期进行再评估。必要时，应进行再培训。

注1：可采用以下全部或任意方法组合，在与日常工作环境相同的条件下，对实验室员工的能力进行评估。

（1）直接观察常规工作过程和程序，包括所有适用的安全操作。

（2）直接观察设备维护和功能检查。

（3）监控检验结果的记录和报告过程。

（4）核查工作记录。

（5）评估解决问题的技能。

（6）检验特定样本，如先前已检验的样本、实验室间比对的物质或分割样本。

注2：宜专门设计对专业判断能力的评估并与目的相适应。

7. 员工表现的评估 除技术能力评估外，实验室应确保对员工表现的评估考虑了实验室和个体的需求，以保持和改进对用户的服务质量，激励富有成效的工作关系。

注：实施评估的员工宜接受适当的培训。

8. 继续教育和专业发展 应对从事管理和技术工作的人员提供继续教育计划。员工应参加继续教育。应定期评估继续教育计划的有效性。

员工应参加常规专业发展或其他的专业相关活动。

9. 人员记录 应保持全体人员相关教育和专业资质、培训、经历和能力评估的记录。这些记录应随时可供相关人员利用，并应包括（但不限于）以下内容：

（1）教育和专业资质。

（2）证书或执照的复件（适用时）。

（3）以前的工作经历。

（4）岗位描述。

（5）新员工入岗前介绍。

（6）当前岗位的培训。

（7）能力评估。

（8）继续教育和成果记录。

（9）员工表现评估。

（10）事故报告和职业危险暴露记录。

（11）免疫状态（与指派的工作相关时）。

注：以上记录不要求存放在实验室，也可保存在其他特定地点，但在需要时可以获取。

（二）条款解读

人员是实验室质量管理体系的重要组成部分，人员的资质和能力代表了实验室的整体水平。

1. 实验室应制定文件化人员管理程序，应将每个岗位的人员资质要求文件化，包括职责、权限和任务。

2. 人员资质应反映适当的教育、培训、经历和所需技能证明，并且与所承担的工作相适应。对检验做专业判断的人员应具备适当的理论和实践背景及经验。特殊岗位技术人员（如抗 HIV 抗体初筛、产前筛查、新生儿疾病筛查、分子生物学检测等）应取得相关规范要求的上岗证。

3. 实验室技术负责人应具备足够的能力，从事医学检验（检查）工作至少 3 年（可依据适当的教育、培训、经历、职称或所需技能证明等进行能力评价）。

4. 临床化学实验室负责人至少应具备以下资格：中级技术职称，医学检验专业背景，或相关专业背景经过医学检验培训，2 年以上临床化学工作经验。

5. 认可的授权签字人应达到中级及以上专业技术职务资格要求，从事申请认可授权签字领域专业技术 / 诊断工作至少 3 年。

6. 实验室应制定员工能力评估的内容、方法、频次和评估标准。评估每一位员工在适当的培训后，执行所指派的管理或技术工作的能力。评估间隔以不超过 1 年为宜。对新进员工，尤其是从事形态识别及微生物检验的人员，在最初 6 个月内应至少进行 2 次能力评估。

当职责变更时，或离岗 6 个月以上再上岗时，或政策、程序、技术有变更时，应对员工进行再培训和再评估，合格后才可继续上岗，并记录。

7. 实验室应实施安全培训和应急预案的演练，并保留记录。

（三）典型不符合项

本条款常见的不符合项主要表现在实验室不能提供员工的能力评估记录或对新员工、轮岗员工能力评估的频次不满足要求。举例如下：

1. × 年 × 月 × 日进行了员工新 LIS 系统的培训，但没有评估培训效果记录。

2. 实验室未能提供员工曹 ×（工号：81455）操作贝克曼 AU5800 全自动生化分析仪

（序列号：×××）的培训记录。

3. 实验室不能提供门急诊组信息系统的培训与考核计划。

4. 实验室提供不出 × 年 × 月整体搬迁到新址后，实验室安全培训和消防演习的记录。

5. 实验室不能提供对相关员工（包括样本运输人员）进行生物安全应急预案演练的记录。

6. 实验室不能提供新员工张 ×（工号：×××）的能力评估标准。

7. 生化发光组不能提供员工年度培训计划。

8. 生化室工作人员陈 ×（工号：×××），× 年 × 月 × 日从 PCR 组转岗到生化组 7 个月，未能提供其相关培训记录。

9. 急诊组未能提供本组工作人员及值班人员 × 年急诊检验专业培训计划、能力评估记录。

10. 查生化室 × 年 × 月新进员工袁 ×× 在入职的最初 6 个月内仅有 1 次能力评审的评估记录，未达到最初半年内至少有 2 次能力评估的评审要求。

11. 查 × 年 × 月担任夜班岗位的员工（工号 B0601 和 B0216），不能提供体液形态学考核评估记录。

12. 实验室提供不出 × 年度技术人员继续教育计划实施有效性的评估记录。

13. 实验室提供不出实验室主任陈 ×（工号：001）2020 年能力评估的记录。

14. 李 ×（工号：001）× 年 × 月入科至今，其人员档案未见工作经历及岗位描述记录。

15. × 年 × 月，因生化试剂除钾钠氯项目外品牌由北京利德曼生化股份有限公司变更为四川迈克生物股份有限公司，实验室未对员工进行试剂说明书及相关操作进行培训。

（四）不符合项分析

从发生的常见不符合项来看，虽然人员培训方面的不符合项较少见，但实验室还是比较容易出现以下几个问题，应引起高度重视。

1. 培训的内容未覆盖准则要求及专业技术要求。

2. 未全面覆盖培训对象。

3. 不能提供培训效果的评估记录。

4. 不能提供新员工入职后的介绍记录。

（五）工作建议

针对上述不符合项，建议实验室结合人员培训容易出现的问题，做好以下工作。

1. 制订年度培训计划 计划应体现培训时间、地点、内容、培训教师、培训对象、有无考核等关键信息；培训内容应覆盖准则要求的内容，其他内容可结合实验室人员、设备/设施的变化、存在的问题、工作任务、学科发展等具体情况自行拟定；不同内容的培训对象可以有所不同，但有关质量和安全方面的培训须全员参与；一些关键培训如岗前或岗位培训、安全培训、伦理培训、资质或授权培训等需要定期评估培训效果，可以采用考核的方式进行评估。

2. 建立新员工管理程序 规范对新员工的管理，对新员工入职后的安排最好有专人负责，首先要对新员工进行入职介绍，介绍的内容应包括实验室的基本情况及其将要工作的部门或区域、聘用的条件和期限、员工设施、健康和安全要求（包括火灾和应急事件）及职业卫生保健服务等；其次对新员工进行必要的培训；最后及时建立员工档案。上述各种活动均需保留相应的记录。

3. 建立能力评估标准 结合岗位要求和人员职级，不同职级人员的评估标准应有所不同，标准应尽可能量化，以确保对员工评价的客观性；根据标准定期对所有员工进行能力评估，能力评估的频次一般为1次/a，新员工第1年可酌情增加能力评估频次；如能力评估不满意、职责变更、离岗6个月以上再上岗或政策、程序、技术有变更时，员工应接受再培训和再评估，合格后方可继续上岗，评估记录应纳入员工档案。

4. 员工档案的及时更新和完善 实验室员工的年度能力评估和考核结果应及时补充到员工档案中，特别是新员工和轮岗员工的能力评估和考核记录。包括员工参加学术会议、专业培训、外出进修学习以及健康体检报告等记录。

二、设施和环境条件

（一）准则要求

1. 总则 实验室应分配开展工作的空间。其设计应确保用户服务的质量、安全和有效，以及实验室员工、患者和来访者的健康和安全。实验室应评估和确定工作空间的充分性和适宜性。

在实验室主场所外地点进行的原始样本采集和检验，例如，实验室管理下的床旁检验，也应提供类似的条件（适用时）。

2. 实验室和办公设施 实验室及相关办公设施应提供与开展工作相适应的环境，以确保满足以下条件：

（1）对进入影响检验质量的区域进行控制。

注：进入控制宜考虑安全性、保密性、质量和通行做法。

（2）应保护医疗信息、患者样本、实验室资源，防止未授权访问。

（3）检验设施应保证检验的正确实施。这些设施可包括能源、照明、通风、噪声、供水、废物处理和环境条件。

（4）实验室内的通信系统与机构的规模、复杂性相适应，以确保信息的有效传输。

（5）提供安全设施和设备，并定期验证其功能。例如，应急疏散装置、冷藏或冷冻库中的对讲机和警报系统，便利的应急淋浴和洗眼装置等。

3. 储存设施 储存空间和条件应确保样本材料、文件、设备、试剂、耗材、记录、结果和其他影响检验结果质量的物品的持续完整性。

应以防止交叉污染的方式储存检验过程中使用的临床样本和材料。

危险品的储存和处置设施应与物品的危险性相适应，并符合适用要求的规定。

4. 员工设施 应有足够的洗手间、饮水处和储存个人防护装备和衣服的设施。

注：如可能，实验室宜提供空间以供员工活动，如会议、学习和休息。

5. 患者样本采集设施 患者样本采集设施应有隔开的接待 / 等候和采集区。这些设施应考虑患者的隐私、舒适度及需求（如残疾人通道，盥洗设施），以及在采集期间的适当陪伴人员（如监护人或翻译）。

执行患者样本采集程序（如采血）的设施应保证样本采集方式不会使结果失效或对检验质量有不利影响。

样本采集设施应配备并维护适当的急救物品，以满足患者和员工需求。

注：某些样本采集设施可能需要配备适当的复苏设备。地方法规可适用。

6. 设施维护和环境条件 实验室应保持设施功能正常、状态可靠。工作区应洁净并保持良好状态。

有相关的规定要求，或可能影响样本、结果质量和 / 或员工健康时，实验室应监测、控制和记录环境条件。应关注与开展活动相适宜的光、无菌、灰尘、有毒有害气体、电磁干扰、辐射、湿度、电力供应、温度、声音、振动水平和工作流程等条件，以确保这些因素不会使结果无效或对所要求的检验质量产生不利影响。

相邻实验室部门之间如有不相容的业务活动，应有效分隔。在检验程序可产生危害，或不隔离可能影响工作时，应制定程序防止交叉污染。

必要时，实验室应提供安静和不受干扰的工作环境。

注：安静和不受干扰的工作区包括细胞病理学筛选、血细胞和微生物的显微镜分类、测序试验的数据分析以及分子突变结果的复核等。

（二）条款解读

医学实验室的布局、分区和工作流程应符合生物安全和院内感染防控的要求。应确保用户服务的质量、安全和有效，以及实验室员工、患者和来访者的健康和安全。

1. 实验室对设施和环境条件应实施安全风险评估，确定工作空间的充分性和适宜性。如果设置了不同的控制区域，应制定针对生物、化学、放射及物理等危害的防护措施及合适的警告。适用时，应配备必要的安全设施如生物安全柜、通风设施，以及口罩、帽子、手套等个人防护用品。

2. 用以保存临床样本和试剂的设施应设置目标温度（必要时包括湿度）和允许范围，并记录。实验室应有温（湿）度失控时的处理措施并记录。

易燃易爆、强腐蚀性等危险品、特殊传染病阳性样本按有关规定分别设库，单独贮存，双人双锁，并有完善的登记和管理制度。

3. 患者样本采集设施应将接待 / 等候和采集区分隔开。同时，实验室的样本采集设施也应满足国家法律法规或者医院伦理委员会对患者隐私保护的要求。

4. 应依据所用分析设备和实验过程对环境温（湿）度的要求，制定温（湿）度控制要求并记录。应依据用途（如：试剂用水、分析仪用水、RNA 检测用水），参考国家 / 行业标准如 WS/T 574—2018《临床实验室试剂用纯化水》，制定适宜的水质标准（如：电导率或电阻率、微生物含量、除 RNase 等），并定期检测。

5. 必要时，实验室可配置不间断电源（UPS）和 / 或双路电源以保证关键设备（如需要控制温度和连续监测的分析仪、培养箱、冰箱、实验室信息系统服务器和数据处理有关的计算机等）的正常工作。

（三）典型不符合项

本条款常见不符合项主要是实验室用水的水质标准不满足自动化仪器设备的使用要求，环境温湿度和冰箱温度记录不规范，不能提供温（湿）度失控的记录。举例如下：

1. 查看实验室台面存放一瓶 4.5L 怡宝饮用纯净水，询问生化组组长，被告知是用于移液器、量筒的清洗，防止制水机故障和突发情况下的停水时代替用水。但未做该纯净水电导率、细菌培养等检测，不能确认是否符合实验用水标准。

2. 实验室试剂冷藏库中无与外部联系的对讲机或警报系统。

3. 贮存生化多项复合质控品（编号：×××）冰箱的温度（－26℃）长期低于说明书中要求（－20～－15℃）。

4. 查阅总蛋白试剂说明书，描述的试剂保存温度为 15～25℃，但实验室试剂仓库温度记录表中显示温度范围为≤ 25℃。

5. 现场查看纯水设备使用维护记录表，引用的水质标准不能满足罗氏 C702 全自动生化分析仪对水质的要求。

6. 实验室提供不出贝克曼 AU5800（序列号：×××）全自动生化分析仪进水口附近的水质检测记录。

7. 查见生化组 2020 年 3 月 15 日、2020 年 6 月 18 日水质微生物含量监测记录均不满足使用要求，但未采取纠正措施。

8. 罗氏 Cobas501 全自动生化分析仪说明书对环境温度要求为 18～32℃，湿度要求为 45%～85%RH，实验室环境温湿度控制标准设定为温度 15～28℃，湿度为 25%～80%RH，不能满足仪器运行要求。

9. 实验室纯水机 SOP 文件（文件号：×××）未明确规定纯水机水质监测人员岗位职责，也没有规定水质不达标时如何处理的内容。

（四）不符合项分析

实验室设施和环境条件方面的不符合主要是相关的程序性文件执行不到位，没有按照仪器设备和试剂说明书的要求实施，以保证检验结果的正确性和员工的身体健康。

1. 实验室对工作环境和相关设施的使用要求评估不全面，不能满足实验区域内仪器设备的使用条件。应急喷淋装置位置不合理，紧急情况下员工不能快速方便地使用；部分应急洗眼装置已经损坏或者无法正常出水。缺少冷藏或冷冻库中的对讲机和警报系统，并定期验证其功能是否有效。

2. 实验室环境温（湿）度的设置没有参照仪器设备说明书上的使用要求。实验室同一个工作区域内有多台仪器设备，实验室没有考虑不同专业领域仪器设备的使用环境要求，并正确设置能满足所有仪器设备的温（湿）度范围。

3. 在不同的季节，实验室湿度可能过高或过低，需要进行除湿或加湿的操作。部分实验室冬季供暖时的湿度非常低，虽然使用了加湿器仍不能满足仪器设备的使用要求，影响仪器的正常运行。

4. 水质监测记录的电阻值或电导率值与生化分析仪的使用要求不完全一致。部分实验室没有及时记录试验用水中的微生物含量。

5. 缺乏试验用水应急预案，在没有对水质进行检测的情况下使用饮用纯净水代替实验室纯水配制试剂、质控品和清洗器皿。

6. 用于存放试剂、质控品、校准品的冰箱温度设置不能满足要求，温度记录中没有温（湿）度计的校准因子或者修正值，温度失控时处理不及时。

（五）工作建议

针对实验室设施和环境条件的不符合项，建议实验室采取以下措施：

1. 实验室对设施和环境条件应实施安全风险评估，以确定工作空间的充分性和适宜性。应配备必要的温（湿）度控制设施如空调、加湿器、通风设施，以及口罩、帽子、手套等个人防护用品。

2. 应依据所用分析设备和实验过程对环境温（湿）度的要求，制定温（湿）度控制标准并记录。应依据用途（如：试剂用水、分析仪用水、RNA 检测用水），参考国家 / 行业标准如 GB/T 6682—2008《分析实验室用水规格和试验方法》，WS/T 574—2018《临床实验室试剂用纯化水》，制定适宜的水质标准（如：电导率或电阻值率、微生物含量、除 RNase 等），并定期检测。

3. 用以保存临床样本和试剂的设施应设置目标温度（必要时包括湿度）和允许范围，并记录。实验室应有温（湿）度失控时的处理措施并记录。

4. 检后样本需加盖冷藏保存，避免交叉污染或者性能发生改变。

5. 易燃易爆、强腐蚀性等危险品，特殊传染病阳性样本按有关规定分别设库，单独贮存，双人双锁，并有完善的登记和管理制度。

三、实验室设备、试剂和耗材

（一）准则要求

注 1：根据本准则的用途，实验室设备包括仪器的硬件和软件、测量系统和实验室信息系统。

注 2：试剂包括参考物质、校准物和质控物；耗材包括培养基、移液器吸头、载玻片等。

注 3：外部服务、设备、试剂和耗材的选择和购买等相关内容见 CNAS-CL02：2012《医学实验室质量和能力认可准则》4.6。

1. 设备

（1）总则：实验室应制定设备选择、购买和管理的文件化程序。

实验室应配备其提供服务所需的全部设备（包括样本采集、样本准备、样本处理、检验和储存）。如实验室需要使用非永久控制的设备，实验室管理层也应确保符合本准则的要求。

必要时，实验室应更换设备，以确保检验结果质量。

（2）设备验收试验：实验室应在设备安装和使用前验证其能够达到必要的性能，并符合相关检验的要求（见 CNAS-CL02：2012《医学实验室质量和能力认可准则》5.1.1）。

注：本要求适用于实验室使用的设备、租用设备或在相关或移动设施中由实验室授权的其他人员使用的设备。

每件设备应有唯一标签、标识或其他识别方式。

（3）设备使用说明：设备应始终由经过培训的授权人员操作。

设备使用、安全和维护的最新说明，包括由设备制造商提供的相关手册和使用指南，应便于获取。

实验室应有设备安全操作、运输、储存和使用的程序，以防止设备污染或损坏。

（4）设备校准和计量学溯源：实验室应制定文件化程序，对直接或间接影响检验结果的设备进行校准，内容包括：

1）使用条件和制造商的使用说明。

2）记录校准标准的计量学溯源性和设备的可溯源性校准。

3）定期验证要求的测量准确度和测量系统功能。

4）记录校准状态和再校准日期。

5）当校准给出一组修正因子时，应确保之前的校准因子得到正确更新。

6）安全防护以防止因调整和篡改而使检验结果失效。

计量学溯源性应追溯至可获得的较高计量学级别的参考物质或参考程序。

注：追溯至高级别参考物质或参考程序的校准溯源文件可以由检验系统的制造商提供。只要使用未经过修改的制造商检验系统和校准程序，该份文件即可接受。

当计量学溯源不可能或无关时，应用其他方式提供结果的可信度，包括但不限于以下方法：

1）使用有证标准物质。

2）经另一程序检验或校准。

3）使用明确建立、规定、确定了特性的并由各方协商一致的协议标准或方法。

（5）设备维护与维修：实验室应制定文件化的预防性维护程序，该程序至少应遵循制造商说明书的要求。

设备应维护处于安全的工作条件和工作顺序状态，应包括检查电气安全、紧急停机装置（如有），以及由授权人员安全操作和处理化学品、放射性物质和生物材料。

至少应使用制造商的计划和/或说明书。

当发现设备故障时，应停止使用并清晰标识。实验室应确保故障设备已经修复并验证，表明其满足规定的可接受标准后方可使用。实验室应检查设备故障对之前检验的影响，并采取应急措施或纠正措施（见 CNAS-CL02：2012《医学实验室质量和能力认可准则》4.10）。

在设备投入使用、维修或报废之前，实验室应采取适当措施对设备去污染，并提供适于维修的空间和适当的个人防护设备。

当设备脱离实验室的直接控制时，实验室应保证在其返回实验室使用之前验证其性能。

（6）设备不良事件报告：由设备直接引起的不良事件和事故，应按要求进行调查并向制造商和监管部门报告。

（7）设备记录：应保存影响检验性能的每台设备的记录，包括但不限于以下内容：

1）设备标识。

2）制造商名称、型号和序列号或其他唯一标识。

3）供应商或制造商的联系方式。

4）接收日期和投入使用日期。

5）放置地点。

6）接收时的状态（如新设备、旧设备或翻新设备）。

7）制造商说明书。

8）证明设备纳入实验室时最初可接受使用的记录。

9）已完成的保养和预防性保养计划。

10）确认设备可持续使用的性能记录。

11）设备的损坏、故障、改动或修理。

以上10）中提及的性能记录应包括全部校准和/或验证的报告/证书复件，包含日期、时间、结果、调整、接受标准以及下次校准和/或验证日期，以满足本条款的部分或全部要求。

设备记录应按实验室记录控制程序（见CNAS-CL02：2012《医学实验室质量和能力认可准则》4.13）的要求，在设备使用期或更长时期内保存并易于获取。

2. 试剂和耗材

（1）总则：实验室应制定文件化程序用于试剂和耗材的接收、储存、验收试验和库存管理。

（2）试剂和耗材——接收和储存：当实验室不是接收单位时，应核实接收地点具备充分的储存和处理能力，以保证购买的物品不会损坏或变质。

实验室应按制造商的说明储存收到的试剂和耗材。

（3）试剂和耗材——验收试验：每当试剂盒的试剂组分或试验过程改变，或使用新批号或新货运号的试剂盒之前，应进行性能验证。

影响检验质量的耗材应在使用前进行性能验证。

（4）试剂和耗材——库存管理：实验室应建立试剂和耗材的库存控制系统。

库存控制系统应能将未经检查和不合格的试剂和耗材与合格的分开。

（5）试剂和耗材——使用说明：试剂和耗材的使用说明包括制造商提供的说明书，应易于获取。

（6）试剂和耗材——不良事件报告：由试剂或耗材直接引起的不良事件和事故，应按要求进行调查并向制造商和相应的监管部门报告。

（7）试剂和耗材——记录：应保存影响检验性能的每一试剂和耗材的记录，包括但不限于以下内容：

1）试剂或耗材的标识。

2）制造商名称、批号或货号。

3）供应商或制造商的联系方式。

4）接收日期、失效期、使用日期、停用日期（适用时）。

5）接收时的状态（例如：合格或损坏）。

6）制造商说明书。

7）试剂或耗材初始准用记录。

8）证实试剂或耗材持续可使用的性能记录。

当实验室使用配制试剂或自制试剂时，记录除上述内容外，还应包括制备人和制备日期。

（二）条款解读

该条款包括了实验室设备选择、购买、管理的要求，以及试剂和耗材的接收、储存、验收和库存管理的要求。

1. 实验室应按国家法规要求对强检设备进行检定。应进行外部校准的设备，可参考 ISO 17511 以及相关专业领域国家 / 行业标准的要求，如 WS/T 347—2011《血细胞分析的校准指南》，并符合 CNAS-CL01-G002：2021《测量结果的计量溯源性要求的要求》，至少对测量结果有重要影响的性能进行校准，如加样系统、检测系统和温控系统等进行校准。

2. 检验项目校准及校准验证周期应遵循制造商建议；在试剂批号改变、失控处理需要时、仪器重要部件更换后应再做项目校准。

3. 使用配套分析系统时，可使用制造商的溯源性文件，并制定适宜的正确度验证计划；使用非配套分析系统时，实验室应采用有证参考物质、正确度控制品等进行正确度验证或与经确认的参考方法（参考实验室）进行结果比对以证明实验室检验结果的正确度。

4. 如以上方式无法实现，可通过以下方式提供实验室检测结果可信度的证明：参加适宜的能力验证 / 室间质评，且在最近一个完整的周期内成绩合格；与使用相同检测方法的已获认可的实验室，或与使用配套分析系统的实验室进行比对，结果满意。

5. 设备发生故障后，应首先分析故障原因，如果设备故障可能影响了方法学性能。故障修复后，可通过以下合适的方式进行相关的检测、验证：

（1）可校准的项目实施校准验证，必要时，实施校准。

（2）质控物检测。

（3）与其他仪器或方法比对，偏差符合要求：样本数 $n \geqslant 5$，浓度应覆盖测量范围，包括医学决定水平，至少 4 份样本测量结果的偏差 <1/2TEa；或小于规定的偏倚。

（4）以前检验过的样本再检验。偏差符合要求：依据检测项目样本稳定性要求选取长期限样本，$n \geqslant 5$，覆盖测量范围，考虑医学决定水平，至少 4 份样本测量结果的偏差 <1/3TEa。

6. 试剂和耗材管理 实验室制定的试剂和耗材的管理程序，应有明确的判断符合性的方法和质量标准。

实验室应选用有国家批准文号的试剂，特殊项目如艾滋病抗体初筛试剂等应有批批检定合格证书。应保留制造商提供的试剂性能参数。

自制质控物应有制备程序，包括稳定性和均一性的评价方案，以及配制和评价记录。

7. 试剂和耗材验收试验要求 不同批号、相同批号不同试剂盒、同一试剂盒内的不同组分不应混用，如果混用则实验室应提供混用的方法及确认程序和结果。

新批号试剂和同批号不同货运号试剂，应与之前或正在应用的旧批号、旧试剂用适宜检测区间内的患者样本或质控物进行平行检测比对。用于定性检验的试剂，选择阴性和弱阳性的样本或质控物进行试剂批号验证；用于定量检验的试剂，应进行新旧试剂批间差验证。

（三）典型不符合项

现场评审时本条款出现的不符合较多，实验室设备管理方面主要是设备的校准和设备维护与维修的不符合项。实验室通常委托仪器设备生产商或授权的经销商对大型的仪器设备如全自动生化分析仪，电化学发光免疫分析仪进行校准，但校准的内容有缺项或者不能完全满足实验室的使用要求。同时忽视了对配套的相关设备的校准，如移液器、加样器、离心机、电导率仪等。

设备出现故障时对故障的原因分析不到位或者没有进行原因分析；设备故障修复后，应根据故障是否影响检验性能进行相关的检测、验证：包括项目校准、质控物检测，与其他仪器或方法比对，以前检验过的样本再检验。相关记录不全。

试剂更换批号或者货号没有及时进行性能验证，或者其他影响检验质量的耗材使用前的验证。实验室不应使用过期的试剂和耗材。常见不符合举例如下：

1. × 年 × 月 × 日的贝克曼 AU5800 生化仪（序列号：×××）校准报告中无仪器试剂仓温度校准和 ISE 模块的校准内容。

2. 实验室 ADVIA 1800 型全自动生化分析仪 × 年度的校准报告显示，吸光度线性仅校准了 505nm 一个波长，吸光度的稳定性仅校准了 340nm 一个波长。

3. 生化组不能提供玻璃移液管（用于复溶伯乐质控物）的校准记录。

4. × 年 × 月 × 日电导率仪校准证书（证书号：×××）校准结果中无电导率示值误差的具体数值。

5. 生化室使用的电导率笔 × 年 × 月 × 日由广州广电计量监测股份公司发布的校准证书量程范围为 200μs/cm，不适用于日立 7600-020 生化分析仪说明书要求用水电导率 <1μs/cm 的水质监测测量。

6. 生化室用于监测保存标本和试剂允许温度范围设为 2 ~ 8℃，× 年 × 月 × 日温度计（序列号：×××）的校准报告证书显示校准点只选择了 −50℃、0℃、50℃三个点。

7. 现场查阅 × 年 × 月日立 7600 生化分析仪（序列号：×××）更换吸样针的故障维修记录表，实验室提供不出对故障原因进行分析的相关信息。

8. × 年 × 月 × 日贝克曼 AU5821（序列号：×××）全自动生化分析仪某项目结果报“*”号，实验室未进行故障原因分析，直接更换了两个分析模块的光源灯。

9. 贝克曼 AU680 全自动生化分析仪（序列号：×××）于 × 年 × 月 × 日更换仪器光源灯，实验室不能提供更换光源灯后检测项目的校准记录。

10. × 年 × 月 × 日罗氏 E601 电化学发光分析仪（序列号：×××）试剂仓盖搅拌器位置有磁珠沉积，实验室对故障处理后只做了室内质控，未对故障前患者样本结果是否受影响进行评估。

11. 现场检查发现 × 年 × 月 × 日实验室更换比色杯，未进行相关的检测、验证。

12. 实验室提供不出贝克曼 AU680 全自动生化分析仪（序列号：×××）自 × 年 × 月使用以来的维护保养和设备故障处理的记录。

13. 实验室试剂和耗材验收 SOP 文件中没有对新货运号试剂需要进行性能验证的规定内容。

14. 查见 × 年 × 月 × 日总胆固醇试剂批号更换记录表中，用于比对试验的样本均是高浓度样本，不能证明在低浓度下的试剂检测质量。

15. 2020年7月3日查看试剂保存冷库，TT4校准品（批号为 ×××），失效期为2020-01-31，与其他试剂与校准品均放于试剂架上，并未发现有特殊标识。

16. 门急诊组用于复溶试剂的纯净水瓶无标签标识。

17. 污物暂存间用于消毒的容器上未标示内装有效氯溶液的制备人及制备日期信息。

18. 实验室使用的朗道公司生化通用冻干质控品（LOT:HN1530，HN1532），复溶后分装在塑料离心管无唯一性标识。

19. 2020年1月11日现场核查发现在实验室试剂冷藏库保存有2019年12月9日开瓶的低密度脂蛋白胆固醇试剂（批号：×××），超过了该试剂的开瓶有效期（28天）。

（四）不符合项分析

实验室设备包括仪器的硬件和软件、测量系统和实验室信息系统。试剂包括参考物质、校准物和质控物；耗材包括培养基、移液器吸头、载玻片等。实验室设备、试剂和耗材管理中出现的不符合原因主要包括：

1. 实验室制定的设备选择、购买和管理的程序文件内容不完整。

2. 没有具体规定设备校准报告的核查内容。

3. 仪器设备故障维修后原因分析不到位，记录不完整。

4. 试剂和耗材使用记录不完整。

5. 试验用水没有按照试剂的要求进行管理。

（五）工作建议

实验室应制定设备管理的程序性文件，包括设备的选择、购买和设备的校准与检定、维修维护与保养、维修后的性能验证、设备不良事件报告等方面的管理。

实验室应制定试剂和耗材的管理程序，规范试剂和耗材接收和储存、验收、库存管理使用说明、记录和自配试剂的管理。

1. 实验室应制定设备校准和计量学溯源的程序文件，对直接或间接影响检验结果的设备进行校准，并应符合CNAS-CL01-G002：2021《测量结果的计量溯源性要求》。

2. 校准内容应符合制造商的使用说明和实验室使用条件。全自动生化分析仪的校准可参照YY/T 0654—2017《全自动生化分析仪》和YY/T 0589—2016《电解质分析仪》要求。

3. 定量检测设备应对测量结果有重要影响的性能进行校准，如加样系统、检测系统和温控系统等进行校准。

4. 应制定设备校准报告审核SOP文件，对设备制造商或者第三方校准机构提供的校准报告进行审核确认，包括校准人员的资质和授权证明文件，使用的标准物质及标准器具的有效性证明，校准内容应包含实验室的使用要求及行业标准，并提供原始数据和完整的校准报告。

5. 检验项目校准及校准验证周期应遵循制造商的建议或说明书的要求；在试剂批号改变、室内质控失控处理需要时、仪器重要部件更换后应重新做项目校准。

6. 实验室应遵循设备制造商说明书的要求制定文件化的维护与维修程序，制定每日保养、每周保养、每月保养、每季度保养和预防性保养计划，并保留记录。制定设备损坏、故障、改动或修理的要求及相关记录要求。

7. 实验室应制定试剂和耗材的管理程序，应有明确的判断符合性的方法和采用的质量标准。实验室应选用有国家批准文号的试剂和耗材，保留制造商提供的试剂性能参数。

自制质控物应有制备程序，包括稳定性和均一性的评价方案，以及配制和评价记录。

8. 实验室应制定试剂和耗材的接收、储存、验收试验和库存管理的程序文件。建议使用试剂和耗材管理系统进行信息化管理。试剂和耗材接收时的状态、接收日期、失效期、使用日期、开瓶有效期等信息记录内容应完整。当实验室使用配制试剂或自制试剂时，记录还应包括制备人、制备日期、有效期等信息。

四、检验前过程

（一）准则要求

1. 总则 实验室应制定检验前过程的文件化程序和信息，以保证检验结果的有效性。

2. 提供给患者和用户的信息 实验室应为患者和用户提供实验室服务的信息。这些信息应包括：

（1）实验室地址。

（2）实验室提供的临床服务种类，包括委托给其他实验室的检验。

（3）实验室开放时间。

（4）实验室提供的检验，适当时，包括样本所需的信息、原始样本的量、特殊注意事项、周转时间（可在总目录或检验组合中提供）、生物参考区间和临床决定值。

（5）检验申请单填写说明。

（6）患者准备说明。

（7）患者自采样本的说明。

（8）样本运送说明，包括特殊处理要求。

（9）患者知情同意要求（例如：需要委托检验时，同意向相关医疗专家公开临床信息和家族史）。

（10）实验室接受和拒收样本的标准。

（11）已知对检验性能或结果解释有重要影响的因素的清单。

（12）检验申请和检验结果解释方面的临床建议。

（13）实验室保护个人信息的政策。

（14）实验室处理投诉的程序。

实验室应向患者和用户提供包括需进行的临床操作的解释等信息，以使其知情并同意。需要时，应向患者和用户解释提供患者和家庭信息的重要性（如解释基因检验结果）。

3. 申请单信息　申请单或电子申请单应留有空间以填入下述（但不限于）内容：

（1）患者身份识别，包括性别、出生日期、患者地点/详细联系信息、唯一标识。

注：唯一识别可包括字母和/或数字的识别号，例如住院号或个人保健号。

（2）医师、医疗服务提供者或其他依法授权的可申请检验或可使用医学资料者的姓名或其他唯一识别号，以及报告的目的地和详细联系信息。

（3）原始样本的类型，以及原始解剖部位（相关时）。

（4）申请的检验项目。

（5）与患者和申请项目相关的临床资料，用于检验操作和解释检验结果。

注：检验操作和解释检验结果需要的信息可包括患者的家系、家族史、旅行和接触史、传染病和其他相关临床信息，还可包括收费信息、财务审核、资源管理和使用的审核。患者宜知晓收集的信息和目的。

（6）原始样本采集日期、采集时间（相关时）。

（7）样本接收日期和时间。

注：申请单的格式（如电子或纸质）及申请单送达实验室的方式宜与实验室服务用户讨论后决定。

实验室应制定针对口头申请检验的文件化程序，包括在规定时限内提供申请单（或电子申请单）进行确认。

实验室在澄清用户的申请内容时，应有意愿与用户或其代表进行合作。

4. 原始样本采集和处理

（1）总则：实验室应制定正确采集和处理原始样本的文件化程序。文件化程序应可供负责原始样本采集者使用，不论其是否为实验室的员工。

当按照用户要求，文件化采集程序的内容发生偏离、省略和增加时，应记录并纳入含检验结果的所有文件中，并通知适当的人员。

注1：对患者执行的所有程序需患者知情同意。对于大多数常规实验室程序，如患者

携带申请单自行到实验室并愿意接受普通的采集程序如静脉穿刺，即可推断患者已同意。对住院患者，正常情况下，宜给予其拒绝（采集的）机会。

特殊程序，包括大多数侵入性程序或那些有增加并发症风险的程序，需有更详细的解释，在某些情况下，需要书面同意。

紧急情况时不可能得到患者的同意，此时，只要对患者最有利，可以执行必需的程序。

注 2：在接待和采样期间，宜充分保护患者隐私。保护措施与申请信息的类型和采集的原始样本相适应。

（2）采集前活动的指导：实验室对采集前活动的指导应包括以下内容：

1）申请单或电子申请单的填写。

2）患者准备（例如：为护理人员、采血者、样本采集者或患者提供的指导）。

3）原始样本采集的类型和量，原始样本采集所用容器及必需添加物。

4）特殊采集时机（需要时）。

5）影响样本采集、检验或结果解释，或与其相关的临床资料（如用药史）。

（3）采集活动的指导：实验室对采集活动的指导应包括以下内容：

1）接受原始样本采集的患者身份的确认。

2）确认患者符合检验前要求，例如：禁食、用药情况（最后服药时间、停药时间）、在预先规定的时间或时间间隔采集样本等。

3）血液和非血液原始样本的采集说明、原始样本容器及必需添加物的说明。

4）当原始样本采集作为临床操作的一部分时，应确认与原始样本容器、必需添加物、必需的处理、样本运输条件等相关的信息和说明，并告知适当的临床工作人员。

5）可明确追溯到被采集患者的原始样本标记方式的说明。

6）原始样本采集者身份及采集日期的记录，以及采集时间的记录（必要时）。

7）采集的样本运送到实验室之前的正确储存条件的说明。

8）采样物品使用后的安全处置。

5. 样本运送 实验室对采集后活动的指导应包括运送样本的包装。

实验室应制定文件化程序监控样本运送，确保符合以下要求：

（1）运送时间适合于申请检验的性质和实验室专业特点。

（2）保证收集、处理样本所需的特定温度范围，使用指定的保存剂，以保证样本的完整性。

（3）确保样本完整性，确保运送者、公众及接收实验室安全，并符合规定要求。

注：不涉及原始样本采集和运送的实验室，当接受的样本完整性被破坏或已危害到运送者或公众的安全时，立即联系运送者并通知应采取的措施以防再次发生，即可视为满足（3）的要求。

6. 样本接收 实验室的样本接收程序应确保满足以下条件：

（1）样本可通过申请单和标识明确追溯到确定的患者或地点。

（2）应用实验室制定并文件化的样本接受或拒收的标准。

（3）如果患者识别或样本识别有问题，运送延迟或容器不适当导致样本不稳定，样本量不足，样本对临床很重要或样本不可替代，而实验室仍选择处理这些样本，应在最终报告中说明问题的性质，并在结果的解释中给出警示（适用时）。

（4）应在登记本、工作单、计算机或其他类似系统中记录接收的所有样本。应记录样本接收和/或登记的日期和时间。如可能，也应记录样本接收者的身份。

（5）授权人员应评估已接收的样本，确保其满足与申请检验相关的接受标准。

（6）应有接收、标记、处理和报告急诊样本的相关说明。这些说明应包括对申请单和样本上所有特殊标记的详细说明、样本转送到实验室检验区的机制、应用的所有快速处理模式和所有应遵循的特殊报告标准。

所有取自原始样本的部分样本应可明确追溯至最初的原始样本。

7. 检验前处理、准备和储存 实验室应有保护患者样本的程序和适当的设施，避免样本在检验前活动中以及处理、准备、储存期间发生变质、遗失或损坏。

实验室的程序应规定对同一原始样本申请附加检验或进一步检验的时限。

（二）条款解读

实验室制定的检验前管理程序应包含检验申请管理、检验项目列表、标本采集手册、标本采集指导、标本运送管理、标本接收和检验前处理等文件化程序和信息，以保证检验结果的有效性。

1. 临床生化检验申请单或电子申请单需包含患者基本信息、样本唯一性标识、原始样本的类型、申请的检验项目、原始样本采集日期、采集时间等。而对于输血实验室，申请单应包括检验申请单、输血申请单、无偿献血登记表等。除了通用要求外，申请单还应符合相关法律法规要求。微生物实验室申请单应包括临床诊断，必要时说明感染类型和/或目标微生物，宜提供抗菌药物使用信息。

2. 采集活动的指导一般通过向临床科室或客户发放《样本采集手册》或《检验项目手册》并进行适当的培训，样本采集宜参考相关规范，如ISO/TS 20658《医学实验室收集、运输、接收和处理样本的要求》《全国临床检验操作规程》；以及相关国家/行业标准的要求，如 WS/T 359—2011《血浆凝固实验血液标本的采集及处理指南》、WS/T 640—2018《临床微生物学检验标本的采集和转运》、WS/T 661—2020《静脉血液标本采集指南》等。应包括特殊患者身份的识别，如昏迷患者、新生儿、没有监护人在场的婴幼儿和儿童患者；小儿应通过父母或监护人识别。

（三）典型不符合项

此条款的典型不符合主要是原始样本采集处的程序性文件更新不及时，对采集前活动的指导和采集活动的指导培训不到位，样本运送过程不能满足相关质量保证的要求。举例如下：

1. 急诊科样本采集处不能提供正确采集原始样本的文件化程序。

2. 现场发现门急诊所有尿液标本均用无盖的尿杯运送。

3. 门急诊检验室实验台上放置的待测尿常规标本无任何标识。

4. 查生化组危急值报告记录发现，血糖、血钾近期多次出现临床不能接受的异常值，实验室未进行原因分析并提供保证样本在检验前过程中被测定物质稳定性的有效措施。

（四）不符合项分析

实验室为患者和用户提供的服务信息不全或要求不完整，标本采集前活动的指导不足，导致检验申请填写内容缺失。部分实验室采用纸质申请单，临床医师可填写的内容较少，采集人员无法及时记录原始样本采集日期和时间、标本接收的日期和时间。患者准备不符合检验前要求，原始样本采集的类型和量，原始样本采集所用容器错误。运送条件不能确保样本的完整性和运送过程时间过长等情况。

1. 医疗机构常使用电子申请单，实验室信息系统与医院 HIS 系统对接后直接读取患者相关信息，第三方检验机构由于客户端信息系统不开放或者客户有需求仍大量使用纸质申请单，实验室需要对申请信息进行转录，容易造成患者名字错误、样本信息不全，原始样本采集日期和采集时间缺失，缺乏唯一性标识号、申请项目错误等情况。

2. 原始样本采集量和采集容器错误。

3. 样本的运送过程中时间过长，运送温度不能保证样本的完整性。

4. 实验室没有制定样本接收或拒收的标准。对于运送延迟或容器不适当导致样本不稳定、样本量不足、样本对临床很重要或样本不可替代时让步检验的说明。

（五）工作建议

实验室应为患者和用户提供实验室服务的信息。规定申请单或电子申请单的内容和格式，为原始样本采集者制定正确采集和处理原始样本的程序化文件。对采集前活动、采集

活动、采集后活动进行培训和指导，使相关人员正确掌握样本采集和运送、前处理的要求。

1. 实验室应编制《项目手册》或《检验样本采集手册》发放给临床科室或客户。提供实验室的服务种类和检验样本所需的信息，检验申请单填写说明，样本的运送和处理说明。

2. 定期向临床医护或客户对申请单填写要求和原始样本采集要求进行宣教和培训，当实验室样本采集手册内容有更新或者开展新项目时，需要及时通过 OA 系统、微信、短信推送等告知临床医护或客户。

3. 定期总结分析不合格样本记录，分析原因并采取纠正措施或预防措施，对关键科室或部门强化培训学习。

4. 及时处理临床对样本采集的类型和采集量、患者信息错误或检验结果不符等方面的反馈意见或投诉。建立有效的沟通协商机制。

5. 制定检验前处理、患者准备和储存样本的文件化程序，完善实验室信息系统，从检验申请到样本采集、运送、处理、检验前过程进行全程监控。避免样本在检验前活动中以及运送、处理、储存期间发生变质、遗失或损坏。

6. 第三方实验室应与客户沟通协调信息系统的对接、开放端口，保证样本和患者信息的完整性、优化样本运送过程、合理处理样本、缩短样本运送时间。

五、检验过程

（一）条款要求

1. 检验程序的选择、验证和确认

（1）总则：实验室应选择预期用途经过确认的检验程序，应记录检验过程中从事操作活动的人员身份。

每一检验程序的规定要求（性能特征）应与该检验的预期用途相关。

注：首选程序可以是体外诊断医疗器械使用说明中规定的程序，公认 / 权威教科书、经同行审议过的文章或杂志发表的，国际公认标准或指南中的，或国家、地区法规中的程序。

（2）检验程序验证：在常规应用前，应由实验室对未加修改而使用的已确认的检验程序进行独立验证。

实验室应从制造商或方法开发者获得相关信息，以确定检验程序的性能特征。

实验室进行的独立验证，应通过获取客观证据（以性能特征形式）证实检验程序的性

能与其声明相符。验证过程证实的检验程序的性能指标，应与检验结果的预期用途相关。

实验室应将验证程序文件化，并记录验证结果。验证结果应由适当的授权人员审核并记录审核过程。

（3）检验程序的确认：实验室应对以下来源的检验程序进行确认：

1）非标准方法。

2）实验室设计或制定的方法。

3）超出预定范围使用的标准方法。

4）修改过的确认方法。

方法确认应尽可能全面，并通过客观证据（以性能特征形式）证实满足检验预期用途的特定要求。

注：检验程序的性能特征宜包括：测量正确度、测量准确度、测量精密度（含测量重复性和测量中间精密度）、测量不确定度、分析特异性（含干扰物）、分析灵敏度、检出限和定量限、测量区间、诊断特异性和诊断灵敏度。

实验室应将确认程序文件化，并记录确认结果。确认结果应由授权人员审核并记录审核过程。

当对确认过的检验程序进行变更时，应将改变所引起的影响文件化，适当时，应重新进行确认。

（4）被测量值的测量不确定度：实验室应为检验过程中用于报告患者样本被测量值的每个测量程序确定测量不确定度。实验室应规定每个测量程序的测量不确定度性能要求，并定期评审测量不确定度的评估结果。

注1：与实际测量过程相关联的不确定度分量从接收样本启动测量程序开始，至输出测量结果终止。

注2：测量不确定度可在中间精密度条件下通过测量质控物获得的量值进行计算，这些条件包括了测量程序标准操作中尽可能多而合理的常规变化，例如：不同批次试剂和校准物、不同操作者和定期仪器维护。

注3：测量不确定度评估结果实际应用的例子，可包括确认患者结果符合实验室设定的质量目标，将患者结果与之前相同类型的结果或临床决定值进行有意义的比对。

实验室在解释测量结果量值时应考虑测量不确定度。需要时，实验室应向用户提供测量不确定度评估结果。

当检验过程包括测量步骤但不报告被测量值时，实验室宜计算有助于评估检验程序可靠性或对报告结果有影响的测量步骤的测量不确定度。

2. 生物参考区间或临床决定值　实验室应规定生物参考区间或临床决定值，将此规定的依据文件化，并通知用户。

当特定的生物参考区间或决定值不再适用服务的人群时，应进行适宜的改变并通知用户。

如果改变检验程序或检验前程序，实验室应评审相关的参考区间和临床决定值（适用时）。

3. 检验程序文件化　检验程序应文件化，并应用实验室员工通常理解的语言书写，且在适当的地点可以获取。

任何简要形式文件（如卡片文件或类似应用的系统）的内容应与文件化程序对应。

注1：只要有程序文件的全文供参考，工作台处可使用用作快速参考程序的作业指导书、卡片文件或总结关键信息的类似系统。

注2：检验程序可参考引用产品使用说明的信息。

所有与检验操作相关的文件，包括程序文件、纪要文件、简要形式文件和产品使用说明书，均应遵守文件控制要求。

除文件控制标识外，检验程序文件应包括：

（1）检验目的。

（2）检验程序的原理和方法。

（3）性能特征 [见五（一）1.（2）和五（一）1.（3）]。

（4）样本类型（如：血浆、血清、尿液）。

（5）患者准备。

（6）容器和添加剂类型。

（7）所需的仪器和试剂。

（8）环境和安全控制。

（9）校准程序（计量学溯源）。

（10）程序性步骤。

（11）质量控制程序。

（12）干扰（如：脂血、溶血、黄疸、药物）和交叉反应。

（13）结果计算程序的原理，包括被测量值的测量不确定度（相关时）。

（14）生物参考区间或临床决定值。

（15）检验结果的可报告区间。

（16）当结果超出测量区间时，对如何确定定量结果的说明。

（17）警示或危急值（适当时）。

（18）实验室临床解释。

（19）变异的潜在来源。

（20）参考文献。

当实验室拟改变现有的检验程序，而导致检验结果或其解释可能明显不同时，在对程序进行确认后，应向实验室服务的用户解释改变所产生的影响。

注3：根据当地情况，本要求可通过不同方式实现，包括直接邮寄、实验室通讯或作为检验报告的一部分。

（二）条款解读

实验室应选择预期用途经过确认的检验程序，预期用途通常是指该程序用于疾病的筛查、诊断、治疗评估或者健康评价等。每个检验项目检测程序的性能特征应能达到厂商声明的性能并满足临床诊疗工作的需要。实验室在常规应用前，应由实验室对检验程序进行独立验证或确认。

1. 检验程序的验证宜参考相关国家 / 行业标准，如 WS/T 403—2012《临床生物化学检验常规项目分析质量指标》、WS/T 406—2012《临床血液学检验常规项目分析质量要求》、WS/T 494—2017《临床定性免疫检验重要常规分析项目质量要求》等，以及 CNAS 相关指南要求，如 CNAS-GL028《临床微生物检验程序验证指南》、CNAS-GL037《临床化学定量检验程序性能验证指南》、CNAS-GL038《临床免疫学定性检验程序性能验证指南》、CNAS-GL039《分子诊断检验程序性能验证指南》等。

2. 定量检验程序的分析性能验证内容至少应包括正确度、精密度和可报告范围；定性检验程序的分析性能验证内容至少应包括符合率，适用时，还应包括检出限、灵敏度、特异性等。

3. 如果使用内部程序，如自建检测系统，应有程序评估并确认正确度、精密度、可报告范围、生物参考区间等分析性能符合预期用途。

4. 应评估被测量值的测量不确定度。

5. 实验室规定参考区间时，宜依据相关国家 / 行业标准，如 WS/T 402—2012《临床实验室检验项目参考区间的制定》、WS/T 405—2012《血细胞分析参考区间》等。生物参考区间评审内容应包括：参考区间来源、检测系统一致性、参考人群适用性等，评审应有临床医生参加。临床需要时，宜根据性别、年龄等划分参考区间。如果建立参考区间，样本数量应不少于 120 例，若分组，每组的样本数量应不少于 120 例。验证参考区间时，每组的样本数量应不少于 20 例。

（三）典型不符合项

此条款的典型不符合较常见，在检验程序的性能验证、测量不确定度评估、生物参考区间评审、临床危急值报告与记录等方面均有不符合项。

1. 实验室不能提供 × 年度钾钠氯三项性能验证或评审的记录。

2. 查肌酸激酶项目性能验证的正确度验证中，仅进行实验室搬迁前后检测结果一致性评价。

3. 现场查见门急诊检验组贝克曼 AU680 全自动生化分析仪（序列号：×××）于 2020 年 3 月 20 日投入使用并开始发布检验报告，但该仪器性能评估报告时间为 2020 年 10 月。

4. 2020 年 1 月 15 日免疫球蛋白 G（Ig G）性能验证报告显示，实验室采用回顾分析 2019 年两次国家卫健委临床检验中心室间质评回报结果进行正确度验证。

5. × 年 × 月 × 日检验号为 120100755201 报告单中免疫球蛋白 M 的检测结果是 0.59g/L；低于免疫球蛋白 M 性能验证报告中可报告范围（1.02 ~ 14.08g/L）的下限。

6. × 年 × 月 × 日袁 ×× 生化检验报告单（检验号为 220080793447、检测仪器编号为 LJZX-YQ-713 雅培 C16000 全自动生化分析仪）上肌酸激酶报告值为 17 518.6U/L，超出实验室验证的肌酸激酶可报告范围（28.5 ~ 6 836.4U/L）的上限。

7. × 年 × 月 × 日同型半胱氨酸检测系统验证报告（编号：12345）正确度验证使用的参考物质浓度为 45.68μmol/L，高于验证的测量线性范围：3.00 ~ 45.00μmol/L。

8. × 年 × 月 × 日进行的总胆红素正确度评价中，40% 结果超出实验室设定的判断标准，实验室判定：结果可以接受。

9. × 年 × 月实验室对深圳国赛 Aristo 全自动特定蛋白分析仪（SN：050180552）C 反应蛋白项目采用定值质控品进行正确度验证。

10. × 年 × 月实验室甲胎蛋白（AFP）性能验证报告未进行可报告范围的性能验证，而且正确度验证采用厂家质控品进行验证，验证方法错误。

11. × 年 × 月 × 日的性能验证报告中，西门子 ADVIA XP 分析仪（编号 SH05）上 T3 等项目通过与另一台西门子 ADVIA XP 分析仪（编号 SH06）采用 20 份临床样本比对结果一致评价正确度，不能满足正确度验证要求。

12. 实验室参加 × 年国家卫健委临检中心正确度验证计划，血糖检测结果未达标，未见原因分析。

13. 肌酸激酶同工酶（CK-MB）的厂家声明线性范围 0.3 ~ 300ng/ml，性能验证报告显示高值仅验证到 120ng/ml，实验室直接使用厂家声明的性能参数。

14. 实验室丙氨酸氨基转移酶（ALT）检测项目验证的分析测量范围为 7 ~ 584U/L，

未覆盖所使用的 0～1 000U/L 的分析测量范围。

15. 现场检查发现 × 年生化室白蛋白（ALB）性能验证报告，临床可报告范围高限低于正常参考范围上限。

16. 现场查看实验室 × 年 × 月的分析性能验证报告，实验室未能提供检测项目 ALT 可报告范围的验证记录。

17. 实验室 SOP（编号：×××）IgG 的性能参数，其可报告范围：33.3～21 600mg/dl；而现场核查 × 年 × 月 × 日患者周 ××（住院号：1073798）的 IgG 检验报告结果为：14.40g/L。

18. 实验室无机磷检测采用日立 7600 生化分析仪、圣湘试剂盒以及 RANDOX 多项校准品，没有进行检验程序的确认。

19. 实验室使用了非配套的日立 7600 生化分析仪、四川迈克的试剂盒以及 RANDOX 校准物检测 Ca，没有进行检验程序的确认。

20. 实验室验证贝克曼 AU680 全自动生化分析仪（仪器编号：12345）碱性磷酸酶（ALP）项目参考区间时未建立选择参考个体的纳入或排除标准。

21. 实验室未能提供游离前列腺特异性抗原（fPSA）生物参考区间评审记录。

22. 门急诊组没有对全血 C 反应蛋白的生物参考区间进行评审。

23. 实验室未能提供贝克曼 AU5811 全自动生化分析仪（设备编号：12345）上检测的白蛋白项目的生物参考区间的评审记录。

24. × 年 × 月 × 日完成的性能验证报告显示天门冬氨酸氨基转移酶（AST）项目的线性范围为：34～1 000U/L，但该项目（男性）参考区间验证为：15～40U/L，试验数据低于线性范围下限值。

25. × 年 × 月 × 日对甘油三酯（TG）项目的参考区间评审发现仅 60% 数据在引用的参考区间内，评估结论为该参考区间适用于本实验室。

26. × 年 × 月日立 008AS 全自动生化分析仪（YQSH068）的性能验证报告显示，对 ALT 和 AST 的参考区间验证只采用了男女各 10 例健康人群的验证。

27. ALP 测定作业指导书（编号：×××）生物参考区间有 5 个层级，生化组不能提供这 5 个层级的验证报告。

28. 生化 ALP 项目的生物参考区间来源于卫生行业标准 WS/T 404.1—2012，实验室提供不出该项目按不同性别和年龄分别进行生物参考区间验证的记录。

29. Aristo 全自动特定蛋白分析仪性能验证报告中生物参考区间验证选取参考人群不能覆盖不同性别、不同年龄。

30. 在《SOP-SH-067 肌酸激酶检测操作规程》中未提供当检测结果超出测量区间时

如何确定定量结果的说明。

31. 实验室危急值报告标准操作规程（编号：×××）中规定的血清淀粉酶（AMY）的危急值为 >405U/L，而 LIS 系统中设置的危机值为 >660U/L。

32. 现场核查 CEA 定标曲线记录时发现两个相邻的定标点显示时间为 2021 年 2 月 1 日和 2021 年 3 月 30 日，超出了该项目试剂说明书要求的定标周期不超过 28 天的要求。

33. 查看罗氏 e601 仪器（序列号：×××）的校准记录，叶酸项目在 2020 年 4 月 19 日至 2020 年 7 月 23 日仅校准一次，超出了试剂说明书规定的 28 天校准的要求。

34. 现场核查发现实验室抗 TP 抗体项目上次定标时间为 2020 年 4 月 7 日，本次定标时间为 2020 年 11 月 20 日。试剂说明书建议定标间隔为 28 天，实验室不能提供延长定标周期的评估证据。

35. 查看贝克曼 AU5811（序列号：2019064608，YQSH03）全自动生化分析仪 ALT 项目于 2021 年 4 月 20 日定标之后，至 2021 年 6 月 30 日期间未定标，超出试剂说明书建议定标间隔不超过 30 天的要求，实验室不能提供延长定标周期的评估证据。

36. 查 AFP 定标间隔时间 56 天（2018 年 10 月 24 日至 2018 年 12 月 20 日），AFP 试剂说明书要求 28 天。

（四）不符合项分析

有关检验程序的选择、验证和确认，以及生物参考区间的评审条款出现的不符合项较多。主要表现为检验程序的验证内容不符合要求，检验程序的确认内容缺失，测量不确定度评估方法错误，没有制定不确定度判断标准；生物参考区间的评审流于形式等。

1. 检验程序的性能验证工作不是由实验室独立完成，而是委托仪器或者试剂厂家的应用工程师完成。造成部分项目没有进行性能验证，或者性能验证的内容不全，结果不满足临床使用要求。

2. **正确度验证方法错误**　有的实验室采用对能力验证或者室间质评的回报成绩进行总结分析代替对正确度验证品或者标准物质进行测量。正确度验证标准物质的浓度选择不当，高于或低于预期的线性范围。使用定值质控品代替正确度验证品进行验证，以及对正确度验证的结果判断不当。

3. 虽然进行了线性范围和可报告范围的验证，但实际工作中出现了低于可报告范围下限或高于可报告范围上限的检验报告。有的实验室发出的检验报告单内容和格式与性能验证要求不符，性能验证与实际工作脱节。

4. 线性范围的验证没有达到试剂厂家声称的上限，直接使用厂家声称的线性范围，下限直接使用零浓度。

5. 部分项目没有可报告范围的验证，部分项目的可报告范围过大与实际工作不符。

6. 参考区间的评审未建立参考个体选择的标准或排除标准。

7. 参考区间引用自行业标准或来自试剂说明书，但没有按照标准要求对性别、年龄、生理周期等进行参考区间的评审，部分项目甚至没有进行参考区间的评审。

8. 检验项目的定标周期超出了试剂说明书的要求，与检验程序的SOP文件要求不符。

（五）工作建议

实验室应独立对检验程序进行验证或确认，并记录验证结果。验证结果应由适当的授权人员审核并记录审核过程。实验室应规定每个测量程序的测量不确定度性能要求，并定期评审测量不确定度的评估结果，在解释测量结果量值时应考虑测量不确定度。实验室应合理引用或建立生物参考区间或临床决定值，当临床提出修改意见或认为不再适用服务的人群时，应重新进行生物参考区间或临床决定值的评审，并将评审形成的改变及时通知客户。

1. 检验程序性能验证的时机

（1）检测程序常规应用前。

（2）任何验证影响检验程序分析性能的情况发生后，应在检验程序重新启用前对受影响的性能进行验证。影响检验程序分析性能的情况包括但不限于：仪器主要部件故障、仪器搬迁、设施（如纯水系统）和环境的严重失控等。

（3）常规使用期间，实验室可基于检验程序的稳定性，利用日常工作产生的检验和质控数据，定期对检验程序的分析性能进行评审，应能满足检验结果预期用途的要求。现用检验程序的任一要素（仪器、试剂、校准品等）变更，如试剂升级、仪器更新、校准品溯源性改变等，应重新进行验证。

2. 检验程序性能验证的判断标准 实验室应根据临床需求制定适宜的检验程序分析性能标准。实验室制定性能标准时宜考虑相关制造商或研发者声明的标准、国家标准、行业标准、地方标准、团体标准、公开发表的临床应用指南和专家共识等。

实验室性能验证的结果应满足实验室制定的判断标准。如果性能指标的验证结果不符合实验室制定的判断标准，应分析原因，纠正后再实施验证（如果验证结果符合制造商或研发者声明的性能指标，但不满足实验室制定的判断标准，结果不可接受）。

3. 实验室应编制性能验证的程序文件及SOP文件。规定检验程序的选择标准，性能验证的内容，结果记录，并形成性能验证报告。

4. 应由适当的授权人员审核性能验证结果并记录审核过程。当性能验证结果不满足要求时应重新进行性能验证。

5. 编制测定不确定度程序文件，规定测量不确定度的评估方法和内容，测量不确定度结果的判断和结果解释。实验室应规定每个测量程序的测量不确定度的性能要求，并定期评审测量不确定度的评估结果。

6. 应编制生物参考区间或临床决定值的程序文件，对生物参考区间或临床决定值定期进行评审。当仪器、试剂、方法发生变化，应重新进行参考区间的评审，并将结果通知用户。

7. 编制检验程序的 SOP 文件并遵照执行，在操作场所能够方便获取，简易操作卡片的内容应与文件化的程序对应。

六、检验结果质量的保证

（一）准则要求

1. 总则 实验室应在规定条件下进行检验以保证检验质量。

应实施适当的检验前和检验后过程（见 CNAS-CL02：2012《医学实验室质量和能力认可准则》4.14.7、5.4、5.7 和 5.8）。

实验室不应编造结果。

2. 质量控制

（1）总则：实验室应设计质量控制程序以验证达到预期的结果质量。

注：在某些国家，本条款所指的质量控制也称为“内部质量控制”。

（2）质控物：实验室应使用与检验系统响应方式尽可能接近患者样本的质控物。

应定期检验质控物。检验频率应基于检验程序的稳定性和错误结果对患者危害的风险而确定。

注 1：只要可能，实验室宜选择临床决定值水平或与其值接近的质控物浓度，以保证决定值的有效性。

注 2：宜考虑使用独立的第三方质控物，作为试剂或仪器制造商提供的质控物的替代或补充。

（3）质控数据：实验室应制定程序以防止在质控失控时发出患者结果。

当违反质控规则并提示检验结果可能有明显临床错误时，应拒绝接受结果，并在纠正错误情况并验证性能合格后重新检验患者样本。实验室还应评估最后一次成功质控活动之后患者样本的检验结果。

应定期评审质控数据，以发现可能提示检验系统问题的检验性能变化趋势。发现此类趋势时应采取预防措施并记录。

注：宜尽量采用统计学和非统计学过程控制技术连续监测检验系统的性能。

3. 实验室间比对

（1）参加实验室间比对：实验室应参加适于相关检验和检验结果解释的实验室间比对计划（如外部质量评价计划或能力验证计划）。实验室应监控实验室间比对计划的结果，当不符合预定的评价标准时，应实施纠正措施。

注：实验室宜参加满足 GB/T 27043/ISO/IEC 17043 相关要求的实验室间比对计划。

实验室应建立参加实验室间比对的程序并文件化。该程序包括职责规定、参加说明，以及任何不同于实验室间比对计划的评价标准。

实验室选择的实验室间比对计划应尽量提供接近临床实际的、模拟患者样本的比对试验，具有检查包括检验前和检验后程序的全部检验过程的功用（可能时）。

（2）替代方案：当无实验室间比对计划可利用时，实验室应采取其他方案并提供客观证据确定检验结果的可接受性。

这些方案应尽可能使用适宜的物质，可包括：

1）有证标准物质 / 标准样本。

2）以前检验过的样本。

3）细胞库或组织库中的物质。

4）与其他实验室的交换样本。

5）实验室间比对计划中日常测试的质控物。

（3）实验室间比对样本的分析：实验室应尽量按日常处理患者样本的方式处理实验室间比对样本。

实验室间比对样本应由常规检验患者样本的人员用检验患者样本的相同程序进行检验。

实验室在提交实验室间比对数据日期之前，不应与其他参加者互通数据。

实验室在提交实验室间比对数据之前，不应将比对样本转至其他实验室进行确认检验，尽管此活动经常用于患者样本检验。

（4）实验室表现的评价：应评价实验室在参加实验室间比对中的表现，并与相关人员讨论。

当实验室表现未达到预定标准（即存在不符合）时，员工应参与实施并记录纠正措施。应监控纠正措施的有效性。应评价参加实验室间比对的结果，如显示出存在潜在不符合的趋势，应采取预防措施。

4. 检验结果的可比性 应规定比较程序和所用设备和方法，以及建立临床适宜区间内患者样本结果可比性的方法。此要求适用于相同或不同的程序、设备、不同地点或所有这些情况。

注：在测量结果可溯源至同一标准的特定情况下，如校准物可互换，则认为结果具有计量学可比性。

当不同测量系统对同一被测量（如葡萄糖）给出不同测量区间以及变更检验方法时，实验室应告知结果使用者在结果可比性方面的任何变化并讨论其对临床活动的影响。

实验室应对比较的结果进行整理、记录，适当时，迅速采取措施。应对发现的问题或不足采取措施并保存实施措施的记录。

（二）条款解读

实验室应建立内部质量控制程序，以保证检验结果达到预期的质量标准。该程序应对质控物的性能与选择、质控物的正确使用与保存、质控物测量的频次、质控图绘制、均值和标准差设定的方法、质控规则、失控的处理、对失控前已发检验报告的风险评估方法等进行规定。

实验室应按照 CNAS-RL02《能力验证规则》的要求参加相应的能力验证 / 室间质评（PT/EQA），包括国家卫健委和省市临床检验中心组织的 PT 和 EQA 活动，并对回报结果 / 成绩进行总结分析，对不满意的结果应进行原因分析，采取纠正措施或预防措施，以达到检验质量持续改进的效果。

1. 实验室宜参考相关国家 / 行业标准建立质量控制程序，如 WS/T 641—2018《临床检验定量测定室内质量控制》和 GB/T 20468—2006《临床实验室定量测定室内质量控制指南》，内容包括：质控规则；质控物的类型、浓度和检测频度；质控物位置（适用时，如酶联免疫试验用质控物应随机放置且应覆盖检测孔位）；质控记录。

（1）使用恰当的质控规则，检查随机误差和系统误差。

（2）质控物的类型、浓度和检测频度。

（3）应通过实验室实际检测，确定精密度质控物的均值和标准差；更换质控物批号时，应新旧批号平行测定，获得 20 个以上数据后，重新确定新批号质控物的均值。

2. 实验室应使用与检验系统响应方式尽可能接近患者样本的质控物，质控物可为商品化质控物或自制质控物。定性检测项目，每次实验应设置阴性、弱阳性和 / 或阳性质控物；定量检测项目，应至少使用两个浓度水平（正常和异常水平）的质控物。

3. 实验室制定质控程序时宜参考相关国家 / 行业标准，如 WS/T 641—2018《临床检验定量测定室内质量控制》。应制定程序对失控进行分析并采取相应的措施，应检查失控对之前患者样本检测结果的影响。

4. 定量检测项目的质控数据可利用质控图进行统计分析，绘制室内质控图，可使用 Levey-Jennings 质控图和 / 或 Z 分数图。包括质控结果、质控物名称、浓度、批号和有效期、质控图的中心线和控制界线、分析仪器名称和唯一标识、方法学名称、检验项目名称、试剂和校准物批号、每个数据点的日期和时间、干扰行为的记录、质控人员及审核人员的签字、失控时的分析处理程序和纠正措施等，质控规则应确保试验的稳定性和检验结果的可靠性。

定性检测项目的质控数据应包括阴、弱阳性和 / 或阳性结果是否符合预期。

5. 应按照 CNAS-RL02《能力验证规则》的要求参加相应的能力验证 / 室间质评。实验室宜参加满足 GB/T 27043/ISO/IEC 17043 相关要求的实验室间比对计划。应保留参加能力验证 / 室间质评的检测结果、回报表和证书。

6. 实验室应满足卫生行政管理部门对能力验证 / 室间质评的相关规定，应按照 CNAS-RL02 的要求参加相应的能力验证 / 室间质评，只要存在可获得的能力验证活动，医学实验室参加能力验证活动的频次应满足如下要求：

（1）对于申请初次认可和扩大认可范围的实验室，基于可获得的能力验证活动开展频次，申请认可的每个检验（检查）项目，从申请认可之日计算，前 1 年内应至少参加 1 ~ 2 次能力验证活动。

（2）对于监督评审和复评审的实验室，基于可获得的能力验证活动开展频次，获准认可的每个检验（检查）项目在 1 个认可周期内应至少参加 1 ~ 2 次能力验证活动。

（3）如可获得的能力验证活动开展频次 ≥ 2 次 /a，获准认可的每个检验（检查）项目，每年应至少参加 2 次能力验证活动。

应保留参加能力验证 / 室间质评的结果和证书。实验室负责人或指定人员应监控能力验证 / 室间质评活动的结果，并在结果报告上签字。

7. 能力验证 / 室间质评不可获得的检验（检查）项目，可通过与其他实验室（如已获认可的实验室或其他使用相同检测方法的同级别或高级别实验室）比对的方式确定检验结果的可接受性，并规定比对实验室的选择原则、比对样本数量、比对频次、判断标准等。

（1）规定比对实验室的选择原则。

（2）样本数量：至少 5 份，包括正常和异常水平。

（3）频率：至少每年 2 次。

（4）判定标准：应有 ≥ 80% 的结果符合要求。

如果与其他实验室的比对不可行，实验室应制定评价检验（检查）结果与临床诊断一致性的方法，例如：病理实验室可参加省市或地区的读片会，判断检验结果的可接受性，并记录。

8. 实验室内部结果比对的程序文件应规定比对条件、周期、样本类型及数量、比对方案、判断标准及相关措施，可参考 CNAS-GL047《医学实验室定量检验程序结果可比性验证指南》以及相关国家 / 行业标准，如 WS/T 407《医疗机构内定量检验结果的可比性验证指南》。

应规定由多个人员进行的手工检验项目比对的方法和判断标准，例如：显微镜检查、培养结果判读、抑菌圈测量、结果报告等，定期（至少每 6 个月 1 次，每次至少 5 份临床样本）进行检验人员的结果比对、考核。

比对记录应由授权人员审核并签字，并至少保留 2 年。

（三）典型不符合项

检验结果的质量保证方面不符合多集中在实验室室内质控的数据分析，失控的原因分析及患者结果的评价等方面，以及能力验证 / 室间质评成绩分析和对临床影响的评价。举例如下：

1. 现场查强生 VITROS 5600 生化仪（序列号：×××）2019 年 7 月 K 项目室内质控物（伯乐，批号：×××）设置标准差为 0.12，实际质控数据统计标准差为 0.04；室内质控不能有效反映失控、检出随机误差和系统误差。

2. 促甲状腺刺激激素、绒毛膜促性腺激素室内质控使用国家卫健委能力验证总允许误差的 1/3 作为设定 CV（变异系数）值，未按实验室体系文件规定使用累积计算值。

3. 生化组葡萄糖（GLU）等项目的室内质控 CV% 设置为 1/3 允许总误差，没有按照累积均值和标准差进行设置。

4. 实验室将高密度脂蛋白胆固醇（HDL-C）的 1/3TEa（允许总误差）与均值的乘积作为室内质控标准差，非实验室实际检测确定的标准差。

5. 泌乳素采用罗氏 40391、40393 批号质控品做室内质控，使用 1/3TEa 固定变异系数和标准差作为控制限，未使用累计均值和标准差制定中心线和控制限。

6. 查生化组 × 年 × 月 × 日 ALP 室内质控图出现 1_{3S} 失控，实验室不能提供处理该失控的相关记录。

7. × 年 × 月 × 日贝克曼 AU5800 生化分析仪（设备编号 JYYQ0102）上尿酸（UA）失控，实验室未对失控之前患者样本检测结果进行分析。

8. 查看 ALT 室内质控图，仪器 C501（编号 15K7-12），2020 年 6 月 19 日—30 日，质控数值中、高两个水平（朗道质控品批号分别是 UN1557、1064UE），连续 12 次质控值处于均值下侧，但未采取纠正措施。

9. 现场核查发现2020年10月1日—10月31日期间的血清胆固醇（CHO）项目室内质控连续14个点高于均值一侧，实验室不能提供采取有效纠正措施的记录。

10. 生化组GLU项目在2020年11月6日至11月23日期间，连续17天两个水平的室内质控值全部低于均值的同一侧，实验室未采取纠正措施。

11. 贝克曼AU680生化分析仪 × 年 × 月 × 日《室内质控失控处理记录》中描述水平1质控CK项目1_{3S}失控，但当月质控图中显示在控。

12. 生化组 × 年 × 月肌酐项目室内质控图无试剂和校准品批号信息，所用的Z分数图中心线和控制界限设置错误。

13. 核查发现 × 年 × 月 × 日，日立7600-210型全自动生化分析仪（YQSH057）总蛋白项目违反2_{2S}失控规则，实验室重新校准后质控在控，但未对失控之前患者样本的检测结果进行评估。

14. 罗氏E 601电化学发光免疫分析仪（设备编号：12345）室内质控，× 年 × 月 × 日FT3（游离三碘甲状腺原氨酸）项目2_{2S}和1_{3S}失控，失控原因为校准曲线不适用，实验室不能提供失控前患者标本评估记录。

15. 实验室提供不出总蛋白项目2020年10月2日至2020年10月18日，两个水平的室内质控数据连续17天全部低于均值的同一侧的纠正措施记录。

16. 查看2019年03月份生化项目质控图，缺少设备唯一性标识；同时查阅2018年12月份西门子Centaur XP分析仪（仪器编号：12345）甲功五项室内质控图，仪器栏显示内容为罗氏E601/XP/I2000。

17. 查阅2019年6月10日室间质评跟踪表（文件号：12345），实验室2019第二次参加国家卫健委临床检验中心的室间质评Ca项目，5个样本有2个样本（201924和201925）回报结果不合格，实验室没采取有效的纠正措施。

18. 查阅 × 年 × 月国家卫健委临检中心生化专业室间质评回报数据，1902号标本Na项目结果错误，实验室未能提供原因分析及纠正措施的相关记录。

19. × 年吉林省临床检验中心室间质量评价报告（第三次）中AST项目结果0，GLU、ALB、TG、LDH（乳酸脱氢酶）和P 80%满意，实验室《室间质评跟踪表》（编号：12345）中未进行根本原因分析，同时不能提供患者结果影响的评估记录。

20. 查阅 × 年的室间质评报告和原始记录，实验室采用多次测量取平均值，并根据上一年度的质评回报成绩调整修改结果后再上报，操作者和报告者均为专业组长。

21. 生化组的总蛋白2019年第3次、2020年第1次室间质评结果均为偏低，且部分结果接近低限值，实验室未提出改进措施。

22. × 年 × 月国家卫健委临床检验中心的第 1 次常规化学室间质评回报报告，氯的成绩是 20%，采取的纠正措施为更换电极，直接胆红素的成绩是 20%，采取的纠正措施为重新定标，实验室未进行根本原因分析，并对临床样本的结果是否有影响进行评价。

23. × 年 × 月 × 日实验室对两台迈瑞 CL-6000i 化学发光免疫分析仪（实验室编号：12345 和 54321）FT_4（游离甲状腺素）项目定期比对试验，20 个样本中有 4 个样本测定结果 <3.86pmol/L，实验室按照测定结果为 3.86pmol/L 进行计算。

24. CRP（C 反应蛋白）检测使用 5 台不同仪器，但实验室不能提供室内比对报告。

25. 查阅 × 年 × 月 × 日门急诊组 AU5811 生化分析仪（序列号：2015122504）与生化组 AU5831 生化分析仪（序列号：2020045196）定期比对记录，钙项目 20 个样本中有 10 个样本的偏差大于允许范围，判断为合格。

26. 门诊组和急诊组的 CRP 项目分别采用深圳国赛 Ariso 特定蛋白分析仪（编号 MZ54、MZ55）和深圳普门 PA 特定蛋白分析仪（JZ43、JZ44），采用全血散射比浊法测定，实验室未能提供定期比对记录。

（四）不符合项分析

实验室室内质控物的均值和标准差设置不合理，常采用允许总误差的三分之一或者某一固定值进行设置，不能有效反映失控情况并检出随机误差和系统误差。对室内质控数据的趋势性变化没有采取纠正措施并评估患者样本的检测结果是否受影响。对参加能力验证 / 室间质评的成绩满足于≥ 80%，对个别批号不满意没有进行原因分析并采取纠正措施。同时，不满意成绩的原因分析不到位，类似情况再次出现，无法达到持续改进的效果。

1. 实验室申请认可的项目按要求均进行了每日室内质控测定，但对未申请认可项目部分室内质控的频次和质控物类型不能满足工作要求。

2. 失控规则应用少不能及时发现存在的系统误差或随机误差，失控项目未采取纠正措施，或者未进行根本原因分析，原因分析不到位，并对失控前患者样本的检验结果进行评估。

3. 虽然采取了纠正措施并且重新进行了质控物测定，但在信息系统上不能显示失控的数据，造成质控图上所有的数据都是在控状态。

4. 质控物的均值和标准差、CV% 设置方法错误，标准差、CV% 设置过大不容易失控，或者采用总允许误差的三分之一作为固定标准差、CV%。

5. 对于连续多个数据偏于均值的同一侧以及出现的趋势性变化未采取预防措施及纠正措施。

6. 质控图信息不全，没有包括质控结果、质控物名称、浓度、批号和有效期、质控图的中心线和控制界线、分析仪器名称和唯一标识、方法学名称、检验项目名称、试剂和校准物批号、每个数据点的日期和时间、干扰行为的记录、质控人员及审核人员的签字、失控时的分析处理程序和纠正措施等。

7. 能力验证 / 室间质评的汇报成绩未进行分析，对于不合格的成绩未进行根本原因分析。未监控纠正措施的有效性导致下一次参加能力验证 / 室间质评时类似情况再次出现。

8. 实验室内部比对样本浓度选择不当，不能有效覆盖医学决定水平值、线性范围，样本数量不足，当出现系统性偏差或者结果不一致时，原因分析不到位。

（五）工作建议

针对以上不符合情况的原因分析，建议实验室采取以下措施：

1. 在信息系统中正确设置和应用合理的质控规则，应确保试验的稳定性和检验结果的可靠性。

2. 参考相关国家 / 行业标准，如 WS/T 641—2018《临床检验定量测定室内质量控制》正确设置质控物的均值和标准差。更换质控物批号时，应新旧批号平行测定。

3. 定期分析质控数据和质控图，对于失控项目应及时分析原因并采取纠正措施。同时评审患者样本的检验结果。

4. 应按照 CNAS-RL02《能力验证规则》的要求参加相应的能力验证 / 室间质评。参考 GB/T 20470—2006《临床实验室室间质量评价要求》、WS/T 644—2018《临床检验室间质量评价》的要求对能力验证 / 室间质评的成绩进行总结分析。

5. 实验室用两套及以上检测系统检测同一项目时，应有比对数据表明其检测结果的一致性，实验方案可参考 CNAS-GL047《医学实验室定量检验程序结果可比性验证指南》以及相关国家 / 行业标准，如 WS/T 407—2012《医疗机构内定量检验结果的可比性验证指南》，比对频次每年至少 1 次，样本数量不少于 20，浓度水平应覆盖测量范围，包括医学决定水平，计算回归方程，计算在医学决定性水平下的系统误差（偏倚 %），应 <1/2TEa。或者比对结果的偏倚要求不低于国家标准、行业标准或地方法规的要求，如 WS/T 403—2012《临床生物化学检验常规项目分析质量指标》。

6. 实验室内比对结果不一致时，应分析原因，并采取必要的纠正措施，及时评估纠正指施的有效性。使用不同参考区间的检测系统间不宜进行结果比对。比对记录应由实验室负责人审核并签字，并应保留至少 2 年。

七、检验后过程

（一）准则要求

1. 结果复核 实验室应制定程序确保检验结果在被授权者发布前得到复核，适当时，应对照室内质控、可利用的临床信息及以前的检验结果进行评估。

如结果复核程序包括自动选择和报告，应制定复核标准、批准权限并文件化（见CNAS-CL02：2012《医学实验室质量和能力认可准则》5.9.2）。

2. 临床样本的储存、保留和处置 实验室应制定文件化程序对临床样本进行识别、收集、保留、检索、访问、储存、维护和安全处置。实验室应规定临床样本保留的时限。应根据样本的性状、检验和任何适用的要求确定保留时间。

注：出于法律责任考虑，某些类型的程序（如组织学检验、基因检验、儿科检验）可能要求对某些样本保留更长的时间。

样本的安全处置应符合地方法规或有关废物管理的建议。

（二）条款解读

1. 实验室应制定检验结果复核的程序，以确保发出的检验报告准确可靠。

2. 如果实验室选择检验结果的自动审核与报告，应制定自动审核与报告程序。可参考WS/T 616—2018《临床实验室定量检验结果的自动审核》《血液分析自动审核规则建立与验证的多中心研究》等指导性文件。

3. 实验室应制定检验后样本的储存、保留和处置的程序性文件，对临床样本的识别、收集、保留、检索、访问、储存、维护和安全处置进行规定。

（三）典型不符合项

临床化学领域此条款的不符合项较少。

（四）不符合项分析

临床化学领域该条款的不符合情况较少，主要涉及检验后样本的保留、储存和安全处置。

（五）工作建议

1. 根据实验室的实际工作需要，临床化学的检验后样本需要冷藏保存一定的时间，以对样本的识别和部分项目的复查。第三方实验室出于客户的需求保存的时间会更长一些。

2. 检验后样本的保存应防止交叉污染，并保持样本的形状不发生改变。

3. 部分临床化学的样本将收集到生物样本库，需满足《中华人民共和国人类遗传资源管理条例》、GB/T 37864—2019《生物样本库质量和能力通用要求》，和 GB/T 38576—2020《人类血液样本采集与处理》等。

4. 检验后样本的安全处置应符合地方法规或有关废物管理的建议。

八、结果报告

（一）准则要求

1. 总则 每一项检验结果均应准确、清晰、明确并依据检验程序的特定说明报告。

实验室应规定报告的格式和介质（即电子或纸质）及其从实验室发出的方式。

实验室应制定程序以保证检验结果正确转录。

报告应包括解释检验结果所必需的信息。

当检验延误可能影响患者医疗时，实验室应有通知检验申请者的方法。

2. 报告特性 实验室应确保下述报告特性能够有效表述检验结果并满足用户要求：

（1）对可能影响检验结果的样本质量的评估。

（2）按样本接受 / 拒收标准得出的样本适宜性的评估。

（3）危急值（适用时）。

（4）结果解释，适用时可包括最终报告中对自动选择和报告结果的解释的验证（见 CNAS-CL02：2012《医学实验室质量和能力认可准则》5.9.2）。

3. 报告内容 报告中应包括但不限于以下内容：

（1）清晰明确的检验项目识别，适当时，还包括检验程序。

（2）发布报告的实验室的识别。

（3）所有由受委托实验室完成的检验的识别。

（4）每页都有患者的识别和地点。

（5）检验申请者姓名或其他唯一识别号和申请者的详细联系信息。

（6）原始样本采集的日期，当可获得并与患者有关时，还应有采集时间。

（7）原始样本类型。

（8）测量程序（适当时）。

（9）以 SI 单位或可溯源至 SI 单位，或其他适用单位报告的检验结果。

（10）生物参考区间、临床决定值，或支持临床决定值的直方图 / 列线图（诺谟图），适用时。

注：在某些情况下，将生物参考区间清单或表格在取报告处发给所有实验室服务用户可能是适当的。

（11）结果解释（适当时）。

注：结果的完整解释需要临床背景信息，而这些信息实验室不一定可获取。

（12）其他警示性或解释性注释（例如：可能影响检验结果的原始样本的品质或量、受委托实验室的结果 / 解释、使用研发中的程序）。

（13）作为研发计划的一部分而开展的，尚无明确的测量性能声明的检验项目识别。

（14）复核结果和授权发布报告者的识别（如未包含在报告中，则在需要时随时可用）。

（15）报告及发布的日期和时间（如未包含在报告中，在需要时应可提供）。

（16）页数和总页数（例如：第 1 页共 5 页、第 2 页共 5 页等）。

（二）条款解读

检验报告上的每一项检验结果均有一个准确、清晰、明确并依据检验程序的特定说明报告。实验室应定期评价检验报告的完整性。

1. 实验室应与临床相关部门协商并制定常规检验、急诊检验、危急值等结果的传达方式。

2. 实验室负责人应对 LIS 中实验室报告的内容和格式进行审核、批准，并征求临床医护人员的意见。如报告单使用认可标识，应符合 CNAS-R01 的要求。

3. 应有防止数据传输错误的程序文件和记录，并核查 LIS 内的最终检验报告结果与原始输入数据是否一致。应定期核查数据在处理及存储过程中是否出现错误。当计算机系统出现变更时，如 LIS 软件升级或者更换数据中心服务器等，应再核查。

4. LIS 中的报告格式应能提供结果解释等备注的功能。

（三）典型不符合项

此条款的典型不符合主要是检验报告的内容不完整，报告的特性不满足要求，没有进行数据传输一致性的核查。举例如下：

1. 实验室未能提供门急诊组奥森多 VITROS 5600 全自动生化免疫分析仪（序列号：×××）新仪器安装后接入 LIS 时，仪器与 LIS 数据的比对记录。

2. 实验室提供不出定期核查发放到“×× 社区卫生服务站”的检验结果与实验室原始数据是否一致的记录。

3. 实验室不能提供门诊化验单自助打印终端、患者手机微信端与实验室原始数据传输一致性的核查记录。

4. 实验室提供不出门诊自助打印终端检验报告结果与 LIS 系统数据一致性的记录。

5. 实验室未能提供外网供客户下载的报告单中的数据与原始数据是否一致的定期核

查记录。

6. 2020 年 11 月 12 日，条形码 Q12030900622 标本的检验结果，钾：6.22mmol/L，属于危急值。检测时间为 11 月 12 日 8:51，客服处理时间为 11 月 12 日 12:59。超过应在 2 小时内报告的规定。

7. 2021 年 10 月 4 日条码号为 N15006009993 的检验报告单的样本采集时间为“00:00:00”。

8. 2020 年 1 月 6 日某客户条码号 115042033805 检验报告单采样时间默认为接收样本当天 00:00 时，未真实记录采样时间。

9. 2021 年 7 月 2 日儿科病区患者揭 ×（住院号 D01293987）临床生化检验报告单（检验号 213）“采样时间”一栏后面的内容空缺。

10. 查看实验室已审核并于 2020 年 4 月 1 日发送的报告单（熊 ×，条形码为 317003006326），未显示原始样本采集日期与采集时间。

11. 现场抽查发现 × 年 × 月 × 日住院号为 1053719 患者汪 ×× 急查肾功能电解质的报告单无样本采集日期及时间。

12. 编号为 1902228511 的标本在护士站中的 HIS 系统中显示的采集时间为 2019 年 2 月 22 日上午 7 点 16 分，在实验室 LIS 系统中显示的采集时间为 2019 年 2 月 22 日 17 点 7 分，二者时间不符。

（四）不符合项分析

实验室结果报告程序文件对报告的格式和介质（电子或者纸质）以及从实验室发出的方式规定不严谨。未制定检验结果转录的程序性文件。

1. 信息系统与自动化仪器数据传输一致性核查。

2. 信息系统与 HIS 系统、门诊自助打印终端、手机移动终端、医疗机构之外的客户端数据传输的一致性核查。

3. 电子版报告和纸质版报告的内容和格式、发放方式。

（五）工作建议

实验室应制定文件化程序规定检验结果的报告格式和介质，规定检验结果的正确转录和数据传输的一致性。实验室应在医务部门的组织下，对报告的内容和格式、报告方式定期进行服务协议评审。当原始检验结果为手工记录或者受委托实验室结果需转录到实验室信息系统时，应制定手工检验结果转录程序，确保检验结果的转录正确无误。

1. 实验室应制定保证检验结果正确传输、转录的程序文件。

2. 报告的内容和格式应满足 CNAS-CL02 的要求。

3. 特别关注原始样本的采集时间和实验室接收的时间。

4. WS/T 496—2017《临床实验室质量指标》中质量指标的应用，包括检验前、检验中、检验后的周转时间，危急值通报率和危急值通报及时率。

九、结果发布

（一）准则要求

1. 总则 实验室应制定发布检验结果的文件化程序，包括结果发布者及接收者的详细规定。该程序应确保满足以下条件：

（1）当接收到的原始样本质量不适于检验或可能影响检验结果时，应在报告中说明。

（2）当检验结果处于规定的“警示”或“危急”区间内时：

1）立即通知医师（或其他授权医务人员），包括送至受委托实验室检验的样本的结果（见 CNAS-CL02：2012《医学实验室质量和能力认可准则》4.5）。

2）保存采取措施的记录，包括日期、时间、负责的实验室员工、通知的人员，及在通知时遇到的任何困难。

（3）结果清晰、转录无误，并报告给授权接收和使用信息的人。

（4）如结果以临时报告形式发送，则最终报告总是发送给检验申请者。

（5）应有过程确保经电话或电子方式发布的检验结果只送至授权的接收者。口头提供的结果应跟随一份书面报告。应有所有口头提供结果的记录。

注 1：对某些检验结果（如某些基因检验或感染性疾病检验），可能需要特殊的咨询。实验室宜努力做到，在未经充分咨询之前，不直接将有严重含意的结果告知患者。

注 2：屏蔽了患者所有识别的实验室检验结果可用于如流行病学、人口统计学或其他统计学分析。

2. 结果的自动选择和报告 如果实验室应用结果的自动选择和报告系统，应制定文件化程序以确保：

（1）规定自动选择和报告的标准。该标准应经批准、易于获取并可被员工理解。

注：当实施自动选择和报告时，需考虑的事项包括：与患者历史数据比较有变化时需复核的结果，以及需要实验室人员进行干预的结果，如不合理结果、不可能的结果或危急值。

（2）在使用前应确认该标准可以正确应用，并对可能影响功能的系统变化进行验证。

（3）有过程提示存在可能改变检验结果的样本干扰（如溶血、黄疸、脂血）。

（4）有过程将分析警示信息从仪器导入自动选择和报告的标准中（适当时）。

（5）在发报告前复核时，应可识别选择出的可自动报告的结果，并包括选择的日期和时间。

（6）有过程可快速暂停自动选择和报告功能。

3. 修改报告 当原始报告被修改后，应有关于修改的书面说明以便：

（1）将修改后的报告清晰地标记为修订版，并包括参照原报告的日期和患者识别。

（2）使用者知晓报告的修改。

（3）修改记录可显示修改时间和日期，以及修改人的姓名。

（4）修改后，记录中仍保留原始报告的条目。

已用于临床决策且被修改过的结果应保留在后续的累积报告中，并清晰标记为已修改。

如报告系统不能显示修改、变更或更正，应保存修改记录。

（二）条款解读

实验室应制定检验结果发布的文件化程序，规定结果发布者的资质、职责范围、结果复核和发布的流程。实验室应制定危急值项目列表、危急值范围和报告方式，临床危急值应通过服务协议评审确定。实验室所有员工应熟练掌握危急值的确定、报告流程，及时记录，当出现危急值时可通过电话、网络、移动平台、微信平台等多种方式报告，危急值通报率和通报及时率均应达到100%。

1. LIS应有程序能在计算机发出报告前发现危急值结果并发出预警。应通过相关程序及时通知临床（如医师、护士工作站闪屏）并记录（包括患者相关信息，危急值的接收者、接收的日期和时间，以及实验室通知者、通知的日期和时间）。

2. 实验室制定《结果的自动选择和报告》程序时可参考WS/T 616—2018《临床实验室定量检验结果的自动审核》。

3. LIS宜有程序能在计算机发出报告前发现不合理或不可能的结果，患者数据修改后，原始数据应能显示。LIS中应能显示患者的历史数据。

（三）典型不符合项

主要是危急值项目的确定、范围缺少制定的依据，并通过服务协议评审。危急值通报率和危急值通报及时率达不到100%。

1. 2017年9月15日患者唐××（条码号：778003024892）血清葡萄糖测定结果为25.51mmol/L（提示危急值），实验室不能提供及时通知医师（或其他授权医务人员）的记录。

2. 现场查看样本保存库，发现样本号为307138610标本溶血，而该样本检测报告中样本状态标注却为“外观正常”。

3. LIS系统不能在检验结果出现危急值时及时发出预警。

（四）不符合项分析

此不符合项比较常见，主要原因包括：

1. 危急值的项目范围及确定依据不明确，没有与临床及时沟通并制定个性化的危急值报告方式。

2. 危急值报告不及时。

3. 可能改变检验结果的样本干扰（如溶血、黄疸、脂浊等）在最终报告单上没有得到体现。

4. 当原始报告被修改后，在信息系统中没有相关记录或者记录不完整。

（五）工作建议

实验室应制定检验结果发布的文件化程序，制定危急值项目、范围和报告方式。实验室如果选择检验结果的自动审核和报告系统，应制定文件化程序，规定自动审核和报告的标准。已审核发布的检验报告因某种原因需要修改时，如果该报告未应用于临床，直接在LIS上取消审核，已打印报告的应将原报告收回，修改正确后重新发布。修改已用于临床决策的检验报告应对报告修改原因和责任人进行分析，采取必要的措施减少临床误用风险并及时记录。

1. 实验室应制定检验结果发布的程序文件，包括结果发布者及接收者的详细规定。

2. 如果实验室应用结果的自动选择和报告系统，应制定相应的程序文件，并满足WS/T 616—2018《临床实验室定量检验结果的自动审核》的要求。

3. 对于不合理或不可能的结果，信息系统应能及时发现并提醒。当患者数据修改后，原始数据应能显示，并有相应修改记录。LIS中应能显示患者的历史数据。

十、实验室信息管理

（一）准则要求

1. **总则**　实验室应能访问满足用户需要和要求的服务所需的数据和信息。

实验室应有文件化程序以确保始终能保持患者信息的保密性。

注：在本准则中，“信息系统”包括以计算机及非计算机系统保存的数据和信息的管理。有些要求相对非计算机系统而言可能更适合于计算机系统。计算机系统可包括作为实验室设备功能组成的计算机系统和使用通用软件（如生成、核对、报告及存档患者信息和报告的软件、文字处理、电子制表和数据库应用）的独立计算机系统。

2. **职责和权限**　实验室应确保规定信息系统管理的职责和权限，包括可能对患者医疗产生影响的信息系统的维护和修改。

实验室应规定所有使用系统人员的职责和权限，特别是从事以下活动的人员：

（1）访问患者的数据和信息。

（2）输入患者数据和检验结果。

（3）修改患者数据或检验结果。

（4）授权发布检验结果和报告。

3. 信息系统管理 用于收集、处理、记录、报告、存储或检索检验数据和信息的系统应：

（1）在引入前，经过供应商确认以及实验室的运行验证；在使用前，系统的任何变化均获得授权、文件化并经验证。

注：适用时，确认和验证包括实验室信息系统和其他系统，如实验室设备、医院患者管理系统及基层医疗系统之间的接口正常运行。

（2）文件化：包括系统每天运行情况的文档可被授权用户方便获取。

（3）防止非授权者访问。

（4）安全保护以防止篡改或丢失数据。

（5）在符合供应商规定的环境下操作，或对于非计算机系统，提供保护人工记录和转录准确性的条件。

（6）进行维护以保证数据和信息完整，并包括系统失效的记录和适当的应急和纠正措施。

（7）符合国家或国际有关数据保护的要求。

实验室应验证外部信息系统从实验室直接接收的电子及相关硬拷贝（如计算机系统、传真机、电子邮件、网站和个人网络设备）的检验结果、相关信息和注释的正确性。当开展新的检验项目或应用新的自动化注释时，实验室应验证从实验室直接接收信息的外部信息系统再现这些变化的正确性。

实验室应有文件化的应急计划，以便发生影响实验室提供服务能力的信息系统失效或停机时维持服务。

（二）条款解读

实验室应制定信息系统管理的程序性文件，确保始终能保持患者信息的保密性。实验室应对所有使用信息系统的人员进行相关的培训和考核，规定所有使用信息系统人员的职责和权限。采取必要措施防止非授权访问，保护患者信息和数据安全。建立信息系统应急预案并实施，以保证各种故障原因造成 LIS 停机或受攻击时日常工作的正常运行。

（三）典型不符合项

信息系统管理的典型不符合主要是信息系统使用人员的培训、考核和授权不到位，应急预案的实施，患者信息和数据安全的风险评估，数据传输一致性的保证措施不完善等方面。

1. 客户可通过互联网直接访问实验室 LIS 系统，但实验室未能提供有关患者信息安全的风险评估记录。

2. 实验室不能提供信息系统故障时快速有效发出报告的应急预案。

3. 查 SOP《公司信息系统验证标准操作规程》中未对手工录入数据的正确性核查做出规定。

4. 实验室提供不出手工方法将数据输入信息系统时，在计算机最终报告前，检查核对输入数据正确性的记录。

5. 查报告单发现，患者杨 ××（申请单号 905211116009）采样时间是 2021/04/21 08：01，与该样本号上显示的采样时间（2021/04/21 07：33）不同。

6. 实验室提供不出定期核查实验室信息系统与客户端信息系统生物参考区间一致性的记录。

（四）不符合项分析

信息系统管理出现不符合的原因主要是对信息系统使用人员的培训考核、职责范围不到位，信息系统安全防范措施不足。

1. 实验室信息系统的安全保障措施，防止非授权访问。

2. 实验室信息系统使用人员的职责和权限，信息系统的应急预案。

3. 手工方法输入检验数据时对输入数据正确性的核查。

（五）工作建议

医院信息系统管理部门应负责实验室信息系统的采购、安装和调试、网络安全，与 LIS 供应商一道负责 LIS 的使用培训、维护、升级改造及故障处理。应进行维护以保证数据和信息的完整，并包括系统失效的记录和适当的应急和纠正措施。

1. 实验室应制定始终能保持患者信息安全的程序化文件并实施。

2. 实验室应规定所有使用信息系统人员的职责和权限，包括对外部检查人员和质量监督人员临时开放权限。

3. 实验室应制定文件化的应急预案，以便发生影响实验室提供服务能力的信息系统失效或停机时维持服务。

（邓荣春）

第五节 临床免疫学检验

临床免疫学检验包括：任何利用抗体与某物质作用而检测该物质的实验室方法以及利用特异性抗原或抗体能够结合到分析物的配体 - 结合实验。定性检验指只提供两种反应结果的检测方法（即阳性 / 阴性或者是 / 否）。免疫学定性检验是指基于物质的化学或物理特性将其识别或分类的一组操作。阳性结果只说明分析信号超过了分析阈值（检出限）或临界值（临界值的设定给出简要的敏感性和特异性组合）。免疫学定量检验领域的认可，应符合定量检验领域相关文件的要求。

一、人员

（一）标准要求

实验室应制定文件化程序，对人员进行管理并保持所有人员记录，以证明满足要求。实验室管理层应将每个岗位的人员资质要求文件化。该资质应反映适当的教育、培训、经历和所需技能证明，并且与所承担的工作相适应。对检验结果做专业判断的人员应具备适当的理论和实践背景及经验。实验室应对所有人员的岗位进行描述，包括职责、权限、相互关系和任务。实验室应有程序向新员工介绍组织及其将要工作的部门或区域、聘用的条件和期限、员工设施、健康和安全要求（包括火灾和应急事件）以及职业卫生保健服务。实验室应为所有员工提供培训，对在培人员应始终进行监督指导。应定期评估培训效果。实验室应根据所建立的标准，评估每一位员工在适当的培训后，执行所指派的管理或技术工作的能力。应定期进行再评估。必要时，应进行再培训。除技术能力评估外，实验室应确保对员工表现的评估考虑了实验室和个体的需求，以保持和改进对用户的服务质量，激励富有成效的工作关系。应对从事管理和技术工作的人员提供继续教育培训计划。员工应参加继续教育培训。应定期评估继续教育计划的有效性。员工应参加常规专业发展或其他的专业相关活动。应保持全体人员相关教育和专业资质、培训、经历和能力评估的记录。

（二）条款解读

宜专门设计对专业判断能力的评估并与目的相适应。专业判断的形式可以是意见、解释、预测、模拟、模型及数值，并符合国家、区域、地方法规和专业指南。可采用以下全部或任意方法组合，在与日常工作环境相同的条件下，对实验室员工的能力进行评估：直接观察常规工作过程和程序，包括所有适用的安全操作；直接观察设备维护和功能检查；监控检验结果的记录和报告过程；核查工作记录；评估解决问题的技能；检验特定样本，如先前已检验的样本、实验室间比对的物质或分割样本。

实施考核评估的人员宜接受适当的培训。

特殊岗位技术人员（如抗 HIV 抗体检测、产前筛查、新生儿疾病筛查等）应取得相关规范要求的上岗证。实验室技术负责人应具备足够的能力，从事医学检验（检查）工作至少 3 年（可依据适当的教育、培训、经历、职称或所需技能证明等进行能力评价）。认可的授权签字人应达到中级及以上专业技术职务资格要求，从事申请认可授权签字领域专业技术 / 诊断工作至少 3 年。实验室应制定员工能力评估的内容、方法、频次和评估标准。评估间隔以不超过 1 年为宜。对新进员工，在最初 6 个月内应至少进行 2 次能力评估。当职责变更时，或离岗 6 个月以上再上岗时，或政策、程序、技术有变更时，应对员工进行再培训和再评估，合格后才可继续上岗，并记录。

（三）典型不符合项

1. 体系文件中未针对员工岗位职责有明确规定。
2. 针对员工所从事的岗位工作未规定具体的资质要求。
3. 针对新进员工或离岗 6 个月以上员工未进行培训、考核及能力评估。
4. 能力评估时未包括员工表现的内容。
5. 特殊岗位（HIV 抗体初筛）工作人员未按相关技术规范取得上岗证。
6. 不能提供员工技术档案规定内容的记录。

（四）不符合项分析

人员管理的要求明确、具体，针对不同岗位应该有明确、细致的资质要求、培训、考核及能力评估的文件规定。实验室应该严格按照认可规范性文件、体系文件履行人员管理的各项规定并及时形成有效记录，否则容易出现在人员管理方面的不符合项。针对出现的不符合项，应该从文件规定、具体实施、实施效果等方面分析存在的主客观原因，制定有针对性地纠正、纠正措施，适时启动预防措施，保证整改效果持续满足规定要求。

（五）工作建议

实验室应该组织学习有关人员要素的相关条款要求，将细化的管理要求全部体现在实验室质量管理体系文件中，不应该有文件规定上的疏漏之处。在保证文件符合性的基础上，有专门的部门或人员负责实验室或各专业实验室的人员管理工作，按规定组织实施人员资质审定、档案管理、培训、考核、能力评估、授权等工作，并督促及时完成档案、记录的填写和归档审核。

二、设施和环境条件

（一）标准要求

实验室应分配开展工作的空间，其设计应确保用户服务的质量、安全和有效，以及实验室员工、患者和来访者的健康和安全。实验室应评估和确定工作空间的充分性和适宜性。在实验室主场所外的地点进行的原始样本采集和检验，例如，实验室管理下的床旁检验，也应提供类似的条件（适用时）。实验室及相关办公设施应提供与开展工作相适应的环境，以确保满足以下条件：对进入影响检验质量的区域进行控制；应保护医疗信息、患者样本、实验室资源，防止未授权访问；检验设施应保证检验的正确实施。这些设施可包括能源、照明、通风、噪声、供水、废物处理和环境条件；实验室内的通信系统与机构的规模、复杂性相适应，以确保信息的有效传输；提供安全设施和设备，并定期验证其功能。

储存空间和条件应确保样本材料、文件、设备、试剂、耗材、记录、结果和其他影响检验结果质量的物品的持续完整性。应以防止交叉污染的方式储存检验过程中使用的临床样本和材料。危险品的储存和处置设施应与物品的危险性相适应，并符合适用要求的规定。应有足够的洗手间、饮水处和储存个人防护装备和衣服的设施。患者样本采集设施应有隔开的接待 / 等候和采集区。这些设施应考虑患者的隐私、舒适度及需求（如残疾人通道，盥洗设施），以及在采集期间的适当陪伴人员（如监护人或翻译）。执行患者样本采集程序（如采血）的设施应保证样本采集方式不会使结果失效或对检验质量有不利影响。样本采集设施应配备并维护适当的急救物品，以满足患者和员工需求。

实验室应保持设施功能正常、状态可靠。工作区应洁净并保持良好状态。有相关的规定要求，或可能影响样本、结果质量和 / 或员工健康时，实验室应监测、控制和记录环境条件。应关注与开展活动相适宜的光、无菌、灰尘、有毒有害气体、电磁干扰、辐射、湿度、电力供应、温度、声音、振动水平和工作流程等条件，以确保这些因素不会使结果无效或对所要求的检验质量产生不利影响。相邻实验室部门之间如有不相容的业务活动，应有效分隔。在检验程序可产生危害，或不隔离可能影响工作时，应制定程序防止交叉污染。必要时，实验室应提供安静和不受干扰的工作环境。

（二）条款解读

实验室应实施安全风险评估，如果设置了不同的控制区域，应制定针对生物、化学、放射及物理等危害的防护措施及合适的警告。进入控制区域宜考虑安全性、保密性、质量和通行做法。如可能，实验室宜提供空间以供员工活动，如会议、学习和休息。适用时，应配备必要的安全设施如生物安全柜、通风设施，以及口罩、帽子、手套等个人防护用品。应急疏散装置、冷藏或冷冻库中的对讲机和警报系统、便利的应急淋浴和洗眼装置等。用以保存临床样本和试剂的设施应设置目标温度（必要时包括湿度）和允许范围，并记录。实验室应有温（湿）度失控时的处理措施并记录。易燃易爆、强腐蚀性等危险品，特殊传染病阳性样本按有关规定分别设库，单独贮存，双人双锁，并有完善的登记和管理制度。

患者样本采集设施应将接待 / 等候和采集区分隔开，并满足国家法律法规或者医院伦理委员会对患者隐私保护的要求。某些样本采集设施可能需要配备适当的复苏设备。

应依据所用分析设备和实验过程的要求，制定环境温（湿）度控制要求并记录。应有温（湿）度失控时的处理措施并记录。应依据用途（如试剂用水、分析仪用水），参考国家 / 行业标准如 WS/T 574，制定适宜的水质标准（如电导率或电阻率、微生物含量等），并定期监测。必要时，实验室可配置不间断电源（UPS）和 / 或双路电源以保证关键设备（如需要控制温度和连续监测的分析仪、培养箱、冰箱、实验室信息系统（LIS）服务器和数据处理有关的计算机等）的正常工作。

（三）典型不符合项

1. 实验室没有设置存放个人物品的区域。
2. 实验室用于存放试剂的库房缺少温（湿）度监控记录。
3. 实验室温度、湿度控制范围的设定不能提供设定依据和相关记录。
4. 实验室未制定水质控制标准。
5. 实验室不能提供 UPS（设备编号 ××××××）的日常维护和保养记录。
6. 实验室未制定针对温（湿）度失控的纠正措施。
7. 实验室未按照规定对控制区域进行明确划分。
8. 样本采集区域没有采集者隐私保护的设施。
9. 常温保存的 ×× 试剂随处堆放，没有设定专门的存放区域。

（四）不符合项分析

针对实验室设施和环境相关条款的要求理解不到位、不准确，体系文件规定不明确、执行不到位，硬件条件缺陷等原因导致在实验室设施与环境方面出现不符合项。个别实验室优先保证实验室区域的设施环境条件，忽视了员工生活区设施环境条件的提供，导致生活区面积小、设施差、物品摆放杂乱等情况比较突出，也容易出现针对本条款的不符合项。个别实验室认为样本采集是临床护士的工作，门诊采集区域未设置有保护隐私的设施或房间，针对有隐私保护的要求不能实现，不符合本条款的规定。

（五）工作建议

实验室要认真研读有关实验室设施与环境的条款，并将规范性文件中的相关要求结合实验室实际情况明确规定于体系文件，按照“5W1H”（何事、何因、何时、何人、何地、何法）的编写原则规定各项内容。文件颁布执行后，定期关注实验室设施与环境相关规定是否落实到位，人员知晓、掌握情况及实施情况是否满足文件规定。针对存在的不符合项应及时制定行之有效的纠正措施并监督落实到位，确保持续符合规定。

三、实验室设备、试剂和耗材

（一）标准要求

实验室应制定设备、试剂和耗材选择、购买和管理的文件化程序。实验室应配备其提供服务所需的全部设备（包括样本采集、样本准备、样本处理、检验和储存）。如实验室需要使用非永久控制的设备，实验室管理层也应确保符合本准则的要求。必要时，实验室应更换设备，以确保检验结果质量。实验室应在设备安装和使用前验证其能够达到必要的性能，并符合相关检验的要求。每件设备应有唯一标签、标识或其他识别方式。设备应始终由经过培训的授权人员操作。设备使用、安全和维护的最新说明，包括由设备制造商提供的相关手册和使用指南，应便于获取。

实验室应有设备安全操作、运输、储存和使用的程序，以防止设备污染或损坏。实验室应制定文件化程序，对直接或间接影响检验结果的设备进行校准。实验室应制定文件化的预防性维护程序，该程序至少应遵循制造商说明书的要求。设备应维护处于安全的工作条件和工作顺序状态，应包括检查电气安全、紧急停机装置（如有），以及由授权人员安全操作和处理化学品、放射性物质和生物材料。至少应使用制造商的计划和/或说明书。

当发现设备故障时，应停止使用并清晰标识。实验室应确保故障设备已经修复并验证，表明其满足规定的可接受标准后方可使用。实验室应检查设备故障对之前检验的影响，并采取应急措施或纠正措施。在设备投入使用、维修或报废之前，实验室应采取适当措施对设备去污染，并提供适于维修的空间和适当的个人防护设备。当设备脱离实验室的直接控制时，实验室应保证在其返回实验室使用之前验证其性能。由设备直接引起的不良事件和事故，应按要求进行调查并向制造商和监管部门报告。应保存影响检验性能的每台设备的记录。设备记录应按实验室记录控制程序的要求，在设备使用期或更长时期内保存并易于获取。实验室应制定文件化程序用于试剂和耗材的接收、储存、验收试验和库存管理。

当实验室不是接收单位时，应核实接收地点具备充分的储存和处理能力，以保证购买的物品不会损坏或变质。实验室应按制造商的说明储存收到的试剂和耗材。每当试剂盒的试剂组分或试验过程改变，或使用新批号或新货运号的试剂盒之前，应进行性能验证。影响检验质量的耗材应在使用前进行性能验证。实验室应建立试剂和耗材的库存控制系统。库存控制系统应能将未经检查和不合格的试剂和耗材与合格的分开。试剂和耗材的使用说明包括制造商提供的说明书，应易于获取。由试剂或耗材直接引起的不良事件和事故，应按要求进行调查并向制造商和相应的监管部门报告。应保存影响检验性能的每一试剂和耗材的记录。

（二）条款解读

本要求适用于：实验室使用的设备、租用设备或在相关或移动设施中由实验室授权的其他人员使用的设备。每台设备均应建立设备记录，包括但不限于以下内容：设备标识；制造商名称、型号和序列号或其他唯一标识；供应商或制造商的联系方式；接收日期和投入使用日期；放置地点；接收时的状态（如新设备、旧设备或翻新设备）；制造商说明书；证明设备纳入实验室时最初可接受使用的记录；已完成的保养和预防性保养计划；确认设备可持续使用的性能记录；设备的损坏、故障、改动或修理。

以上提及的性能记录应包括全部校准和/或验证的报告/证书复件，包含日期、时间、结果、调整、接受标准以及下次校准和/或验证日期，以满足本条款的部分或全部要求。设备应按制造商的建议进行外部校准，校准可参考 ISO 17511 以及相关专业领域国家/行业标准的要求，至少对测量结果有重要影响的性能进行校准，如加样、检测、温控等。设备校准的内容包括：使用条件和制造商的使用说明；记录校准标准的计量学溯源性和设备的可溯源性校准；定期验证要求的测量准确度和测量系统功能；记录校准状态和再校准日期；当校准给出一组修正因子时，应确保之前的校准因子得到正确更新；安全防护以防止因调整和篡改而使检验结果失效。

计量学溯源性应追溯至可获得的较高计量学级别的参考物质或参考程序。追溯至高级别参考物质或参考程序的校准溯源文件可以由检验系统的制造商提供。只要使用未经过修改的制造商检验系统和校准程序，该份文件即可接受。当计量学溯源不可能或无关时，应用其他方式提供结果的可信度，包括但不限于以下方法：使用有证标准物质；经另一程序检验或校准；使用明确建立、规定、确定了特性的并由各方协商一致的协议标准或方法。

检验项目校准及校准验证周期应遵循制造商建议；在试剂批号改变、失控处理需要时、仪器重要部件更换后应再做项目校准。

设备发生故障后，应首先分析故障原因，确认设备故障是否影响了方法学性能。故障修复后，可通过以下合适的方式进行相关的检测、验证：可校准的项目实施校准验证，必要时，实施校准；质控物检测；与其他仪器或方法比对；以前检验过的样本再检验。

实验室制定的试剂和耗材的管理程序，应有明确的判断符合性的方法和质量标准。实验室应选用有国家批准文号的试剂，特殊项目如艾滋病抗体初筛试剂等应有批批检定合格证书。应保留制造商提供的试剂性能参数。自制质控物应有制备程序，包括稳定性和均一性的评价方案，以及配制和评价记录。不同批号、相同批号不同试剂盒、同一试剂盒内的不同组分不应混用，如果混用则实验室应提供混用的方法及确认程序和结果。新批号试剂和同批号不同货运号试剂，应与之前或正在应用的旧批号、旧试剂用适宜检测区间内的患者样本或质控物进行平行检测比对。用于定性检验的试剂，选择阴性和弱阳性的样本或质控物进行试剂批号验证；用于定量检验的试剂，应进行新旧试剂批间差验证。

（三）典型不符合项

1. 实验室未按规定进行定期校准或校准内容不符合规定。
2. 实验室设备记录缺少规定内容、设备标签内容有缺项。
3. 实验室设备故障修复后未进行验证。
4. 实验室试剂管理、保存、使用不符合规定。
5. 实验室试剂新旧批号未进行平行验证。
6. 实验室自制质控物无自制文件规定、无性能评估记录。
7. 实验室定性试剂存在不同批号混用但提供不出评估记录。
8. 实验室耗材使用前未进行质量检查和性能验证。

（四）不符合项分析

实验室仪器、试剂和耗材的管理、使用规定较多，细节繁杂，千头万绪，容易出现疏漏和不符合。针对仪器管理和使用，要严格按照准则条款要求建立完整的程序文件、SOP文件，细化管理、使用规定；按要求建立设备档案、清单、标识等记录；规范进行校准、维护、保养、维修以及故障评估与验证。针对试剂和耗材，要建立质量检查、验收的规定，执行并形成记录；不同批号、同批号不同货运号的试剂使用前的“平行”验证、项目校准、质控等的规范操作及记录等内容是容易出现不符合的常见情形。

（五）工作建议

医学实验室仪器种类、品牌众多，原理、方法不尽相同，进口、国产来源不同，参数、性能差异较大，管理、使用难度较大。实验室应该分门别类，根据仪器生产商的建议和说明书、用户手册的内容要求，明确进行规定。针对实验室仪器管理的法规、认可规范性文件的内容要求做好仪器管理、使用，按照规定做好校准、性能验证、质量保证等工作，并做好记录。

四、检验前过程

（一）标准要求

实验室应制定检验前活动的文件化程序和信息，以保证检验结果的有效性。实验室应为患者和用户提供实验室服务的信息。实验室应向患者和用户提供包括需进行的临床操作的解释等信息，以使其知情并同意。需要时，应向患者和用户解释提供患者和家庭信息的重要性。申请单或电子申请单应留有空间以填入必要内容。实验室应制定针对口头申请检验的文件化程序，包括在规定时限内提供申请单（或电子申请单）进行确认。实验室在澄清用户的申请内容时，应有意愿与用户或其代表进行合作。

实验室应制定正确采集和处理原始样本的文件化程序。文件化程序应可供负责原始样本采集者使用，不论其是否为实验室的员工。当按照用户要求，文件化采集程序的内容发生偏离、省略和增加时，应记录并纳入含检验结果的所有文件中，并通知相关的人员。实验室对采集前活动的指导应包括以下内容：申请单或电子申请单的填写；患者准备（如为护理人员、采血者、样本采集者或患者提供的指导）；原始样本采集的类型和量，原始样本采集所用容器及必需添加物；特殊采集时机（需要时）；影响样本采集、检验或结果解释，或与其相关的临床资料（如用药史、用药时间等）。

实验室对采集活动的指导应包括以下内容：接受原始样本采集的患者身份的确认；确认患者符合检验前要求，例如：禁食、用药情况（最后服药时间、停药时间）、在预先规定的时间或时间间隔采集样本等；血液和非血液原始样本的采集说明、原始样本容器及必需添加物的说明；当原始样本采集作为临床操作的一部分时，应确认与原始样本容器、必需添加物、必需的处理、样本运输条件等相关的信息和说明，并告知相关的临床工作人员；可明确追溯到被采集患者的原始样本标记方式的说明；原始样本采集者身份及采集日期的记录，以及采集时间的记录（必要时）；采集的样本运送到实验室之前的正确储存条件的说明；采样物品使用后的安全处置。

实验室对采集后活动的指导应包括运送样本的包装。实验室应制定文件化程序监控样本运送，确保符合以下要求：运送时间适合于申请检验的性质和实验室专业特点；保证收集、处理样本所需的特定温度范围，使用指定的保存剂，以保证样本的完整性；确保样本完整性，确保运送者、公众及接收实验室的安全，并符合规定要求。

实验室的样本接收程序应确保满足以下条件：样本可通过申请单和标识明确追溯到确定的患者或地点；应用实验室制定并文件化的样本接受或拒收的标准；如果患者识别或样本识别有问题，运送延迟或容器不适当导致样本不稳定，样本量不足，样本对临床很重要或样本不可替代，而实验室仍选择处理这些样本，应在最终报告中说明问题的性质，并在结果的解释中给出警示（适用时）；应在登记本、工作单、计算机或其他类似系统中记录接收的所有样本。应记录样本接收和 / 或登记的日期和时间。如可能，也应记录样本接收者的身份；授权人员应评估已接收的样本，确保其满足与申请检验相关的接受标准；应有接收、标记、处理和报告急诊样本的相关说明。这些说明应包括对申请单和样本上所有特殊标记的详细说明、样本转送到实验室检验区的机制、应用的所有快速处理模式和所有应遵循的特殊报告标准。所有取自原始样本的部分样本应可明确追溯至最初的原始样本。

实验室应有保护患者样本的程序和适当的设施，避免样本在检验前活动中以及处理、准备、储存期间发生变质、遗失或损坏。实验室的程序应规定对同一原始样本申请附加检验或进一步检验的时限。

（二）条款解读

对患者执行的所有程序需患者知情同意。对于大多数常规实验室程序，如患者携带申请单自行到实验室并愿意接受普通的采集程序如静脉穿刺，即可推断患者已同意。对住院患者，正常情况下，宜给予其拒绝（采集的）选择机会。特殊程序，包括大多数侵入性程序或那些有增加并发症风险的程序，需有更详细的解释，在某些情况下，需要书面同意。紧急情况时不可能得到患者的同意，此时，只要对患者最有利，可以执行必需的程序。在接待和采样期间，宜充分保护患者隐私。保护措施与申请信息的类型和采集的原始样本相适应。应包括特殊患者身份的识别，如昏迷患者、新生儿、没有监护人在场的婴幼儿和儿童患者；小儿应通过父母或监护人识别；样本采集宜参考相关规范，如 ISO/TS 20658、《全国临床检验操作规程》；以及相关国家 / 行业标准的要求，如 WS/T 359、WS/T 640、WS/T 661 等。不涉及原始样本采集和运送的实验室，当接受的样本完整性被破坏或已危害到运送者或公众的安全时，立即联系运送者并通知应采取的措施以防再次发生，即可视为满足要求。

（三）典型不符合项

1. 实验室标本采集手册缺少内容或内容不准确、不一致。
2. 实验室标本采集手册文件控制不符合规定。
3. 标本采集区域无急救物品。
4. 原始样本采集时未标注采集时间。
5. 实验室未制定样本拒收的规定。
6. 实验室未规定让步接收标本的具体内容。
7. 临床医生开具检验申请缺少临床诊断等关键信息。

（四）不符合项分析

在整个检验前过程中出现的与准则不符的规定、运行结果都将被判定为不符合。出现不符合项的主要原因：实验室的体系文件中相关内容不完整、与准则要求不一致；规定内容与实际情况不一致；工作人员（包括医生、护士、标本运送人员等）对规定内容不熟悉，操作或执行不满足规定要求；标本转运、保存等时效性不满足规定内容；采集区域没有按规定落实急救等应急措施、无保护采集者隐私的设施；实验室执行接收、拒收、让步接收比较随意，无相关标准及沟通机制等。

（五）工作建议

检验前过程的管理规定涉及样本采集的全过程以及相关工作的人、机、料、法、环等方面的质量保证，实验室首先需要把相关的规定以体系文件的形式予以明确，并针对申请开具、采集的相关人员提供规范性操作文件，并通过进行培训使其掌握所有内容，确保申请开具、样本采集、运送、保存等过程满足准则条款的规定。实验室应确保标本运送过程、时效性等满足检测要求，尽可能避免让步标本或不合格标本被实验室接受、检测。在此项工作中极容易出现如上所示的不符合项，实验室必须仔细学习、理解条款规定，逐一梳理、核对条款规定是否在体系文件中予以明确规定并落实到位。

五、检验过程

（一）标准要求

实验室应选择预期用途经过确认的检验程序，应记录检验过程中从事操作活动的人员身份。每一检验程序的规定要求（性能特征）应与该检验的预期用途相符。在常规应用前，应由实验室对未加修改而使用的已确认的检验程序进行独立验证。实验室应从制造商或方法开发者获得相关信息，以确定检验程序的性能特征。实验室进行的独立验证，应通过获取客观证据（以性能特征形式）证实检验程序的性能与其声明相符。验证过程证实的检验程序的性能指标，应与检验结果的预期用途相关。实验室应将验证程序文件化，并记录验证结果。验证结果应由适当的授权人员审核并记录审核过程。实验室应对以下来源的检验程序进行确认：非标准方法；实验室设计或制定的方法；超出预定范围使用的标准方法；修改过的确认方法。

方法确认应尽可能全面，并通过客观证据（以性能特征形式）证实满足检验预期用途的特定要求。实验室应将确认程序文件化，并记录确认结果。确认结果应由授权人员审核并记录审核过程。当对确认过的检验程序进行变更时，应将改变所引起的影响文件化，适当时，应重新进行确认。

实验室应为检验过程中用于报告患者样本被测量值的每个测量程序确定测量不确定度。实验室应规定每个测量程序的测量不确定度性能要求，并定期评审测量不确定度的评估结果。实验室在解释测量结果量值时应考虑测量不确定度。需要时，实验室应向用户提供测量不确定度评估结果。当检验过程包括测量步骤但不报告被测量值时，实验室宜计算有助于评估检验程序可靠性或对报告结果有影响的测量步骤的测量不确定度。

实验室应规定生物参考区间或临床决定值，将此规定的依据文件化，并通知用户。当特定的生物参考区间或决定值不再适用服务的人群时，应进行适宜的改变并通知用户。如果改变检验程序或检验前程序，实验室应评审相关的参考区间和临床决定值（适用时）。

检验程序应文件化，并应用实验室员工通常理解的语言书写，且在适当的地点可以获取。任何简要形式文件（如卡片文件或类似应用的系统）的内容应与文件化程序对应。所有与检验操作相关的文件，包括程序文件、纪要文件、简要形式文件和产品使用说明书，均应遵守文件控制要求。除文件控制标识外，检验程序文件应包括：检验目的；检验程序的原理和方法；性能特征；样本类型（如血浆、血清、尿液）。当实验室拟改变现有的检验程序，而导致检验结果或其解释可能明显不同时，在对程序进行确认后，应向实验室服务的用户解释改变所产生的影响。

（二）条款解读

检验程序的验证首选程序可以是体外诊断医疗器械使用说明中规定的程序，公认/权威教科书、经同行审议过的文章或杂志发表的，国际公认标准或指南中的，或国家、地区法规中的程序，以及CNAS相关指南要求。检验程序的性能特征宜包括：测量正确度、测量准确度、测量精密度（含测量重复性和测量中间精密度）、测量不确定度、分析特异性（含干扰物）、分析灵敏度、检出限和定量限、测量区间、诊断特异性和诊断灵敏度。定量检验程序的分析性能验证内容至少应包括正确度、精密度和可报告范围；定性检验程序的分析性能验证内容至少应包括符合率，适用时，还应包括检出限、灵敏度、特异性等。

与实际测量过程相关联的不确定度分量从接收样本启动测量程序开始，至输出测量结果终止。测量不确定度可在中间精密度条件下通过测量质控物获得的量值进行计算，这些条件包括了测量程序标准操作中尽可能多而合理的常规变化，例如：不同批次试剂和校准物、不同操作者和定期仪器维护。测量不确定度评估结果实际应用的例子，可包括确认患者结果符合实验室设定的质量目标，将患者结果与之前相同类型的结果或临床决定值进行有意义的比对。

实验室规定参考区间时，宜依据相关国家/行业标准。生物参考区间评审内容应包括：参考区间来源、检测系统一致性、参考人群适用性等，评审应有临床医生参加。临床需要时，宜根据性别、年龄等划分参考区间。如果建立参考区间，样本数量应不少于 120 例，若分组，每组的样本数量应不少于 120 例。验证参考区间时，每组的样本数量应不少于 20 例。

（三）典型不符合项

1. 实验室未将检验过程条款的全部要求纳入体系文件。
2. 实验室未规定检验程序定期评审的周期、内容要求等。
3. 实验室未规定检验程序撰写的内容要求、修订、批准等流程。
4. 实验室未在程序文件中对性能验证相关内容作出规定。
5. 实验室执行比对、性能验证时各组执行情况不一致。
6. 实验室未对不同检测方法检测同一项目进行比对。
7. 实验室手工项目未进行人员比对。
8. 实验室未进行生物参考区间评审或验证。
9. 针对定量项目未对不确定度进行评定。
10. 实际工作中未按检验程序规定的步骤进行实验操作。

（四）不符合项分析

实验室对于检验过程的规定不熟悉、理解不到位，文件撰写不完善，执行不彻底等原因均会导致以上不符合项的出现。检验过程条款内容繁多，要求明确，涉及各个亚专业，细节内容既有共性又有特性，需要分别予以明确。确认细节规定后，应该通过人员培训、加强监督等措施确保各项规定执行到位。针对出现的不符合项，切实整改并持续维持。

（五）工作建议

检验过程即通常所讲的“检验中”内容，涉及实验室“人、机、料、法、环”诸要素，涵盖检验各个亚专业，因其方法学不同，专业特性等区别，检验过程的内容也不尽相同。实验室首先应该将本条款所列内容要求全部体现在体系文件之中，并结合各个亚专业的特点尽可能分别予以规定、明确。针对质量手册、程序文件等的要求，各专业组应在 SOP 文件中细化其要求并严格执行。技术管理部门应定期监督各项规定是否能够按文件要求落实到位。针对存在的规定不符、执行不到位等情况要及时制定纠正措施并切实整改到位，确保其过程符合认可要求。

六、检验结果质量的保证

（一）标准要求

实验室应设计质量控制程序以验证达到预期的结果质量。实验室应使用与检验系统响应方式尽可能接近患者样本的质控物。应定期检验质控物。检验频率应基于检验程序的稳定性和错误结果对患者危害的风险而确定。只要可能，实验室宜选择临床决定值水平或与其值接近的质控物浓度，以保证决定值的有效性。宜考虑使用独立的第三方质控物，作为试剂或仪器制造商提供的质控物的替代或补充。

实验室应制定程序以防止在质控失控时发出患者结果。当违反质控规则并提示检验结果可能有明显临床错误时，应拒绝接受结果，并在纠正错误情况并验证性能合格后重新检验患者样本。实验室还应评估最后一次成功质控活动之后患者样本的检验结果。应定期评审质控数据，以发现可能提示检验系统问题的检验性能变化趋势。发现此类趋势时应采取预防措施并记录。宜尽量采用统计学和非统计学过程控制技术连续监测检验系统的性能。

实验室应参加适于相关检验和检验结果解释的实验室间比对计划（如外部质量评价计划或能力验证计划）。实验室应监控实验室间比对计划的结果，当不符合预定的评价标准时，应实施纠正措施。实验室宜参加满足 GB/T 27043，ISO/IEC 17043 相关要求的实验室间比对计划。实验室应建立参加实验室间比对的程序并文件化。该程序包括职责规定、参加说明，以及任何不同于实验室间比对计划的评价标准。实验室选择的实验室间比对计划应尽量提供接近临床实际的、模拟患者样本的比对试验，具有检查包括检验前和检验后程序的全部检验过程的作用。

当无实验室间比对计划可利用时，实验室应采取其他方案并提供客观证据确定检验结果的可接受性。这些方案应尽可能使用适宜的物质。适宜物质可包括：有证标准物质 / 标准样本；以前检验过的样本；细胞库或组织库中的物质；与其他实验室的交换样本；实验室间比对计划中日常测试的质控物。

实验室间比对样本的分析实验室应尽量按日常处理患者样本的方式处理实验室间比对样本。实验室间比对样本应由常规检验患者样本的人员用检验患者样本的相同程序进行检验。实验室在提交实验室间比对数据日期之前，不应与其他参加者互通数据。实验室在提交实验室间比对数据之前，不应将比对样本转至其他实验室进行确认检验，尽管此活动经常用于患者样本检验。

应评价实验室在参加实验室间比对中的表现，并与相关人员讨论。当实验室表现未达到预定标准（即存在不满意成绩）时，员工应参与实施并记录纠正措施。应监控纠正措施的有效性。应评价参加实验室间比对的结果，如显示出存在潜在不符合的趋势，应采取预防措施。

应规定比较程序和所用设备和方法，以及建立临床适宜区间内患者样本结果可比性的方法。此要求适用于相同或不同的程序、设备、不同地点或所有这些情况。在测量结果可溯源至同一标准的特定情况下，如校准物可互换，则认为结果具有计量学可比性。当不同测量系统对同一被测量给出不同测量区间以及变更检验方法时，实验室应告知结果使用者在结果可比性方面的任何变化并讨论其对临床活动的影响。实验室应对比较的结果进行整理、记录，适当时，迅速采取措施。应对发现的问题或不足采取措施并保存实施措施的记录。

（二）条款解读

宜参考相关国家 / 行业标准建立质量控制程序，如 WS/T 641，内容包括：质控规则；质控物的类型、浓度和检测频次；质控物位置（适用时，如酶联免疫试验用质控物应随机放置且应覆盖检测孔位）；质控记录。质控物可为商品化质控物或自制质控物。定性检测项目，每次实验应设置阴性、弱阳性和 / 或阳性质控物；定量检测项目，应至少使用两个浓度水平（正常和异常水平）的质控物。

质控物选择：阴性、阳性质控物为外对照用于监控实验的有效性，实验室在选择时应考虑类型（宜选择人血清基质，避免工程菌或动物源性等的基质）、浓度（弱阳性质控物浓度宜在 2 ~ 4 倍临界值，阴性质控物浓度宜在 0.5 倍临界值左右）、稳定性（宜选择生产者声明在一定保存条件下如 2 ~ 8℃或 – 20℃以下，有效期为 6 个月以上）、均一性。实验室制定程序时宜参考相关国家 / 行业标准，如 WS/T 641。应制定室内质量控制程序，可参照 GB/T 20468—2006《临床实验室定量测定室内质量控制指南》，内容包括：使用恰当的质控规则，检查随机误差和系统误差；质控物的类型、浓度和检测频次；应通过实验室实际检测，确定质控物的均值和标准差；更换质控物批号时，应新旧批号平行测定，获得 20 个以上数据后，重新确定新批号质控物的均值。

绘制室内质控图，可使用 Levey-Jennings 质控图和 / 或 Z 分数图。质控图应包括质控结果、质控物名称、浓度、批号和有效期、质控图的中心线和控制界线、分析仪器名称和唯一标识、方法学名称、检验项目名称、试剂和校准物批号、每个数据点的日期和时间、干预行为的记录、质控人员及审核人员的签字。应制定程序对失控进行分析并采取相应的措施，应检查失控对之前患者样本检测结果的影响。定量检测项目的质控数据可利用质控图进行统计分析，包括质控结果、质控物名称、浓度、批号和有效期、质控图的中心线和控制界线、分析仪器名称和唯一标识、方法学名称、检验项目名称、试剂和校准物批号、每个数据点的日期和时间、干扰行为的记录、质控人员及审核人员的签字、失控时的分析处理程序和纠正措施等，质控规则应确保试验的稳定性和检验结果的可靠性。定性检测项目的质控数据应包括阴、弱阳性和 / 或阳性结果是否符合预期。

质控判定规则：肉眼判断结果的规则，阴性、阳性质控物的检测结果分别为阴性和阳性即表明在控，相反则为失控。滴度（稀释度）判定结果的规则：阴性质控物必须阴性，阳性质控物结果在上下 1 个滴度（稀释度）内，为在控。数值或量值判定结果的规则：可以使用肉眼判断结果的规则；也可以使用统计学质控规则，至少利用一个偶然误差及一个系统误差规则。阴、阳性质控物的检测结果必须分别为阴性和阳性。

实验室应满足卫生行政管理部门对能力验证 / 室间质评的相关规定，应按照要求参加相应的能力验证 / 室间质评，只要存在可获得的能力验证活动，医学实验室参加能力验证活动的频次应满足如下要求：对于申请初次认可和扩大认可范围的实验室，基于可获得的能力验证活动开展频次，申请认可的每个检验（检查）项目，从申请认可之日计算，前 1 年内应至少参加 1 ~ 2 次能力验证活动。对于监督评审和复评审的实验室，基于可获得的能力验证活动开展频次，获准认可的每个检验（检查）项目在 1 个认可周期内应至少参加 1 ~ 2 次能力验证活动；如可获得的能力验证活动开展频次≥ 2 次 /a，获准认可的每个检验（检查）项目，每年应至少参加 2 次能力验证活动。

应保留参加能力验证 / 室间质评的结果和证书。实验室负责人或指定人员应监控能力验证 / 室间质评活动的结果，并在结果报告上签字。能力验证 / 室间质评不可获得的检验（检查）项目，可通过与其他实验室（如已获认可的实验室或其他使用相同检测方法的同级别或高级别实验室）比对的方式确定检验结果的可接受性，并规定比对实验室的选择原则、比对样本数量、比对频次、判断标准等。如果与其他实验室的比对不可行，实验室应制定评价检验（检查）结果与临床诊断一致性的方法，判断检验结果的可接受性，并记录。

实验室内部结果比对的程序文件应规定比对条件、周期、样本类型及数量、比对方案、判断标准及相关措施，可参考相关国家 / 行业标准，如 WS/T 407。应规定由多个人员进行的手工检验项目比对的方法和判断标准，定期（至少每 6 个月 1 次，每次至少 5 份临床样本）进行检验人员的结果比对、考核。比对记录应由授权人员审核并签字，并至少保留 2 年。

规定比对实验室的选择原则；样本数量：至少 5 份，包括阴性和阳性；频率：至少每年 2 次；判定标准：应有≥ 80% 的结果符合要求；结果不一致时，应分析不一致的原因，必要时，采取有效的纠正措施，并定期评价实验室间比对对其质量的改进作用，保留相应的记录。

如果采用手工操作或同一项目使用两套及以上检测系统时，应至少每年 1 次进行实验室内部比对，包括人员和不同方法 / 检测系统间的比对，至少选择 2 份阴性标本（至少 1 份其他标志物阳性的标本）、3 份阳性标本（至少含弱阳性 2 份）进行比对，评价比对结果的可接受性。出现不一致，应分析原因，并采取必要的纠正指施，及评估纠正指施的有效性。有相应的记录。实验室用两套及以上检测系统检测同一项目时，应有比对数据表明其检测结果的一致性，实验方案可参考 WS/T 407—2012《医疗机构内定量检验结果的可比性验证指南》，或比对频次每年至少 1 次，样本数量不少于 20，浓度水平应覆盖测量范围；比对结果的偏倚应符合要求。比对结果不一致时，应分析原因，并采取必要的纠正措施，及评估纠正指施的有效性。使用不同参考区间的检测系统间不宜进行结果比对。适用时，性能指标应不低于国家标准、行业标准或地方法规的要求，如 WS/T 403—2012。

检测系统不精密度要求：以能力验证 / 室间质评评价界限作为允许总误差（TEa），建议重复性精密度 <1/4TEa；中间（室内）精密度 <1/3TEa；或小于规定的不精密度。

实验室内分析系统间不定期比对（如设备故障修复后）要求：样本数 $n \geqslant 5$，浓度应覆盖测量范围，包括医学决定水平，至少 4 份样本测量结果的偏差 <1/2TEa；或小于规定的偏倚。

实验室内分析系统间定期比对要求：样本数 $n \geqslant 20$，浓度应覆盖测量范围，包括医学决定水平，计算回归方程，计算在医学决定性水平下的系统误差（偏倚 %），应 <1/2TEa。

留样再测判断标准：依据检测项目样本稳定性要求选取长期限样本，$n \geqslant 5$，覆盖测量范围，考虑医学决定水平，至少 4 份样本测量结果的偏差 <1/3Tea。

没有标准和室间质评要求时，实验室间结果比对合格标准可依据制造商声明的性能标准而制定。

（三）典型不符合项

1. 实验室质量控制程序规定与相关标准、指南内容不符。
2. 实验室采用自制质控物，未制定自制质控物制备规定。
3. 实验室质量控制图缺少关键内容。
4. 实验室室内质控图控制线设定依据厂家推荐数值而非通过质控数据计算。
5. 实验室针对室内质量控制的失控规则选择不满足规定。
6. 实验室未针对失控采取纠正措施。
7. 实验室针对不满意的室间质量评价结果未采取纠正措施。
8. 实验室针对不同仪器、不同方法检测同一项目未进行比对以评估检测结果的一致性。
9. 实验室性能验证报告中内容有缺项或验证方法不符合规范要求。
10. 实验室年度人员比对时使用的 2 份阴性标本，不能体现选择了至少 1 份其他标志物阳性的阴性标本。

（四）不符合项分析

针对检验结果质量的保证规定有缺陷、不完整、不准确；有规定但落实不到位或不同专业组执行情况不一致；因人员能力参差不齐，相关工作完成结果、效果不一样；因管理松懈，相关工作执行时有时无，因人而异、因组而异；因人员培训、考核不到位，各人掌握文件规定情况良莠不齐，执行区别大；记录不规范、内容不完整，细节缺失、错误、不规范修改等情况；科室责任人审核、签字时效性差、签署时间前后矛盾、签字不规范等情况；以上种种均为出现不符合项的主要表现和原因，反映出实验室在针对检验结果质量的保证方面存在明显的不符合，需要切实整改，落实认可相关规定于实处，扎实做好质量保证措施，确保检验结果的质量满足要求。

（五）工作建议

实验室各个专业检测原理不同，方法各异，需要通过风险评估确定的质量保证内容也不尽相同，需要分门别类制定明确的质量保证措施并严格落实。体系文件相关规定应依据认可准则、相关指南要求、相关法律法规、国家、行业标准或公认的做法以及行政管理要求予以制定。体系文件尤其是程序文件和专业组 SOP 文件应详细规定具体的质量保证工作内容，并明确管理流程，实现闭环管理，确保各项规定能够按文件规定予以实施并评估实施效果是否满足规定。质量管理、监督部门或岗位责任人员按文件规定定期、不定期进行质量监督，就发现的问题及时督促整改，并跟踪落实情况。在内部审核、管理评审时应将质量保证措施落实情况作为输入内容，予以重点审核。

七、检验后过程

（一）标准要求

实验室应制定程序确保检验结果在被授权者发布前得到复核，适当时，应对照室内质控、可利用的临床信息及以前的检验结果进行评估。如结果复核程序包括自动选择和报告，应制定复核标准、批准权限并文件化。

实验室应制定文件化程序对临床样本进行识别、收集、保留、检索、访问、储存、维护和安全处置。实验室应规定临床样本保留的时限。应根据样本的性状、检验和任何适用的要求确定保留时间。

（二）条款解读

为便于追溯，凝胶图像和斑点杂交条带和 / 或通过扫描、拍照等方式保留的结果应作为技术记录保存，保存期限可参照相关行业要求。出于法律责任考虑，某些类型的程序可能要求对某些样本保留更长的时间。样本的安全处置应符合地方法规或有关废物管理的建议。

（三）典型不符合项

1. 实验室未规定检验原始结果留存方式。
2. 实验室未制定检后标本留存时限。
3. 实验室未规定追加检验的具体要求和实施步骤。
4. 实验室无针对检后样本的保存、处理的规定。
5. 实验室未规定结果复核程序。
6. 实验室不能提供检后样本处理的记录。

（四）不符合项分析

实验室在编撰体系文件时没有将检验后涉及的标本处置、追加检验、结果复核等详细的规定和流程写进相应的程序文件或 SOP，导致规定不清楚、有执行记录但无文件支持、有执行无相关记录等不符合项出现。工作人员对于检验后过程的相关工作重视不够，检后标本处置较随意，对相关安全工作关注不够，记录不及时、不完整，证据链不充分。对检后样本保存时限的界定不清楚，保存样本能否进行复测含糊不清，对待检项目的稳定期不清楚或缺乏来源支撑，没有实验室自行验证数据等均会导致检验后不符合项的发生。

（五）工作建议

实验室应该高度重视检验后质量保障工作，根据相关规范性文件或国家、行业标准的规定，明确规定检验标本的处理、留存时限、追加检验条件、复测时限等内容，并通过文件宣贯确保临床医护和实验室工作人员清楚知晓并严格执行。重视检验样本的规范、安全管理，规范、完整、及时形成相关记录，既要符合法律法规的规定，也要满足认可规范性文件的要求，确保检验后工作的质量。

八、结果报告

（一）标准要求

每一项检验结果均应准确、清晰、明确并依据检验程序的特定说明报告。实验室应规定报告的格式和介质（即电子或纸质）及其从实验室发出的方式。实验室应制定程序以保证检验结果正确转录。报告应包括解释检验结果所必需的信息。当检验延误可能影响患者医疗时，实验室应有通知检验申请者的方法。

实验室应确保下述报告特性能够有效表述检验结果并满足用户要求：对可能影响检验结果的样本质量的评估；按样本接受 / 拒收标准得出的样本适宜性的评估；危急值（适用时）；结果解释，适用时，可包括最终报告中对自动选择和报告结果解释的验证。

报告中应包括但不限于以下内容：清晰明确的检验项目识别，适当时，还包括检验程序；发布报告的实验室的识别；所有由受委托实验室完成的检验的识别；每页都有患者的识别和地点；检验申请者姓名或其他唯一识别号和申请者的详细联系信息；原始样本采集的日期，当可获得并与患者有关时，还应有采集时间；原始样本类型。

（二）条款解读

应定期核查LIS内的最终检验报告结果与原始输入数据是否一致，应有防止数据传输错误的程序文件和记录。应定期核查数据在处理及存储过程中是否出现错误。定期核查医生、护士工作站等检验结果查询系统中的数据与原始数据是否一致；新仪器接入LIS时要进行一定数量的仪器与LIS数据的比对；LIS中的报告格式应能提供结果解释等备注的功能。实验室负责人应对LIS中实验室报告的内容和格式进行审核、批准，并征求临床医护人员的意见。免疫实验室：特殊检验项目的结果报告应符合相关规范及标准要求，如《全国艾滋病检测技术规范》、WS/T 573等。如：当HIV抗体筛查试验呈阳性反应时，应报告“HIV抗体待复检”；当HIV抗体确证试验呈现不是阴性反应，但又不满足阳性判断标准时，应报告“HIV抗体不确定（±）”，并在备注中注明进一步检测的建议，如“4周后复查”；产前筛查报告应由两个以上相关技术人员核对后方可签发，其中审核人应具备副高级以上检验或相关专业的技术职称。

（三）典型不符合项

1. 实验室报告程序的内容不满足条款要求。
2. 实验室报告内容有缺项。
3. 实验室报告审核的规定不符合条款要求。
4. 实验室确定的报告时限未经过服务协议评审，是实验室单方面做出的规定。
5. 实验室未规定取消审核或追回报告的处理程序。
6. HIV抗体检测报告不满足《全国艾滋病检测技术规范》要求。
7. 审核报告的人员未经过科室授权。
8. 实验室未对“口头报告”做出规定。

（四）不符合项分析

实验室容易忽视结果报告的相关文件规定，容易按照以往的工作习惯进行结果报告操作，没有按照条款要求细化文件规定，结果报告流程比较随意。针对纸质报告的规定显示内容没有进行逐项梳理和规范，容易疏漏诸如临床诊断、设备信息、标本接收、样本状态、检测、报告发放时间等必要信息。针对各个项目的报告时限或检测周期、频次等实验室未经过与临床进行服务协议评审而自行规定，且未做到人人知晓，会出现标本不能及时检测放置在实验室，而实验室未对放置是否会影响检测结果进行评估。针对HIV抗体等特殊报告未按照规定进行结果报告，需要确证的HIV抗体结果等待时间较长，引起临床和患者的不满。以上原因会直接导致在结果报告方面出现不符合项，极易导致患者投诉或医疗纠纷，应该引起实验室的高度重视。

（五）工作建议

实验室认真学习准则条款的全部内容，结合实验室实际情况，制定满足条款要求的针对结果报告的体系文件规定，针对不同专业的报告流程和检验频次、报告周期确定所有项目的报告时间，通过服务协议评审得到医院主管部门、临床医护的认可后予以公布并遵照执行。通过人员文件宣贯、培训、考核，确保实验室工作人员熟知所有文件规定内容，通过监督检查、服务对象反馈等评估执行情况，针对存在的执行不到位的情况，要及时予以纠正。其中任何执行的偏离或超时均应建立及时通报机制，第一时间通知临床或患者。实验室应定期汇总报告时限、结果错误率、追回或重发报告等数据，通过数据研判对结果报告的符合情况进行评估。发现有报告时限延长或投诉反馈率上升等趋势性变化时，应尽早干预，执行预防措施，确保结果报告满足规定和服务对象的要求。

九、结果发布

（一）标准要求

实验室应制定发布检验结果的文件化程序，包括结果发布者及接收者的详细规定。该程序应确保满足以下条件：当接收到的原始样本质量不适于检验或可能影响检验结果时，应在报告中说明；当检验结果处于规定的“警示”或“危急”区间内时：立即通知医师（或其他授权医务人员），包括送至受委托实验室检验的样本结果（见CNAS-CL02：2012《医学实验室质量和能力认可准则》4.5）；保存采取措施的记录，包括日期、时间、负责的实验室员工、通知的人员，及在通知时遇到的任何困难；结果清晰、转录无误，并报告给授权接收和使用信息的人员；如结果以临时报告形式发送，则最终报告总是发送给检验申请者；应有过程确保经电话或电子方式发布的检验结果只送达授权的接收者。口头提供的结果应跟随一份书面报告。应有所有口头提供结果的记录。

如果实验室应用结果的自动选择和报告系统，应制定文件化程序以确保规定自动选择和报告的标准。该标准应经批准、易于获取并可被员工理解；当实施自动选择和报告时，需考虑的事项包括：与患者历史数据比较有变化时需复核的结果，以及需要实验室人员进行干预的结果，如不合理结果、不可能的结果或危急值。在使用前应确认该标准可以正确应用，并对可能影响功能的系统变化进行验证；有过程提示存在可能改变检验结果的样本干扰（如溶血、黄疸、脂血）；有过程将分析警示信息从仪器导入自动选择和报告的标准中（适当时）；在发报告前复核时，应可识别选择出的可自动报告的结果，并包括选择的日期和时间；有过程可快速暂停自动选择和报告功能。

当原始报告被修改后，应有关于修改的书面说明以便：将修改后的报告清晰地标记为修订版，并包括参照原报告的日期和患者识别；使用者知晓报告的修改；修改记录可显示修改时间和日期，以及修改人的姓名；修改后，记录中仍保留原始报告的条目。已用于临床决策且被修改过的结果应保留在后续的累积报告中，并清晰标记为已修改。如报告系统不能显示修改、变更或更正、报告单打印次数，应保存修改、打印次数记录。

（二）条款解读

对某些检验结果（如某些基因检验或感染性疾病检验），可能需要特殊的咨询。实验室宜努力做到，在未经充分咨询之前，不直接将有严重临床意义的结果告知患者。屏蔽了患者所有识别的实验室检验结果可用于如流行病学、人口统计学或其他统计学分析。

LIS 应有程序能在计算机发出报告前发现危急值结果并发出预警。应通过相关程序及时通知临床（如医师、护士工作站闪屏）并记录（包括患者相关信息，危急值的接收者、接收的日期和时间，以及实验室通知者、通知的日期和时间）。LIS 宜有程序能在计算机发出报告前发现不合理或不可能的结果，患者数据修改后，原始数据应能显示。LIS 中应能显示患者的历史数据，以备检验人员在报告审核时进行检测数据的比较。

（三）典型不符合项

1. 实验室未能按照服务协议规定的报告时限发布报告且未及时通知申请者。

2. 实验室未规定危急值报告、口头报告时限。

3. 实验室针对肿瘤、血液等患者血常规的危急值多次报告的处理流程没有征求医生意见，临床科室多次提出异议实验室未采取相关措施。

4. 实验室信息系统不能显示或查询修改前的结果。

5. 实验室未规定修改结果权限。

6. 实验室自动审核报告规则未经过验证即开始启用。

7. 实验室未对急诊夜班报告由一人审核发放进行规定。

8. 实验室报告中缺少临床诊断、检测设备、方法等关键信息。

9. 实验室多台同型号仪器发放报告无法追溯具体设备。

10. 实验室门诊危急值报告不能及时通知到患者或接诊医生。

（四）不符合项分析

面对大量的检测标本，日益提高的服务要求和尽可能快的报告时限压力，实验室工作人员在实际工作中容易出现疏漏或差错；实验室结果发布流程规定过于笼统、不够具体和详细，导致工作人员执行时因人而异的情况比较突出；体系建设之初针对细节方面关注不够，后期评审、内审没有发现结果发布中尚存在纰漏；以往的工作重心放在了检验结果保证等方面，对检验结果报告、结果发布等关注度较低；在结果发布方面较少出现投诉、不符合，盲目认为此方面问题不大等是常见的出现结果发布条款不符合项的原因。

（五）工作建议

结果发布是检验中控制的最后一个环节，与检验后工作无缝连接，既要保证及时发布，又要保证做到确认无误。针对危急值或特殊结果的发布，应在保证时效性的同时，确保准确可靠。不能简单以复测作为复核检测结果的唯一方式，在检测系统具备较好的稳定性前提下，应把复核重点放在评估检测结果与临床诊断、患者临床表现（及时联系临床）的符合性上，而非评判检测系统的稳定性和质控、质评结果上，否则检测的准确性无法满足临床诊断的准确性要求。严格按照既定文件的规定及时发布检验结果，定期评估自动审核、复检等规则的有效性；通过定期报告时限符合率等指标的统计分析评估结果发布的及时、有效性。关注针对检验结果、报告时限的相关投诉与意见，及时纠正存在的不符合项，能力提升结果报告、发布的工作质量。

十、实验室信息管理

（一）标准要求

实验室应能访问满足用户需要和要求的服务所需的数据和信息。实验室应有文件化程序以确保始终能保持患者信息的保密性。实验室应确保规定信息系统管理的职责和权限，包括可能对患者医疗产生影响的信息系统的维护和修改。实验室应规定所有使用系统人员的职责和权限，特别是从事以下活动的人员：访问患者的数据和信息；输入患者数据和检验结果；修改患者数据或检验结果；授权发布检验结果和报告等。用于收集、处理、记录、报告、存储或检索检验数据和信息的系统应：在引入前，经过供应商确认以及实验室的运行验证；在使用前，系统的任何变化均获得授权、文件化并经验证；适用时，确认和验证：包括实验室信息系统和其他系统，如实验室设备、医院患者管理系统及基层医疗系统之间的接口正常运行。文件化：信息系统每天运行情况的文档可被授权用户方便获取；防止非授权者访问；安全保护以防止篡改或丢失数据；在符合供应商规定的环境下操作，或对于非计算机系统，提供保护人工记录和转录准确性的条件；进行维护以保证数据和信息完整，并包括系统失效的记录和适当的应急和纠正措施；符合国家或国际有关数据保护的要求。

实验室应验证外部信息系统从实验室直接接收的电子及相关硬拷贝（如计算机系统、

传真机、电子邮件、网站和个人网络设备）的检验结果、相关信息和注释的正确性。当开展新的检验项目或应用新的自动化注释时，实验室应验证从实验室直接接收信息的外部信息系统再现这些变化的正确性。

实验室应有文件化的应急计划，以便发生影响实验室提供服务能力的信息系统失效或停机时维持服务。当信息系统在异地或分包给其他供应商进行管理和维护时，实验室管理层应负责确保系统供应商或操作员符合本准则的全部适用要求。

（二）条款解读

在本准则中，“信息系统”包括以计算机及非计算机系统保存的数据和信息的管理。有些要求相对非计算机系统而言可能更适合于计算机系统。计算机系统可包括作为实验室设备功能组成的计算机系统和使用通用软件（如生成、核对、报告及存档患者信息和报告的软件、文字处理、电子制表和数据库应用）的独立计算机系统。

应定期核查在不同系统中维护的表格的多个副本（如实验室信息系统和医院信息系统中的生物参考区间表），以确保在使用过程中所有副本的一致性。应有适当的复制或对照程序，并定期核查。实验室应对计算机处理患者数据的过程及结果进行定期审核，并记录。处理患者数据的过程及结果是指任何根据录入数据对患者记录所作的修改，包括数值计算、逻辑函数和自动核对结果、添加备注。LIS应可以完全复现存档的检验结果及其他必要的附加信息，包括测量不确定度、生物参考区间、检验结果所附的警示、脚注或解释性备注。如果没有其他方式，应可在规定的时限内“在线”检索患者和实验室数据。应建立程序文件对数据存储媒体正确标识、妥善保存，防止数据存储媒体被未授权者使用。LIS应对患者结果数据进行备份。应有程序规定关闭和重启所有或部分系统的要求，以确保数据的完整性，尽量减少对实验室提供服务的影响，并确保重启后系统正常运行。应对定期维护、服务和维修的记录文档进行保护，以便操作人员追踪到任何计算机所做过的工作。应制定文件对计算机出现的故障采取纠正措施，并及时记录。应制定应对计算机系统突发事件的书面处理方案。应制定程序处理其他系统停机（如医院信息系统），以确保患者数据的完整性。应制定验证其他系统恢复和数据文件更换或更新的程序。应记录所有意外停机、系统降级期（如反应时间减慢）和其他计算机问题，包括故障的原因和所采取的纠正措施。实验室应将所有严重的计算机故障迅速报告给指定人员。应制定书面应急计划以应对某些事件，确保在发生计算机或其他信息系统故障时，能快速有效地发出患者结果报告。

实验室及机构的网络管理中心应确保：建立和实施程序，始终保护所有计算机和信息系统中数据的完整性；计算机程序和其他方法足以保护检验数据和信息的收集、处理、记录、报告、贮存或恢复，防止意外或非法人员获取、修改或破坏。不应在实验室计算机中非法安装软件。USB 接口和光驱使用宜有授权等控制措施。如果其他计算机系统（如药房或病历记录）的信息可通过实验室的计算机系统获得，应设有适当的计算机安全措施防止非授权获得这些信息。应设有适当的计算机安全措施，防止通过其他计算机系统（如药房或病历记录）非授权获得任何患者实验室信息及非授权进行更改。应保护机构内部和外部通过网络传输的数据，以免被非法接收或拦截。LIS 应能识别及记录接触或修改过患者数据、控制文件或计算机程序的人员信息。实验室应建立有效的备份措施防止硬件或软件故障导致患者数据丢失。定期检查备份的有效性实验室应规定备份周期及保存期限。应记录系统备份期间检测到的错误以及所采用的纠正措施，并报告实验室责任人。应监控计算机的报警系统（通常是主计算机的控制台，监控硬件和软件性能），并定期检查确保正常运作。手工或自动方法将数据输入计算机或其他信息系统时，在计算机最终验收及报告前，应检查核对输入数据的正确性。若可能，结果录入应根据特定检验所预定的数值范围进行检查，以便在最终验收和报告前检测不合理或不可能的结果。

（三）典型不符合项

1. 实验室未建立信息系统管理的相关文件（都在医院信息系统管理部门）。

2. 实验室未进行信息系统人员授权管理，无授权记录。

3. 实验室信息系统数据一致性评估不能涵盖所有报告终端（自助打印、网络端、手机等）。

4. 实验室不能提供信息系统故障时的应急预案。

5. 实验室不能提供数据备份、异地备份的规定或记录。

6. 超过一年的历史报告查询存在技术难题（不能在 LIS 端查询）。

7. 实验室信息系统不能实现需要的数据查询、统计，需要人工计算。

8. 实验室信息系统室内质控数据可以人为修改而没有“痕迹”记录和提示。

（四）不符合项分析

实验室缺少专业的信息系统工作人员，对信息系统仅限于使用，对其中存在的问题依赖于医院信息系统管理部门，存在问题解决时限长、效果差；信息系统缺少必要功能，后期没有针对实验室个性化需求予以更新升级，个别工作需要人工时限，工作效率低，有缺陷，不能达到条款要求；针对人员授权过于简单，所有人员权限一样，风险管控难以落实，不能及时监控或发现不符合项；针对信息系统没有进行风险评估，相关管理规定不明确、不能起到应有的管理效果；工作人员只熟悉常用的基本功能，对于质控模块的操作不熟悉，不能做到人人知晓、会操作；未制定信息系统故障后的应急预案和处理措施，信息系统故障后报告延迟的情况比较严重，临床有投诉且未彻底解决等原因导致了信息系统功能落后，制约了实验室的工作提升。

（五）工作建议

实验室应该特别重视实验室信息系统的建设和管理，努力理解条款要求并将细化的规定告知医院信息系统管理部门和工程技术人员，与主管部门协商具体管理规定的权属和流程，分别在各自的文件予以明确规定。对于在医院层面的相关文件规定，实验室应留存备份并注意其与实验室体系文件的接口、衔接，确保没有疏漏和不一致的情况。通过信息化持续建设，将质量指标的定期统计分析等管理要求通过信息系统得以实现。实验室加强培训，确保对准则条款针对信息系统的要求落实到位。通过对信息系统风险评估，确认风险点，并制定针对性的措施加以预防，在风险发生后能够及时启动予以纠正或降低不利影响。通过规范使用，保证患者及检测数据准确，确保信息系统的应用安全。

（王利新）

第六节 临床微生物学检验

临床微生物学检验是对感染性疾病进行快速、准确的病原学诊断的策略与方法，为临床诊断、治疗和预防提供科学依据。临床微生物学检验过程包括患者样本的采集、运送、处理，样本中致病微生物的显微镜检查、分离培养、鉴定，药物敏感性试验和血清学实验、基因扩增检验等。

本节重点讨论医学实验室临床微生物学检验领域不满足认可要求的常见案例，主要涉及直接显微镜检查、病原体分离培养和鉴定、药物敏感性试验等方面常见的不符合项分析。临床微生物学检验领域中涉及的病毒血清学检验、基因扩增检验、寄生虫检验等应符合相关专业领域应用要求的要求。

一、管理要求

（一）标准要求

1. 医学实验室为独立法人单位的，应有医疗机构执业许可证；实验室为非独立法人单位的，其所属医疗机构的执业许可证书的诊疗科目中应有医学实验室；自获准执业之日起，实验室开展医学检验工作至少 2 年。

2. 应根据工作流程及性质定期实施生物安全风险评估，根据生物安全理论和技术的新进展制定、修订相应的生物安全操作和防护规程并进行培训，以减少职业暴露的危险。当工作流程及性质发生变动时，应及时实施再评估。应制定生物安全事故和危险品、危险设施等意外事故的预防措施和应急预案，并对全体人员进行培训。

3. 应至少有 1 名具有副高及以上专业技术职务任职资格，从事医学检验工作至少 5 年的人员负责技术管理工作。

（二）条款解读

1. 本条款规定申请认可的医学实验室必须有清晰的法律地位，有其明确的法律主体资格和权利能力。在临床微生物学检验领域应明确申请认可的临床微生物检验专业是否在执业范围内，关注实验室是否存在涉及高致病病原微生物的检测服务。同时关注自获准执业之日起，开展用于临床服务的微生物检验工作是否满 2 年。

2. 根据中华人民共和国卫生行业标准 WS-233《病原微生物实验室生物安全通用准则》，一般医疗机构微生物室属于生物安全二级实验室，因此本条款规定申请认可的实验室必须符合临床微生物实验室生物安全的基本要求。

3. 本条款规定申请认可的医学实验室应至少有 1 名符合条件的人员负责技术管理工作，属于人员资质要求。这个岗位的人员可以由临床微生物专业组符合条件的人员担任，也可由实验室技术负责人担任。

（三）典型不符合项

1. 实验室提供的执业许可证书内没有包括病原微生物检验等诊疗科目。

2. 实验室不能提供有效期内的生物安全二级实验室备案证书。

3. 现场观察发现，实验室在生物安全二级实验室开展高致病病原微生物实验活动。

4. 医学检验科开展临床服务多年，但是开展临床微生物检验工作不满 1 年。

5. 现场观察发现病区送往实验室的标本转运箱内无标本溢洒处理的应急消毒物资。

（四）不符合项分析

没有获得执业许可、开展工作没有满 1 年、不能提供有效的生物安全二级实验室备案证书等属于严重体系性不符合项，应不予以认可。

现场观察到的实施性不符合，若为严重不符合，须立即关停整改。若为工作人员工作疏忽，加强人员的培训和监督，确保实验室的规定能正确执行。

（五）工作建议

在临床微生物检验领域，生物安全是实验室运行的必要前提和必需条件，实验室应实时学习并实施最新的生物安全方面的法律法规、国家标准、行业标准和地方管理制度，强化培训、考核、监督全流程管理。

学习并理解 CNAS 医学实验室认可规则、认可准则、临床微生物学检验相关指南和行业标准等文件。

二、人员要求

（一）标准要求

1. 临床微生物学实验室（以下简称“微生物室”）负责人至少应具有以下资格：中级技术职称，医学、医学检验专业背景，或相关专业背景经过医学检验培训，3 年临床微生物工作经验。

2. 授权签字人应具有中级及以上专业技术职称，从事申请认可授权签字领域专业技术工作至少 3 年。

3. 有颜色视觉障碍者不应从事涉及辨色的微生物学检验。

4. 应每年对各级工作人员制定培训计划并进行微生物专业技术及知识、质量保证等培训。

5. 应每年评估员工的工作能力。对新进员工，在最初 6 个月内应至少进行 2 次能力评估。当职责变更时，或离岗 6 个月以上再上岗时，或政策、程序、技术有变更时，应对员工进行再培训和再评估，合格后才可继续上岗并记录。

（二）条款解读

1. 本条款规定微生物室负责人（组长）的教育和工作经历应具有医学或医学检验专业相关背景，具体包括：是否取得相应职称，有无进行相关培训，从事微生物工作是否满 3 年。

2. 本条款对申请认可的授权签字人在职称和从事相关工作年限方面作出具体规定，这只是对授权签字人的部分要求。授权签字人必须具备哪些资格条件才能成为合格的授权签字人（见 CNAS-RL01:2018《实验室认可规则》7.3）。

3. 临床微生物检验中有大量进行辨色和形态学辨别的工作，颜色视觉障碍者无法完成该部分工作。因此微生物室工作人员应定期进行色盲色弱检查，一旦出现颜色视觉障碍应调离微生物检验工作岗位。

4. 本条款明确规定了员工培训计划的制定和具体培训内容。

5. 此条款明确规定了员工培训频次，同时对新进员工的能力评估做了具体规定，还规定了什么情况下需要进行员工能力的再培训和再评估。

（三）典型不符合项

1. 微生物室负责人（组长）从事微生物工作不足 3 年。

2. 微生物室负责人（组长）本科学历，生物工程专业，实验室不能提供其参加过微生物检验的培训且考核合格的证明。

3. 实验室不能提供某在岗人员（工号 123456）2021 年度辨色能力的证明材料。

4. 实验室不能提供 2021 年值夜班人员（工号 123456）的微生物样本接种及质量保证的培训计划及培训记录。

5. 现场查见实习生（王 ××）正在接种标本，但实验室不能提供已对该实习生进行培训的有关记录。

6. 实验室不能提供 2021 年度关于肠杆菌科细菌、葡萄球菌属等手工鉴定法的培训计划及记录。

7. 实验室未对离岗 6 个月后再上岗的杨 ××（工号 1480）进行培训和评估。

8. 实验室不能提供 2021 年 1 月新进微生物室的员工刘 ×× 在最初 6 个月内的 2 次能力评估证明材料。

（四）不符合项分析

以上不符合项覆盖了员工教育经历、培训经历、辨色能力、岗位职责、认可项目授权签字人资质、员工培训计划和内容等方面。

（五）工作建议

实验室应制定关于人员档案的文件化程序，包括人员的资质、所受教育、岗位、职责、权限和任务等。实验室技术负责人和授权签字人的技术资格和工作年限必须满足基本要求。职工体检时不应忽视颜色视觉障碍的检查。在实际工作中组内岗位职责等的设置、新进人员的档案及辨色力、离岗 6 个月后再上岗的培训和评估等容易被忽视。

三、设施和环境条件

（一）标准要求

1. 应实施安全风险评估，如果设置了不同的控制区域，应制定针对性的防护措施及合适的警告。

2. 实验室内照明宜充足，避免阳光直射及反射，如可能，可在实验室内不同区域设置照明控制，以满足不同实验的需要。应有可靠的电力供应和应急照明。

3. 患者样本采集设施应将接待 / 等候和采集区分隔开。同时，实验室的样本采集设施也应满足国家法律法规或者医院伦理委员会对患者隐私保护的要求。

4. 应依据所用分析设备和实验过程对环境温湿度的要求，制定温湿度控制要求并记录。

5. 必要时，实验室可配置不间断电源（UPS）和 / 或双路电源以保证关键设备（如需要控制温度和连续监测的分析仪、培养箱、冰箱等）的正常工作。

（二）条款解读

1. 本条款规定应对微生物室的生物安全、质量控制、人员管理、仪器管理、过程管理（检验前、中、后）、LIS 系统管理及实验室安全等方面进行风险评估。发现可能存在风险的环节并对风险可能性、严重性和综合等级进行分析，必要时采取预防措施。

2. 微生物菌落观察需要照明充足，手工药敏测量需要不同的光线，因此需有充足的照明且具备适合不同药敏平板观察的光源。

3. 实验室采取的患者隐私保护措施是否满足要求应由实验室所在单位伦理委员会作出评估。在评审中，如果实验室未采取任何患者隐私保护措施，应开具不符合项。

4. 实验室应知晓所有设备对环境温湿度的要求，综合各设备对环境温湿度的要求制定出适合同一个环境下所有设备的温湿度范围。

5. 微生物室全自动细菌鉴定药敏分析仪、血培养仪、质谱仪、培养箱等设备均需要24 小时不间断供电，因此需配置符合要求的电力供给。

（三）典型不符合项

1. 实验室不能提供 2021 年度的风险评估报告。

2. 实验室提供的 2021 年度的风险评估报告中，未包含 LIS 系统运行稳定性和传输一致性的评估，也不能提供相关应急预案。

3. 微生物实验室未配备应急喷淋和洗眼装置。

4. 微生物室血培养仪 BACTEC9050（设备编号：XJ11）和细菌鉴定仪 VITEK 2 Compact（设备编号：XJ16）放置场所没有温湿度仪，也不能提供环境的温湿度记录。

5. 查见实验室台面有 10 瓶（500ml/ 瓶）未启用的无水乙醇，实验室不能提供这 10 瓶无水乙醇的储存和取用记录。

（四）不符合项分析

以上不符合项主要是相关的程序性文件执行不到位。实验室对仪器设备说明书了解不够，对工作环境的要求评估不全面，不能满足实验区域内仪器设备的使用条件。未安装应急喷淋和洗眼装置，或安装的位置不合理，紧急情况下员工不能快速方便地使用；实验室缺乏对主要仪器设备放置场所温湿度的重视。

（五）工作建议

针对实验室设施和环境条件的不符合项，建议实验室采取以下措施：实验室应定期实施安全风险评估，以确定工作人员的安全。实验室设施应齐备，应配备必要的温（湿）度控制设施，以及口罩、帽子、手套等个人防护用品。应仪器设备的性能要求，制定温（湿）度控制标准并记录。应按要求设库单独存放危化品，双人双锁，并有完善的管理制度及记录。

四、实验室设备、试剂和耗材

（一）标准要求

1. 实验室应提供仪器校准清单、计划、校准状态；设备新安装时应按法规或制造商建议进行校准，并保留性能测试记录；投入使用之后的校准周期应按法规或制造商建议进行。

2. 生物安全柜的类型和安装应满足工作要求；培养箱的数量和种类（如特殊温度范围和气体要求）、冰箱应满足诊断需要；无菌体液的显微镜检查应配备细胞离心机。

3. 自动化鉴定仪、血培养仪的校准应满足制造商建议；每6个月进行检定或校准的设备至少应包括浊度仪；每12个月进行检定或校准的设备至少应包括生物安全柜（高效过滤器、气流、负压等参数）、CO_2浓度检测仪、细胞离心机、压力灭菌器、游标卡尺、培养箱、温度计、移液器、微量滴定管或自动分配器。

4. 应保存仪器功能监测记录的设备至少应包括：温度依赖设施（冰箱、培养箱、水浴箱、加热块等每日记录温度）、CO_2培养箱（每日记录CO_2浓度）、超净工作台（定期做无菌试验）、压力灭菌器（至少每个灭菌包外贴化学指示胶带、内置化学指示卡，定期进行生物监测）。

5. 应制订预防性维护计划并记录的设备至少应包括：生物安全柜、CO_2培养箱、自动化鉴定仪、血培养仪、压力灭菌器、超净工作台、显微镜和离心机。如果设备故障影响了方法学性能，在设备修复、校准后，实验室可通过检测质控菌株或已知结果样本的方式进行性能验证。

6. 新批号及每一货次试剂和耗材使用前，应通过直接分析参考物质、新旧批号平行试验或常规质控等方法进行验证，并记录。新批号及每一货次试剂和耗材，如吲哚试剂，杆菌肽，奥普托辛，X、V、XV因子纸片等应使用阴性和阳性质控物进行验证；药敏试验纸片使用前应以标准菌株进行验证；染色剂（革兰氏、特殊染色和荧光染色）应用已知阳性和阴性（适用时）的质控菌株进行验证；直接抗原检测试剂（无论是否含内质控）应用阴性和阳外质控进行验证；一次性定量接种环每批次应抽样验证。

7. 培养基外观良好（平滑、水分适宜、无污染、适当的颜色和厚度，试管培养基湿度适宜），新批号及每一货次的商品或自配培养基应检测相应的性能，包括无菌试验、生长试验或与旧批号平行试验、生长抑制试验（适用时）、生化反应（适用时）等，以质控菌株进行验证。

8. 各种培养基（试剂）的制备过程应有记录，内容至少应包括：

（1）培养基（试剂）名称和类型。

（2）配制日期和配制人员。

（3）培养基（试剂）的体积。

（4）分装体积。

（5）成分及其含量、制造商、批号。

（6）最初和最终 pH 值（适用时）。

（7）无菌措施，包括实施的方式、时间和温度（适用时）。

（二）条款解读

1. 实验室应掌握设备的校准情况，应编写校准清单，制订校准计划，实时掌握设备的校准状态，不要出现设备超过校准周期仍在使用。

2. 根据《人间传染的病原微生物名录》进行微生物室生物安全风险评估，并依据 YY 0569—2011《Ⅱ级生物安全柜》相关要求选择配备适宜的生物安全柜，且安装地点应符合生物安全的要求。

3. 微生物室应掌握设备的校准情况，编写组内设备校准清单，制定校准计划，实时掌握设备的校准状态，不要出现设备超过校准周期仍在使用的情况。本条款规定了微生物室自动化仪器的校准要求、浊度仪的校准频率以及必须进行年度检定或校准的设备和部分设备的参数要求。

4. 微生物室内各种温度依赖设备、气体装置、无菌设备、消毒灭菌设备都对微生物的培养结果产生重大的影响，因此必须定期监测其运转是否正常。

5. 实验室应掌握微生物设备的使用情况，编写仪器维护程序，制订仪器维护计划。当设备发生影响了方法学性能故障，经维修后如何证明设备已恢复正常的具体方法。CLSI M100 规定如果有影响药物敏感性检测结果的软件更新或设备维修，需按照要求进行质控。

6. 本条款规定实验室制定试剂质检程序，确认其对新批号试剂和 / 或新到同批号不同货号试剂进行性能验证，以及有一定评价标准。CLSI M100 文件明确规定使用新到货次或新批号药敏纸片时需进行药敏质控。而定量接种环主要用于中段尿或其他需要计数标本的微生物检验，因此需要验证其定量的准确性。

7. 培养基是微生物检验最基本培养条件之一，因此不论自配培养基还是商品化培养基都应该具备良好外观，不同培养基应具备相应的性能以保证细菌的生长和分离。实验室应根据培养基的特性制定相应的性能验证内容，如选择培养基能抑制特定的细菌，营养培养基能保证苛养菌的生长，血平板能够发现不同的溶血现象等。注意血培养瓶属于培养基的一种。

8. 实验室应对各种自配试剂或培养基的制备过程进行详细记录，以保证不同工作人员都可以顺利使用。

（三）典型不符合项

1. 实验室未配置无菌体液显微镜检查用的细胞离心机及有关耗材。

2. 查见实验室员工刘 ×（工号 123456）使用普通离心机（XJ004）制备脑脊液标本的涂片，但实验室不能提供普通离心机（XJ004）和细胞离心机（XJ001）涂片性能一致的证明材料。

3. 微生物室不能提供 2021 年 7 月 22 日压力蒸汽灭菌器（XJ016）化学指示卡的消毒监测记录。

4. 实验室不能提供 2021 年度 VITEK-2 全自动细菌鉴定和药敏分析系统（编号 XJ026）的定期校准报告。

5. 实验室不能提供 2021 年度比浊仪（YJ030）每 6 个月一次的校准报告。

6. 实验室不能提供 2021 年度试剂储存冰箱（XJ002）的温度计经校准后的确认记录。

7. VITEK MS 质谱仪（XJ008）于 2021 年 4 月 22 日更换了激光读数头，但实验室不能提供该设备的性能验证记录和报告。

8. 实验室未能提供西门子全自动微生物鉴定及药敏分析系统（XJ019）使用的水银温度计的检定合格证书。

9. 实验室不能提供 BD9120 血培养仪（XJ033）2021 年度的预防性维护计划和维护记录。

10. 实验室不能提供批号为 50410826 的血培养瓶在使用前进行验证的记录。

11. 尿培养标本采用 10μl 一次性定量接种环接种，但实验室不能提供这种接种环最近一批次（EN2021087741）的抽样验证记录。

12. 微生物室自配的 MH 平板无配制日期和有效期标识。

13. 实验室不能提供实验室内自配 MH 平板的程序化文件。

14. 微生物室不能提供在用哥伦比亚血琼脂平板（批号 12345678）的无菌试验记录。

15. 2021 年 8 月 2 日，实验室对麦康凯平板（批号 1234567）进行了平行试验，但不能提供使用的标准菌株 ATCC25922 大肠埃希菌的传代记录。

16. 实验室不能提供不同批次血培养瓶性能比对的程序性文件。

17. 编号为 XX-005CO_2 培养箱未对 CO_2 浓度进行监测。

18. 编号为 XX-019 游标卡尺校准的有效期为 2021 年 5 月 24 日，超过文件规定的每年校准一次的规定。

（四）不符合项分析

微生物室的设备包括仪器的硬件和软件、测量系统和实验室信息系统。试剂包括参考物质、校准物、质控物和培养基等；耗材包括移液器吸头、载玻片等。实验室设备、试剂和耗材管理中出现的不符合原因主要包括：实验室制定的设备选择、购买和管理的程序文件内容不完整。没有具体规定设备校准报告的核查内容；仪器设备故障维修后没有及时校准，记录不完整。试剂和耗材使用记录、不同批次之间的比对记录不完整。

（五）工作建议

实验室应配置满足检验要求的仪器设备，并制定设备管理的程序性文件，包括设备的选择和购买、设备的性能验证、设备的校准与检定、维修维护与保养、维修后的性能验证、设备不良事件报告等方面的管理。应明确规定设备校准与检定的要求、周期，并对校准报告进行核查和确认。

实验室应制定试剂和耗材的管理程序，规范试剂和耗材接收和储存、验收、新批号试剂和/或新到同批号不同货号试剂的比对、试剂库存管理使用说明、记录和自配试剂的管理等。

五、检验前过程

（一）标准要求

1. 申请单信息应包括临床诊断，必要时说明感染类型和/或目标微生物，宜提供抗菌药物使用信息。

2. 明确说明并执行血培养样本采集的消毒技术、合适的样本量。诊断成人不明原因发热、血流细菌感染时宜在不同部位抽血 2 套，每套 2 瓶（需氧、厌氧各 1 瓶）。痰样本直接显微镜检查找抗酸杆菌或结核分枝杆菌培养，应送检 3 份痰样本；最好至少连续 3 日，采集每日清晨第一口痰。

3. 明确规定需要尽快运送的样本，当某些样本延迟运送时，采用合适的保存方法。

4. 运送过程中，需采用合适的运送培养基以及安全运送样本的方法（如密封容器、无样本外漏等）。

5. 应制定样本接收标准，如无肉眼可见的渗漏、合适的样本类型/量、正确的保存、预防拭子干燥、适当的运送培养基等。

6. 宜评估样本的质量并反馈评估结果（如血培养标本的血量、套数、污染率等）。不合格的样本（如痰样本等）宜尽快通知医生、护士或患者（门诊），以便重新采集。

（二）条款解读

1. 临床诊断对微生物室判断可能的病原菌，所生长细菌是否病原菌，标本是否污染具有一定的指导作用，最好予以注明。当同时送检不同无菌部位标本时，应注明采集部位。如果有怀疑的目标微生物宜在标本注明，以便微生物室采取最适合的培养方案。如果已使用抗生素，宜提供相应信息。

2. 行业标准 WS/T 503—2017《临床微生物室血培养操作规范》中对血培养采集指征、检验信息、采血时间、采集套数、采血量、采集方法做出了明确规定，因此微生物室应根据此标准编写详细的 SOP 或标本采集手册。分枝杆菌抗酸染色和培养阳性率均较低，连续 3 天送检清晨第一口痰可有效提高阳性率，因此微生物室应制定相应采集手册并及时与临床科室沟通交流采集方法。

3. 所有微生物标本采集后均应尽快送检，尤其是重要的临床标本，如脑脊液、心包积液、手术组织等。微生物标本采集后应尽快送检，当不能及时送检时，应采取适宜的方法如保温或冷藏保存标本。因此微生物室应制定与标本采集、运送相关的标本采集手册。

4. 不同的运送培养基对不同的病原体有一定的筛选或抑制作用，因此需要根据不同的标本类型及其所进行的微生物检验项目，选用不同的转运培养基。如细菌学检验可采用 Amies 或 Stuart 转运培养基、Cary-Blair 转运培养基等；病毒学检验可采用 VTM 保存液等。同时由于微生物标本中可能存在对人类高度致病的病原体，如布鲁氏菌、霍乱弧菌等，因此在转运过程中应严格注意生物安全，按照国家有关生物安全标准标识包装标本，运送过程符合生物安全规范的要求。

5. 微生物标本应严格遵循采集运送基本原则，包括合适的采集时机、采集容器、采集量、适宜的运送培养基等。因此微生物室应明确制定规定微生物标本的采集运送标准，达到接收标准方给予接收。

6. 合格的微生物标本是准确报告的前提，因此微生物室应及时评估标本质量，如血培养标本采血量、采血次数、血培养污染率等指标，并及时反馈给临床，以提高临床对微生物标本质量的重视。不合格的标本，如唾液污染的痰标本、污染的尿标本应予以退回并电话通知临床及时重新送检。

（三）典型不符合项

1. 微生物实验室现场发现两张检验申请单（检验单号为 2021100877 和 2021100899），未填写检验目的以及临床诊断等必要信息。

2. 走访 22 病区新生儿科，医生值班室和护士站现场均不能提供《样本采集手册》（文件编号 ××××）。

3. 实验室发给 15 病区烧伤科的《样本采集手册》（文件编号 ××××，受控号 ××）中，没有明确规定痰标本直接显微镜检查找抗酸杆菌的送检要求。

4. 编号为 2021105161 的痰标本，采集时间 10 月 4 日 19:41，收样时间 10 月 5 日 8:09（实验室 SOP-06-0001《临床微生物室工作手册》规定 2 小时内送达实验室），未对延迟运送样本的保存方式做出规定。

5.《标本采集手册》(RMYY-BBCJSC)D1 版，对于需要尽快运送的样本，没有明确规定。

6.《样本采集手册》（文件编号 ××××）中，没有明确规定血培养采集时，采集人员应按要求对血培养瓶口进行严格消毒。

7. 走访肾内科，尿培养标本统一存放在病区的公共阳台，外勤工人每天上午和下午分别收集一次标本，科室不能提供标本存放处温度和湿度满足《样本采集手册》（文件编号 ××××）对标本储存条件要求的证明材料。

8. 实验室不能提供拒收不合格标本的程序性文件。

9. 标本号 K1409126 的脑脊液采集时间为 11:59，接收时间 14:09，运送时间不能满足《标本采集手册》（文件编号 ××××）中明确规定的“需尽快运送的标本，脑脊液 15min 内送达”的相关要求。

10. 实验室不能提供 2021 年度中心 ICU（重症监护室）送检血培养标本采血量的评估材料。

11. 实验室不能提供 2021 年度全院血培养污染率的评估材料。

（四）不符合分析

关于检验前过程的不符合项，主要是临床医生对微生物检验的申请单不够重视，对于影响检验过程的重要信息填写不完整；原始样本采集的程序性文件更新不及时，对采集前活动的指导和采集活动的指导培训不到位；样本运送过程不能满足相关质量保证的要求；实验室对不符合标本的处理不能满足有关规定等。

（五）工作建议

检验前过程是影响检验结果质量的主要因素，涉及患者、临床医生、护士和护工等，主要包括检验申请、选择合适的容器、标本采集、标本保存、标本运送等环节。首先，应制定程序性文件，对检验前过程的每一个环节进行详细规定，对有关人员进行宣贯和培训，并应实时更新，及时再培训。应定期监督各环节的执行情况，尤其是运送时效性。实验室应对标本质量进行定期评估。

六、检验过程

（一）标准要求

1. 细菌培养和鉴定时，所选择的涂片、染色技术、培养基应能从样本中分离识别相关病原菌；鉴定方法应符合要求，如通过血清学、革兰氏染色、菌落形态、生长条件、代谢反应、生化和酶活性、抗菌药物耐药谱等鉴定技术；有处理组织样本的能力。

2. 应明确伤口样本培养程序，深部伤口感染应至少包括样本采集、需氧菌及厌氧菌的培养及鉴定。如果不具备厌氧培养条件，则应将样本置于合格的运送系统迅速送至有条件的实验室。应有适当的检测苛养菌（如放线菌、快速生长的分枝杆菌等）的方法。

3. 厌氧菌培养时间与样本类型、诊断有关，在第一次培养评估之前应有足够的培养时间（至少 48 小时）。应有合适的液体培养基及适当的鉴定方法（适用时）。

4. 应制定常规药敏试验方法（纸片扩散法、琼脂稀释法、微量肉汤稀释法、E 试验或其他）的操作程序（含各类病原体和 / 或样本的检测药物、质控标准、结果解释等）。

5. 抗菌药物敏感性试验方法包括纸片扩散法、稀释法（琼脂稀释法、肉汤稀释法）、浓度梯度扩散法（E 试验）或自动化仪器检测；实验室应提供与服务相适应的抗菌药物敏感性试验。

6. 抗菌药物敏感性试验方法及结果判读至少应遵循上一年的标准。

7. 分枝杆菌样本应置于密闭的防渗漏容器内；某些样本（如尿液、脑脊液）抗酸染色应浓缩，所有样本培养前应浓缩。应以密闭试管置于密封的离心架内离心。

8. 真菌培养宜使用含和不含抗菌药物的两类培养基。经空气传播有高度感染性的真菌样本、含菌丝体的真菌应在生物安全柜内处理。若采用平皿培养，应封盖。

9. 病毒培养时，应详细记录细胞类型、传代数、细胞来源、培养基及生长状况；应检测并记录培养基和稀释剂的无菌试验和 pH；应监测细胞病变效应，以优化培养的最佳时间。应比较未经接种或接种无菌物质的单层细胞与接种临床样本的培养物。

10. 法定传染病病原微生物的检验程序应至少符合国家标准或卫生行业标准。

11. 当培养过程中发现人间传染的高致病性病原微生物（依据《人间传染的病原微生物名录》）时，应按相关法规要求进行处理，或送至相应级别的生物安全实验室进行检验。

12. 检验程序验证内容宜包括精密度、线性、准确度、分析灵敏度、分析特异度、生物参考区间。通常，培养方法的性能特征不包括精密度和线性。

13. 新的微生物鉴定系统使用前，应查阅已发表的完整、科学的系统评估文献作为性能验证的初级证据，再按优先顺序依次选择标准菌株、质控菌株或其他已知菌株对（包括自动、半自动、手工）每种板（条 / 卡 / 管）的鉴定 / 药敏结果的符合性进行验证。

14. 病原微生物应选择适宜的培养环境和足够的培养时间；初次分离用非选择性培养基的平板直径应不小于 9cm，应只接种一份样本。

（二）条款解读

1. 不同微生物具有不同的染色及形态特点，需采用不同的染色方法加以识别甚至鉴定。不同微生物还具有不同的生物学特性，如生长条件、菌落形态、生化反应、血清学特点等，因此微生物室工作人员应熟悉这些生物学特性并加以鉴别。

2. 伤口标本分开放性伤口和闭合性伤口，开放性伤口主要生长各种需氧菌，而闭合性伤口和一些深部伤口除了需氧菌以外还可能存在厌氧菌感染，因此在培养时必须考虑到适合厌氧菌生长的采集、培养和鉴定条件。放线菌、快生长分枝杆菌、诺卡菌等苛养菌常常引起临床感染迁延不愈，实验室应有适合的检测方法以满足对此类临床不常见细菌的检出要求。

3. 厌氧菌是一群在有氧环境不生长或生长不良而在无氧环境中生长更好的细菌，在人体皮肤以及与外界相通的腔道如口腔、泌尿生殖道、呼吸道等均有大量厌氧菌寄居，厌氧菌与需氧菌、兼性厌氧菌共同组成人体的正常菌群，因此厌氧菌的检测必须排除固有厌氧菌的干扰，选择合适标本、足够的培养时间来分离真正致病的厌氧菌。厌氧菌感染的早期诊断主要依赖典型的临床表现，如皮下捻发音、组织坏死等，因此临床医生宜在送检时注明临床诊断，以便微生物室进行鉴别。适合厌氧菌检测的标本为无菌部位标本，如血、脑脊液、关节液、心包积液、封闭脓肿液等，因此微生物室应选择适合的液体增菌培养基以提高厌氧菌的阳性检出率；同时培养出来的厌氧菌应有适宜的方法或仪器，如商品化的厌氧菌生化鉴定系统、气液相色谱技术、质谱技术、分子生物学技术等进行鉴定。

4. CLSI M100 中关于不同细菌种属进行抗菌药物敏感性试验的试验条件进行了明确规定，微生物室应选择适合本实验室开展的常规药敏试验方法。

5. 药敏试验方法包括定量检测（稀释法、E 试验、仪器法）和半定量检测（纸片扩散法），不同检测方法各有其优缺点：仪器法自动化程度高，检测快速、操作规范，但是检测药物无法自主选择；纸片法只能手工操作，人员差别较大，自动化程度低，但是可以自由选择抗菌药物，因此微生物室应根据医院抗生素目录和自身特点选择适宜的检测方法。

6. CLSI M100 每年更新，微生物室应及时跟踪该指南的最新动态，学习其更新要点，并针对这些更新之处及时更新本实验室的药敏试验标准。

7. 分枝杆菌属于可以经飞沫、空气传播的传染病，因此怀疑分枝杆菌感染的样本都应置于密闭、防渗漏的容器中，避免在标本转运、接收过程中因标本泄露引起操作人员感染。分枝杆菌由于生长周期较长，因此体液中含菌量往往较低，直接抗酸染色时需要通过离心浓缩提高阳性率，离心时应注意密闭，防止泄漏。

8. 真菌生长不同于细菌，而很多临床标本都有正常菌群，因此培养时可以在培养基中加入庆大霉素、氯霉素等用于抑制细菌生长，有时加入放线菌酮用于抑制腐生真菌生长，提高真菌的检出率。丝状真菌菌丝体容易播散，因此须在生物安全柜内处理。真菌尤其是丝状真菌培养周期较长，因此采用平皿培养基时应封盖，避免长时间培养引起培养基干裂，影响真菌生长；封盖还可以降低真菌播散风险。

9. 病毒属于严格的细胞内寄生物，活细胞是病毒培养的基础资源，不同病毒对其寄生的宿主细胞有不同的要求，因此细胞类别、来源、传代代数、生长状态应详细记录；培养基和稀释剂由于含有丰富的营养物质及血清，在操作过程中容易受到细菌、真菌、支原体等微生物污染，应做无菌试验并记录 pH。不同实验室所使用的细胞种类、细胞代次、培养基以及操作习惯不同，使细胞病变效应出现的时间不一致，故此需检测细胞病变效应，以优化最佳培养时间。细胞因生长规律所限，检测过程中会出现老化、破碎、脱落等正常代谢现象，所以在检测过程中设细胞对照、空白对照，与病毒所致的细胞病变效应相区别。

10. 截至 2023 年 1 月，国家法定传染病共计 40 种，其中甲类传染病 2 种，乙类传染病 27 种，丙类传染病 11 种。甲类传染病也称为强制管理传染病，包括鼠疫（病原菌为鼠疫耶尔森菌）和霍乱（病原菌为霍乱弧菌），对此类传染病发生后报告疫情的时限，对患者、病原携带者的隔离、治疗方式以及对疫点、疫区的处理等，均强制执行。乙类传染病炭疽中的肺炭疽（病原菌为炭疽芽孢杆菌），采取甲类传染病的预防、控制措施。当怀疑患者有传染病病原微生物感染时，标本的采集、运送、接收、检测、上报、销毁等程序均应符合国标或行标。

11.《人间传染的病原微生物名录》将人间传染的病原微生物分为三部分：病毒（含朊病毒），细菌、放线菌、衣原体、支原体、立克次体、螺旋体和真菌，对这些微生物检测中涉及的危害程度、实验活动所需生物安全实验室级别、运输包装分类均进行了详细的要求，因此实验室在开展不同病原微生物的检测项目时，应查阅该目录，在符合生物安全要求的实验室内进行检测。

12. 遵循 CNAS-GL028《微生物检验程序性能验证指南》，对实验室采用的经确认的检验程序，包括显微镜检查、分离培养和鉴定、药物敏感试验、感染标志物检测等进行性能验证。

13. 微生物鉴定系统包括传统生化鉴定系统、质谱鉴定系统、分子生物学鉴定系统，这里主要指商业配套的传统生化商业鉴定系统。实验室首先应从制造商或方法开发者获得相关信息，以确定检验程序的性能特征再进行独立验证，以证实检验程序的性能与其声明相符。验证时按优先顺序依次选择标准菌株、质控菌株或其他已知菌株，试验应覆盖实验室使用的全部鉴定板（条 / 卡 / 管）种类。

14. 不同病原微生物所需生长环境、生长周期不同，因此应根据培养项目、目标微生物的特性选择适合的培养环境和足够的培养时间；为了保证提高标本的阳性检出率，初次分离平板直径应不小于 9cm，且只接种一份样本。

（三）典型不符合项

1. 血培养瓶报警后转种平板时只转种血平板，未转种巧克力平板，不符合《全国临床检验操作规程（第 4 版）》要求。

2. 现行有效文件“穿刺液标本培养”（XX/XX/01/921）未规定穿刺液标本接种巧克力平板，不符合《全国临床检验操作规程（第四版）》要求。

3. 现场查看编号为 123456 的腹壁脓肿标本，实验室仅接种了哥伦比亚血琼脂平板进行普通细菌培养，未同时做厌氧培养。

4. 实验室未提供针对草绿色链球菌群的仪器法药敏试验测试和报告的操作程序。

5. 实验室采用梅里埃 AST-GP68 的链球菌药敏检测卡，其中青霉素测试范围不能满足肺炎链球菌的折点要求，但实验室不能提供其他方法以满足折点判读的要求。

6. 实验室提供的《VITEK 2 Comapct 全自动细菌鉴定和药敏系统操作 SOP》（文件编号 ×××），规定 AST-GN334 药敏卡片的室内质控只需要检测 ATCC25922，不能满足试剂说明书的要求。

7. 2021 年 10 月 22 日，查见实验室采用的抗菌药物敏感性试验方法及结果判读标准采用的是 2018 年的 CLSI M100。

8. 实验室不能提供更新完抗菌药物敏感性试验方法及结果判读标准后的培训和考核记录。

9. 微生物实验室的真菌使用平皿培养，但未见对平板采取封闭措施。

10. 实验室不能提供纸片法抗菌药物敏感性试验的操作程序。

11. 实验室提供的 VITEK MS plus 微生物质谱检测系统（编号 123456）的性能评价评估报告（文件编号 ××××），只覆盖了 117 株临床分离株，没有包含必要的标准菌株。

12. 2013 年 11 月—2014 年 11 月，VITEK MS plus 微生物质谱检测系统（编号 123456）多次发生故障而维修，实验室不能提供维修后性能进行验证的记录。

13. 实验室不能提供显微镜检查性能验证的程序性文件。

14. 实验室不能提供高致病性病原微生物发现后的报告程序。

15. 查阅编号为 BA123456 的报告单（报告日期为 2021 年 10 月 22 日），大肠埃希菌的药敏试验结果显示，头孢吡肟没有体现 SDD（剂量依赖型敏感）的判断折点。

16. 实验室使用某品牌血培养仪，采用非配套的另外一个厂家的血培养瓶，性能验证报告（文件编号 ×××）中对金黄色葡萄球菌的最低检出菌量为 120CFU，与培养瓶说明书的参数不一致。

（四）不符合项分析

检验过程的不符合项主要来自检验程序的选择和性能验证不能满足标准和指南的要求，包括没有检验方法的程序性文件；对检验方法选择不恰当；没有参照《全国临床检验操作规程（第 4 版）》的要求进行接种、培养和鉴定的操作；性能验证的程序性文件不满足 CNAS-GL028《微生物检验程序性能验证指南》的要求；显微镜检查的性能验证易被忽略；实验室没有按要求对抗菌药物敏感性试验方法及结果判读标准进行及时更新和培训。

（五）工作建议

实验室应制定完整的检验方法选择的程序性文件，对所有检验方法的选择应符合标准和指南的要求，要对所有检验方法进行符合要求的性能验证。

七、检验结果质量保证

（一）标准要求

1. 使用中的染色剂（革兰氏染色、特殊染色和荧光染色），至少每周（若检测频次小于每周 1 次，则实验日当天）用已知阳性和阴性（适用时）的质控菌株检测。

2. 凝固酶、过氧化氢酶、氧化酶、β- 内酰胺酶，实验当日应做阴性和阳性质控，商业头孢菌素试剂的 β- 内酰胺酶试验可遵循制造商的建议。诊断性抗血清试剂，实验当日至少应做多价血清阴性和阳性质控。定性试验试剂每次检测时应至少包括阳性和阴性质控菌株。不含内质控的直接抗原检测试剂，实验当日应检测阳性和阴性质控。

3. 实验室采用的抗菌药物敏感性试验方法应以质控标准菌株连续检测 20 ~ 30 天，每一组药物 / 细菌超出参考范围 [抑菌圈直径或最低抑制浓度（MIC）] 的频率应不超过（≤）1/20 或 3/30；也可采用替代质控方案，即连续 5 天，每天对每一组药物 / 细菌重复测定 3 次，每次单独制备接种物，15 个数据超出参考范围（抑菌圈直径或 MIC）的结果应不超过（≤）1 个，若失控结果为 2 ~ 3 个，则如前述，再进行 5 天，每天 3 次重复试验，30 个数据失控结果应不超过（≤）3 个。此后，应每周使用标准菌株进行质控。若检测频率小于每周 1 次，则每个检测日应进行质控。采用自动或半自动仪器检测 MIC 时，应按照制造商的要求进行质控。抗菌药物敏感性试验方法及结果判读至少应遵循上一年的标准。

4. 应以有效的方法检测厌氧培养环境（如以亚甲蓝试纸、厌氧菌或其他适当方法）。

5. 分枝杆菌抗酸染色应在实验当日用适当的阴性和阳性质控验证；荧光染色应每次实验以阴性和阳性质控验证。直接染色 [如抗酸染色、过碘酸希夫染色（PAS）、吉姆萨染色、墨汁染色] 检查患者样本时，应在实验当日做阴性和阳性质控（某些染色如吉姆萨染色，玻片本身作为阴性质控；KOH 制备的玻片不需要质控）。

6. 连续细胞传代时应定期监测支原体污染（宜监测阴性未传代的质控株，而不是培养支原体）；应监测用于细胞生长培养液的动物血清的细胞毒性；应具备相应的细胞株用于病毒培养。

7. 应贮存与诊断相配套的质控物，以便在染色、试剂、试验、鉴定系统和抗菌药物敏感性试验中使用。

8. 药敏用标准菌株种类和数量应满足工作要求，保存其来源、传代等记录，并有证据表明标准菌株性能满足要求。

9. 应按照 CNAS-RL02《能力验证规则》的要求参加相应的能力验证 / 室间质评。应能提供参加能力验证 / 室间质评的结果和证书。实验室负责人或指定人员应监控能力验证 / 室间质评活动的结果，并在结果报告上签字。

10. 应制定人员比对的程序，规定由多个人员进行的手工检验项目比对的方法和判断标准，至少包括显微镜检查、培养结果判读、抑菌圈测量、结果报告，定期（至少每 6 个月 1 次，每次至少 5 份临床样本）进行检验人员的结果比对、考核并记录。

（二）条款解读

1. 革兰氏染色是细菌鉴定中最基础、最重要的鉴别染色方法，革兰氏染液的质量直接关系到微生物检验结果的准确性，因此革兰氏染液的质控与检验结果息息相关。特殊染色、荧光染色是微生物检验重要的鉴别手段，定期进行质控避免假阳性、假阴性染色结果的出现。

2. 微生物室有无凝固酶、过氧化氢酶、氧化酶、β- 内酰胺酶、商业头孢菌素试剂、诊断性抗血清试剂的室内质控，应包括阴 / 阳性质控。

3. 微生物室抗菌药物敏感性试验的室内质控记录应包括手工和仪器药敏试验质控频次、有无失控、失控后如何处理、是否找到造成失控的根本原因、是否采取纠正措施、必要时是否引入预防措施以及有无形成失控报告等。

4. 厌氧菌根据对氧分压耐受程度不同又进一步分为对氧极度敏感的厌氧菌、中度厌氧菌和耐氧厌氧菌。应该使用有效的方法监测厌氧环境气体条件是否符合要求。

5. 抗酸染色等直接染色需在实验当日进行阴 / 阳性质控验证，而荧光染色需每次实验时阴阳性质控验证。

6. 在细胞传代的过程中，所使用的培养基含有丰富的营养物质，极易在操作过程中受到支原体的污染，故此应定期监测阴性未传代的质控株血清是细胞的重要营养物质，对细胞的生长状态具有决定性的影响，而且由于血清是从动物体内提取的生物制品，存在批间差异，故此应监测动物血清的细胞毒性；由于不同病毒对其寄生的宿主细胞有不同的要求，所以对于不同的病毒检测应准备相应的细胞。

7. 微生物室所用质控物主要是质控菌株，质控菌株主要为标准菌株。目前标准菌株主要来自美国典型菌种保藏中心（ATCC），或来自中国普通微生物菌种保藏管理中心（CGMCC）。在微生物检验室内质控中需要使用不同种属的标准菌株供检测，因此微生物室应保存足够种类和数量的标准菌株，以满足染色质控、试剂验收、鉴定和药敏试验质控所需。

8. 标准菌株具有形态、生化反应和血清学特性典型且稳定的特点；标准菌株对药敏纸片的抑菌环直径或 MIC 要在质控范围内，但是在使用和传代过程中容易发生污染、变异甚至死亡，导致药敏质控的失控。因此微生物室应对标准菌株来源、传代等信息做好记录，并定期验证其性能。

9. 实验室应优先选择参加获认可的能力验证提供者的能力验证计划；当无法获得能力验证计划时，优先参加卫生系统权威机构（省部级）提供的实验室间比对（室间质评）；当没有可供利用的能力验证和 EQA 项目时，实验室应采取其他方式（如室间比对）评价该检验项目，由 CNAS 组织技术评估后可予承认。申请认可和获准的每个项目每年至少参加 2 次能力验证活动。

10. 本条款是对临床微生物专业实验室内部比对的内容和要求作出具体规定。在临床微生物专业，特别关注显微镜检查、培养结果判读、细菌鉴定、抑菌圈测量、结果报告的比对；如果有，还应关注质谱仪鉴定的比对等。另一个关注点是实验室选择比对标本的范围，为了符合认可申请中多种标本类型的阳性结果报告，实验室宜在比对中覆盖不常见标本类型的阳性结果，如血培养检出流感嗜血杆菌、脑脊液标本检出脑膜炎奈瑟菌等项目的比对。

（三）典型不符合项

1. 实验室提供不出 2021 年 5 月 22 日金黄色葡萄球菌标准菌株（ATCC25923）的使用、传代的记录。

2. 微生物室不能提供2021年度显微镜检查普通细菌和真菌的实验室间比对计划和实施记录。

3. 实验室不能提供2020年度工作人员刘某（工号12345）参与革兰氏染色显微镜检查的人员比对报告。

4. 实验室提供不出梅里埃血培养仪XXC.A.02和BD血培养仪XXIC.A.01的比对报告。

5. 国家卫健委临检中心2020年第一次室间质评“亚特兰大莫拉菌”鉴定失控，实验室不能提供不符合的原因分析及纠正措施。

（四）不符合项分析

标准菌株的传代和使用记录，在一定程度上能证明手工项目比如革兰氏染色室内质控的真实性。当不能获得国家卫健委临床检验中心组织的能力验证计划时，实验室应与其他实验室（最好是通过ISO 15189认可的实验室）进行比对，能力验证计划和实验室间比对没有按计划实施。实验室没有定期开展人员比对，以证明所有人员的能力满足要求。实验室没有对两套血培养系统进行比对，以证明其性能均满足要求。在室间质评结果出现不符合或者不满意时，没有及时对不符合的原因进行分析。

（五）工作建议

实验室应依照相关标准、指南等制定完整的室内质控方案，保存数量适当用于室内质控的标准菌株，并做好传代和使用的记录。实验室应积极参加能力验证计划、室间质评或其他实验室之间的比对，频次应满足准则的要求（认可检验项目，每年度不少于两次）。当能力验证计划、室间质评或与其他实验室之间比对结果有不符合时，应及时分析原因。实验室应制定内部比对的程序性文件，包括人员之间的比对（至少包含量取抑菌圈直径、显微镜检查、平板阅读等手工项目）、相同检验项目不同设备之间的比对、药敏试验琼脂扩散法与微量肉汤稀释法之间的比对等。

八、结果报告

（一）标准要求

1. 结果报告应与检验的内容一致，如粪便沙门菌、志贺菌培养，报告为“未检出沙门菌、志贺菌”。血培养阴性结果报告应注明培养时间。

2. 血液、脑脊液、国家规定立即上报的法定细菌性传染病显微镜检查及培养阳性结果应立即报告临床。应在收到样本24小时内报告分枝杆菌抗酸或荧光染色结果。

（二）条款解读

1. 实验室应制定相关的结果报告程序，即对不同检验项目的结果报告作出具体的规定且符合一定要求。

2. 血液、脑脊液、国家规定立即上报的法定细菌性传染病显微镜检查及培养阳性结果均属于微生物室危急值范畴，应在第一时间报告临床。

（三）常见不符合项

1. 查阅编号为 BA123456 的微生物检验报告单，粪便沙门菌、志贺菌培养结果显示为“未找到致病菌”。

2. 查阅编号为 BA123456 的微生物检验报告单，血培养结果显示“无细菌生长”，未注明培养时间。

3. 查阅 JDYFY-PF-032《检验报告管理程序》中，没有规定将血液、脑脊液显微镜检查及培养阳性结果立即报告临床。

4. 查看《危急值管理程序》SSLAB-CX-033，未将国家规定立即上报的法定细菌性传染病列入危急值报告范围。

5. 查阅编号为 BA123456 的抗酸染色报告单，报告审核时间距收样时间超过 24 小时。

（四）不符合项分析

对于粪便培养，报告“未找到致病菌”超出了实验室的实际培养条件。血培养阴性报告单未注明培养时间，没有体现方法的局限性。同样，对于阳性血培养报告单，也应该注明培养的实际时间，为判断检出菌是致病菌、污染菌提供必要的参考。实验室没有按照要求将法定细菌性传染病、血液和脑脊液显微镜检查及培养阳性结果等列入危急值管理。

（五）工作建议

实验室应制定完整的结果报告程序性文件，规定结果报告应与检验的内容一致；应制定危急值管理程序性文件，规定危急值项目及报告方式。

九、结果发布

（一）标准要求

1. 血液、脑脊液样本的培养鉴定应及时发送分级报告，如样本直接涂片或湿片直接镜检、培养结果的判读等阳性发现。其他无菌部位来源样本宜报告直接涂片镜检的阳性结果。

2. 当同一个血培养、脑脊液培养分级报告间的结果不一致时应进行原因分析，必要时与临床沟通或反馈，并记录。

3. 应保存抗菌药物敏感性试验资料，至少每年向临床医师报告流行病学分析结果。

（二）条款解读

1. 根据中华人民共和国卫生行业标准《临床微生物实验室血培养操作规范》，血培养阳性应立即涂片和革兰氏染色，尽量在1小时内报告给临床医师，包括：患者姓名、阳性血培养瓶类型，瓶数、报警时间、革兰氏染色特性及形态，询问患者目前感染情况和使用抗生素情况并记录，还应记录报告时间、报告人、记录人等信息；实验室根据自身医疗需求，决定是否基于涂片染色结果用培养液进行直接药敏试验；如果进行此步骤，应将初步鉴定结果和直接药敏结果报告临床医生作为二级报告；三级报告内容包括菌种鉴定、血培养阳性时间（以小时计算）、标准药敏试验结果。脑脊液培养可以直接腰椎穿刺后培养，也可以注入儿童血培养瓶增菌培养：如果直接培养，标本还应直接涂片镜检，阳性发现立即报告临床；如果增菌培养，培养瓶阳性报警以后立即涂片革兰氏染色，并将镜检结果及时报告临床并做好记录。其他无菌部位来源样本，如胸腹水、关节液、心包积液等，处理流程同脑脊液。

2. 由于操作因素、工作人员阅片经验、细菌本身染色特性等原因，血培养、脑脊液标本直接涂片结果和培养结果有时候会出现不一致的情况，应第一时间通知临床正确的检测结果，与临床沟通有无造成不良影响并记录沟通情况。微生物室应定期对不一致的情况进行汇总，分析总结原因。

3. 每季度或每年的抗菌药物敏感性试验结果经统计分析后可形成耐药分析监控资料，可以作为本院区住院患者耐药情况总结，也可以为临床医生治疗院内感染的经验用药提供数据支持。

（三）常见不符合项

1. 查阅《血液和骨髓标本细菌学检验作业指导书》（D-A020604-S-133）未规定对血培养分级报告间的结果一致性进行复核。

2. 实验室不能提供血培养分级报告程序性文件。

3. 标本编号为BA111222的血培养瓶报阳后，实验室没有按照《微生物室分级报告程序文件》（文件编号 ×××）的规定，对临床及时发布质谱鉴定结果。

4. 实验室不能提供2021年度全院细菌耐药监测报告。

（四）不符合项分析

实验室分级报告的程序性文件没有规定分级报告间结果不一致时应进行复核。实验室没有定期分析全院的抗菌药物敏感性试验数据，并对全院发布耐药监测报告。

（五）工作建议

实验室应制定分级报告程序性文件，规定分级报告的标本种类、分级报告的内容和报告方式。当分级报告间出现不一致时，实验室应进行原因分析和记录，并制定预防措施。实验室应制定程序性文件，定期向临床发布细菌耐药监测报告。

（宁兴旺　邹江玲）

第七节 分子诊断

分子诊断技术由于其灵敏度高、特异性强、诊断窗口期短，可进行定性、定量检测等特点，被广泛应用于感染性疾病、优生优育、遗传病基因、肿瘤疾病的预防预测、诊断治疗及预后等。当今世界，各国政府都非常重视分子诊断技术的发展和产品开发，甚至将分子诊断技术的发展作为国家医疗水平是否发达的指标之一。可以预见，随着分子诊断技术不断成熟和设备、仪器的日臻完善，人们生活水平的提高和国家医疗体制的改革，分子诊断在我国将很快会成为与免疫、生化并列的三大亚专业。本节重点讨论医学实验室分子诊断领域不满足认可要求的常见案例，主要涉及病原体分子诊断、遗传病分子检测和分子病理等方面常见的不符合项分析。

一、管理要求

（一）标准要求

1. 实验室或者其所属医疗机构应有医疗机构执业许可或相应资格许可，许可的诊疗科目中应有相应设置；自获准执业之日起，开展医学检验（检查）工作至少 1 年。非医疗机构实验室应有从事相关检测活动的法律证明文件。

2. 实验室应按计划定期实施内部审核以确定质量管理体系的所有活动能符合认可准则要求和实验室规定要求；内部审核方案应考虑到被审核的管理和技术范围。

3. 内部审核时，审核员的选择和审核的实施应确保审核过程的客观和公正。只要资源允许，审核员应独立于被审核的活动。

4. 申请认可的临床检验专业项目应符合《医疗机构临床检验项目目录》要求。申请认可的检验 / 检查项目应用的检测设备、试剂、校准品等应有体外诊断医疗器械注册证 / 药品注册证（CNAS-EL-14:2021《医学实验室认可受理要求的说明》）。

（二）条款解读

1. 本条款规定申请分子诊断领域认可的实验室，无论是医疗机构或者是非医疗机构，都必须合法合规从事诊疗工作，提供有效期内的执业许可证，执业范围含申请认可的所有项目相关学科，如果医疗机构的分子诊断技术用于产前诊断，所在医疗机构和实验室还应获得产前诊断资质。自获准执业之日起，申请认可的实验室开展分子诊断工作至少满 1 年。

2. 本条款要求实验室每年至少实施 1 次全要素、全部管理活动、全部技术范围的内部审核，没有申请认可的项目和专业领域也应参加和接受内部审核。

3. 本条款旨在要求实验室在策划内审方案和选择内审员时，应指派熟悉（病原体/分子病理/遗传学）分子诊断相关专业的，接受过内审培训的内审员进行评审。条件允许的话，应尽可能安排目前不在分子诊断专业组从事实际检验（检查）工作，但掌握分子诊断专业相关理论知识并熟悉分子诊断实际操作的人员执行审核工作。

4. 认可受理要求 申请认可的临床检验专业项目应在《医疗机构临床检验项目目录》内能查到。实验室检测项目使用的检测设备、试剂、校准品等如果没有我国体外诊断医疗器械注册证/药品注册证的，项目申请不予以受理。其中参照《国家药品监督管理局关于过敏原类、流式细胞仪配套用、免疫组化和原位杂交类体外诊断试剂产品属性及类别调整的通告》（2017年第226号）中提出“暂不按照医疗器械管理的产品”中的项目例外。

（三）典型不符合项

1. 实验室提供的执业许可证书内没有包括分子诊断等诊疗科目。

2. 实验室不能提供有效期内的临床基因扩增实验室技术审核证书。

3. 实验室年度内部审核记录显示，审核方案中没有包含不申请认可的分子诊断领域。

4. 为满足审核员应独立于被审核活动的标准要求，实施分子诊断（分子病理/产前诊断）领域的审核员，没有任何分子诊断相关专业背景，导致分子领域内审没有不符合项。

5. 独立实验室自分子诊断专业获准执业之日起，开展分子诊断工作不满1年。

6. 实验室将未获得NMPA注册证的项目（如目录里找不到的检验项目，或使用国外试剂/自配试剂的分子病理/产前诊断项目等）也纳入认可申请。

（四）不符合项分析

没有获得执业许可、开展工作没有满1年、临床基因扩增实验室技术审核证书有效期失效后没有备案等不符合项是管理不到位，属于体系性不符合项。

建立ISO 15189质量管理体系是指导整个实验室的质量和能力运行应满足要求，不只对认可项目运行。认为没有申请认可的项目和专业就不需要进行内部审核，为追求理想化的“独立于被审核活动”和“公平公正”，指派不熟悉业务的人员去完成内审，结果不开具或不能发现不符合项，均属于实施性不符合项。

实验室填写认可申请书时，应认真对照申请书的要求填写相关材料。

（五）工作建议

实验室提交申请材料时，应认真核对营业执照中是否含有分子诊断（细胞遗传）等科目，如若没有，应尽快到卫健委相关部门进行登记备案。

实验室应有计划地做好“走出去，请进来”的方式组织标准学习与实践，深刻理解标准实际涵义，不要片面理解ISO 15189标准要求。

学习并理解CNAS医学实验室认可规则、认可准则、认可指南等文件，认真填写认可申请书相关内容，对其中不理解的地方应主动与CNAS项目负责人沟通。

二、人员要求

（一）标准要求

从事分子诊断岗位的技术人员（如分子生物学检测、产前筛查、新生儿疾病筛查等）应取得相关规范要求的上岗证。

分子诊断实验室技术负责人应具备足够的能力，从事分子诊断检验（检查）工作至少3年（可依据适当的教育、培训、经历、职称或所需技能证明等进行能力评价）。

分子实验室应对相关岗位进行岗位职责文件化规定。

申请分子领域认可的授权签字人应达到中级及以上专业技术职务资格要求，从事申请认可授权签字领域专业技术/诊断工作至少3年。

实验室应为所有员工提供培训，包括质量管理体系、所分派的工作过程和程序、适用的实验室信息系统等内容。

实验室应根据所建立的标准，评估每一位员工在适当的培训后，执行所指派的管理或技术工作的能力。

（二）条款解读

从事分子诊断岗位的技术人员应当经省级以上卫生行政主管部门指定机构（一般为各省的临床检验中心或者检验质量控制中心）技术培训合格后，方可从事临床基因扩增检验工作。从事产前分子诊断的操作人员还需获得从事产前诊断的上岗证。

分子诊断实验室负责人应至少具有分子生物学相关专业背景，中级职称以上，从事分子诊断检验（检查）工作至少3年。

分子实验室应至少具有2名检验/检查人员。

分子实验室认可授权签字人应是中级以上人员，与申请认可授权签字领域专业技术/诊断工作技术接触紧密，至少该领域有3年（含）以上工作经验。

实验室应对工作人员在质量管理体系，所分派的工作过程和程序，适用的实验室信息系统等内容进行培训、考核和评估，并维持有培训记录、考核记录、评估记录。

（三）典型不符合项

1. 分子诊断实验室现有6人从事HBV-DNA检测工作，但其中两位工作人员（工号GM0100、GM0345）没有取得相应上岗证。

2. 查2018年5月21日样本编号105的HCV-RNA检测报告，检测人（仇××，工号 12034）无分子诊断上岗证。

3. PCR 室 2017-7-27 人员培训后不能提供能力评审的客观证据。

4. 实验室提供不出分子室检验结果报告人员许 ××（工号 30303）接受过质量管理体系和试剂性能验证、结果判读和报告等内容的培训记录。

5. 分子诊断组操作人员曾 ×（工号 24042）没有使用吸管，而是直接将混匀后的标本管对管倒入 1.5ml 离心管，造成标本量残留样本管中。

6. 申请分子诊断领域认可授权签字人李 ××（工号 40404）是公司具有中级职称的质量专员，没有医学专业背景，也没有接触过分子生物学技术。

（四）不符合项分析

以上不符合项主要体现在人员资质及人员培训、考核和评估等工作不满足要求。实验室认为：分子诊断组部分人员有 PCR 上岗证可以满足要求；报告单上显示的检验者和审核者（报告者）才需要上岗证，其他人员如样本处理、核酸提取、试剂性能验证、结果判读等工作人员上岗证可有可无。申请认可授权签字人只要中级职称即可，不体现接受过 ISO 15189 认可知识相关培训，没有考虑到认可授权签字人考核包含技术领域考核和 CNAS 相关管理知识的考核评审。

（五）工作建议

实验室应制定针对不同职称、不同岗位的人员培训年度计划，维持人员培训实施记录，定期评估培训结果。培训内容至少包含 CNAS-CL02：2012 第 5.1.5 条款列出的（a）~（f）六大方面。实验室人员培训、考核和评估是三个联系紧密且各有不同的工作。应在实施培训、培训后考核、考核后评估三个过程上分别维持有相关记录。

临床基因扩增检验实验室全体人员均应接受正规的技术培训（新开展检测项目如新型冠状病毒核酸检测需再次接受培训），经考核评估合格获得上岗证书方可从事相关工作。

签发分子病理报告的人员应至少具有中级病理学专业技术职称和任职资格，并有从事分子病理工作的相关经历。

分子领域认可授权签字人应是中级以上人员，有 3 年（含）以上工作经验，这只是 CNAS 对申请授权签字人的必备条件，合格的授权签字人还必须满足《实验室认可规则（CNAS-RL01:2019）》第 7.3 条款。

三、设施和环境条件要求

（一）标准要求

1. 实验室应实施安全风险评估，如果设置了不同的控制区域，应制定针对生物、化学、放射及物理等危害的防护措施及合适的警告。应配备必要的安全设施如生物安全柜、通风设施，以及口罩、帽子、手套等个人防护用品。

2. 分子诊断实验室各工作区域的设置、进入方向及气流控制等应符合《医疗机构临床基因扩增检验实验室管理办法》及《医疗机构临床基因扩增检验实验室工作导则》的要求。

3. 分子室应依据所用分析设备和实验过程的要求，制定环境温湿度控制要求并记录。应有温湿度失控时的处理措施并记录。

4. 分子病理室应设置样本接收、样本处理、制片、染色、检测、诊断、病理档案、样本存放等区域。

（二）条款解读

实验室应定期实施并完成《安全风险评估报告》，对分子诊断组的质量控制、人员管理、仪器管理、过程管理（检验前、中、后）、实验室信息系统和生物安全管理等全方位进行风险评估，并依据可能性、严重性和风险等级制定相关措施，必要时应导出预防措施。如果发生实验室搬迁、实验室内部区域调整、开展新项目、旧项目撤销等变更时，应及时进行再次评估。

涉及基因扩增检验的实验室原则上分四个独立的工作区域：试剂储存和准备区；样本制备区；扩增区；扩增产物分析区。如使用自动分析仪（扩增产物闭管检测），则扩增区和扩增产物分析区可合并。

每一个区域应有充足空间以保证：样本处置符合分析前、分析后样本分区放置；仪器放置满足仪器安放、操作和维护保养需求；样本制备区应配备二级生物安全柜、冲眼器、（低温）离心机和冰箱等设备；打印检验报告时应有防止交叉污染的控制措施；各区应配置固定或者移动紫外线灯，波长为254nm，照射时离实验台的高度一般为60～90cm。实验室冲眼器、紧急喷淋装置应安装在距离危害源步行10秒内可以到达之处。

分子检验各工作区域功能不同，从试剂存储和准备区—样本制备区—扩增区—扩增产物分析区是核酸浓度从无到高的过程。为防止污染，人员应按此单一方向走动。各区应有明确标识，可用不同颜色工作服来区分不同工作区域工作需求，且不同区域工作服不能混穿。

实验室应综合各设备对环境温湿度的要求制定出适合同一个环境下所有设备的温湿度范围。

所有分子病理实验室均应设置独立的标本前处理区，包括切片区和脱蜡区，用于组织切片、脱蜡、水化、染色等。其中脱蜡、水化和染色应在通风设施中进行。

（三）典型不符合项

1. 实验室 LAB-SOP-006 文件（版本号：2014/0）规定“用紫外线消毒物体表面时，灯管距离物体表面不得超过 1 米”。

2. 实验室放置标本的冰箱温度计损坏，工作人员没发现，仍正常记录冰箱温度。

3. 分子生物组 2021 年度未实施安全风险评估。

4. PCR 实验室样本制备区没有为工作人员配置洗眼器装置。

5. PCR 实验室基因扩增前、后的样本同区放置。

6. 现场评审发现基因扩增检验实验室 2 名实验人员着白色而不是该区专用粉色工作服在试剂准备区工作。

7. 现场检查发现 PCR 室工作人员将乙肝 DNA 的待检标本及收集的阴性与阳性的患者标本同时存放在二区的试剂冰箱内。

8. 现场发现工作人员着试剂准备区白色工作服进入扩增区，再套上该区粉色工作服工作。

9. 扩增仪配备不间断电源（UPS，设备编号 FZ09）无维护和保养（如放电）记录。

10. 分子病理实验室未设置独立的标本前处理区。

11. 实验室分区不能有效控制污染（三个区域共用缓冲区）。

12. PCR 试剂准备区冰箱自带温度显示 4.7℃，外接温度监测仪显示 2.6℃。

13. PCR 标本处理区存放提取等试剂的冰箱温度已上升至 9.2℃（SOP 要求冰箱温度控制在 4℃以下），仍在反复开关使用。

14. 实验室做 HPV 分型、HBV-DNA 和新型冠状病毒核酸检测均在同一个标本制备区内进行，做完新型冠状病毒核酸检测后清洁消毒再做其他基因检测项目。

（四）不符合项分析

以上不符合项涉及对分子诊断工作生物安全风险评估、实验室办公设施和工作区间分区要求、存储设施、员工设施、设施维护和环境条件等技术要素。

（五）工作建议

实验室应及时识别并定期实施风险评估，并根据评估结果采取相应措施和维持风险评估报告记录。

临床基因扩增检验实验室四个区域，在物理空间上必须是完全相互独立的。各区域无论是在空间上还是在使用中，应当始终处于完全的分隔状态，不能有空气的直接相通。

分子室不能使用中央空调，进出各区的门应及时关闭。

四、实验室设备、试剂和耗材要求

（一）标准要求

实验室应配备其提供服务所需的全部设备（包括样本采集、样本准备、样本处理、检验和储存）。

实验室应在设备安装和使用前验证其能够达到必要的性能，并符合相关检验的要求；每件设备应有唯一标签、标识或其他识别方式。

设备应始终由经过培训的授权人员操作。

实验室应制定文件化程序，对直接或间接影响检验结果的设备进行校准。

当发现设备故障时，应停止使用并清晰标识。实验室应确保故障设备已经修复并验证，表明其满足规定的可接受标准后方可使用。实验室应检查设备故障对之前检验的影响，并采取应急措施或纠正措施。

实验室应制定文件化程序用于试剂和耗材接收、储存、验收试验和库存管理。每当试剂盒的试剂组分或试验过程改变，或使用新批号或新货运号的试剂盒之前，应进行性能验证。影响检验质量的耗材应在使用前进行性能验证。

（二）条款解读

实验室应配备能满足要求和符合规范的设备，不能以低档次的设备（如要求使用-70℃冰箱却使用-20℃冰箱，要求使用低温离心机却使用普通离心机）充当标准设备进行检测。

关键设备应定期进行校准。委托外部校准可参考ISO 17511以及相关专业领域国家/行业标准的要求，如WS/T 347，并符合CNAS-CL01-G002的要求，至少对测量结果有重要影响的性能进行校准，如加样、检测、温控等。

检验项目校准及校准验证周期应遵循制造商建议；在试剂批号改变、失控处理需要时、仪器重要部件更换后应再做项目校准。

设备发生故障后，应首先分析故障原因，如果设备故障可能影响了方法学性能。故障修复后，可通过以下合适的方式进行相关的检测、验证：①可校准的项目实施校准验证，必要时，实施校准；②质控物检测；③与其他仪器或方法比对；④以前检验过的样本再检验。

实验室制定的试剂和耗材的管理程序，应有明确的判断符合性的方法和质量标准。实验室应选用有国家批准文号的试剂，应保留制造商提供的试剂性能参数。

自制质控物应有制备程序，包括稳定性和均一性的评价方案，以及配制和评价记录。

不同批号、相同批号不同试剂盒、同一试剂盒内的不同组分不应混用，如果混用则实验室应提供混用的方法及确认程序和结果。

新批号试剂和同批号不同货运号试剂，应与之前或正在应用的旧批号、旧试剂用适宜检测区间内的患者样本或质控物进行平行检测比对。用于定性检验的试剂，选择阴性和弱阳性的样本或质控物进行试剂批号验证；用于定量检验的试剂，应进行新旧试剂批间差验证。

（三）典型不符合项

1. 分子生物室开展 HCV-RNA 检测项目，但没有配置－70℃冰箱，也没有提供使用－20℃冰箱保存 RNA 核酸的有效性评估报告。

2. HCV-RNA 检测需分离血清或血浆，实验室未配置低温离心机。

3. 现场检查发现丙型肝炎病毒核糖核酸定量检测时使用未带有滤芯的加样吸头。

4. 实验室提供不出分子实验室搬迁后，荧光定量 PCR 仪 ABI7300（序列号：×××）的设备检测项目 HBV-DNA 和 HCV-RNA 的性能验证报告。

5. PCR 实验室不能提供 2020 年度荧光定量 PCR 仪（序列号：×××）设备校准报告。

6. 查阅设备编号为 YQ-FZ-12 的 PCR 分析系统校准报告，未能提供本底荧光检测数据。

7. 查阅 2021 年 8 月基因扩增仪 cobas-z-480（序列号：×××）设备维修记录单（编号：×××），发现 2021 年 8 月 8 日由于光源故障进行氙灯更换，但实验室未能提供光源更换后的光路校准报告。

8. 分子组《Pre-NAT 全自动核酸检测反应体系构建系统操作规》（编号：×××）程序规定常用加样体积为 400μl，查 2020 年新安装全自动核酸检测反应体系构建系统（序列号：×××）仪器性能验证报告发现，移液装置精确度验证体积分别为 20μl，80μl，150μl，800μl。

9. PCR 室不能提供干式温浴器（序列号：×××）的校准报告。

10. 分子室 2020 年 5 月新购低温高速离心机两台（编号 PCR-22，PCR-23），未经校准即投入使用至今。

11. 恒温金属浴校准报告（证书编号 JL2014-069）中缺检测过程中所需 100℃校准参数；温度计校准报告（证书编号 RE-20149448）缺检测过程中所需 37℃校准参数。

12. 2021 年 2 月 13 日分子生物室对荧光定量 PCR 仪（序列号：×××）的灯泡使用 30 个月后进行更换，实验室未对更换灯泡之前的样本再检验。

13. 分子病理室编号为 FZBL-YQ-081 的荧光定量 PCR 仪维修后未能提供校准和验证记录。

14. 分子病理室 2021 年 11 月启用的批号 02218033001X 核酸提取试剂盒，不能提供启用前性能验证记录；2021 年 12 月启用的批号 08218934 的 EP 管，提供不出耗材抑制物检测记录；取材室从自配到更换为商品化组织固定液（供应商标记的甲醛溶液），实验室提供不出该商品试剂性能验收报告；对 PCR 耗材批号为 140324AB 带滤芯吸头未进行验证。

15. 基因室 ABI7300 仪器标识缺少校准日期和下次校准日期。

16. 实验室提供不出 × 年 × 月 × 日购买耗材 1.5ml 离心管对核酸扩增抑制物的验证记录。

17. × 年 × 月 × 日更换 HBV-DNA 定量检测试剂盒批号（新批号 2017019；旧批号 2017007），实验室不能提供新批号试剂盒的性能验证报告。

18. × 年 × 月 × 日乙型肝炎病毒脱氧核糖核酸试剂（批号 201801279）验证时未使用临界值和低值样本。

19. 试剂准备区存放有 HBV-DNA 测定试剂盒的冷柜，其记录表（编号：× × ×）上的温度控制范围是 −25 ~ −5℃，与该试剂盒说明书"试剂应避光密闭保存于（−20 ± 5）℃"的要求不符。

20. 分子诊断组未对批号为 32117001 的 AXYGEN 带滤芯吸头进行质量验收。

21. 分子组试剂性能验证记录中未能提供反映 HCV-RNA 试剂的核酸提取效率和核酸扩增效率的相关验证。

（四）不符合项分析

以上不符合项覆盖了标准要求的设备总则、设备验收、设备使用、设备校准与计量学溯源、设备维护维修、设备记录；试剂与耗材总则、试剂与耗材验收、使用、记录等各项要求。

（五）工作建议

分子诊断实验室从事核糖核酸（RNA）检测时，应配备 −70℃冰箱保存容易降解的 RNA，不应把 RNA 保存在 −20℃的冰箱中。

目前 RNA 常用提取方法有：酚氯仿提取法（Trizol 法）、柱提取法和磁珠法等。酚氯仿提取法（Trizol 法）提取 RNA 时需要使用到高速低温离心机；柱提取法和磁珠法提取 RNA 时不需要使用低温离心机。

标本制备区处理的临床样本可能含有核酸成分，操作时应使用带有滤芯的一次性加样枪吸头以避免交叉污染。

为防止交叉污染，所有 PCR 实验的容器（包括标本采集容器、离心管等）应可密闭。不同工作区域内的设备、物品（加样枪、记号笔、镊子、试管架等）不能混用。

分子病理组样本前处理区设备通常应包括切片机、裱片机、切片刀、电热恒温箱、脱蜡机、水化缸及染色缸等。

应按照国家法规要求对强检设备（如用于核酸定量的分光光度计等）进行检定；应定期对关键设备（扩增仪、核酸自动提取设备）进行校准；应至少对分析设备的加样系统、检测系统和温控系统进行校准（适用时）。

加样系统（如核酸提取设备、全自动杂交仪等）的校准，需要关注仪器不同类型的加样针（试剂针和样本针），校准时应对在使用的每一根针都进行校准。应对这些针的最大吸样量、最低吸样量、常用吸样量分别进行校准。

基因扩增仪检测系统主要指的是光路系统的校准，一般要考虑本底信号、弱阳性信号和强阳性信号的校准，应考虑检测通道和内标通道的荧光波长的校准。还应进行孔间一致性评价。

基因扩增仪温控系统的校准应考虑变性、退火、延伸的温度校准，如果实验涉及逆转录还应做逆转录温度的校准。

使用磁珠法提取核酸时，有振荡操作的步骤可能导致交叉污染，此时应考虑样本间是否存在交叉污染的评估。

分子诊断组试剂和关键耗材验收质检方案，可依据检测项目的不同而不同，但至少应包括外观检查（如包装完整性、有效期等）和性能验收两大部分。

试剂性能验收部分：对于定性检测病原体核酸的项目，至少用含有一份弱阳性样本和一份已知阴性患者样本进行验收；对于检测基因多态性和基因分型的项目，应使用含有代表性基因型的样本进行验收；对于定量检测的项目，应使用 5 个旧批号检测过的样本，覆盖测量区间（包括阴性、临界值、低值、中值和高值），至少 4 个样本测量结果绝对偏差小于 7.5%，其中阴性和临界值样本必须符合预期。

一般情况下，分子室在新批号试剂或关键耗材使用前，只需要按照标准要求进行试剂批间差异和耗材抑制物的验证即可，不需要专门去验证试剂的核酸提取效率和核酸扩增效率，只有实验室怀疑试剂在提取和 / 或扩增方面存在问题时，才需要专门去验证核酸提取效率和核酸扩增效率，具体步骤可参考 CNAS-GL039：2019《分子诊断检验程序性能验证指南》的 6.3.1 和 6.3.2 进行。

五、检验前过程

（一）标准要求

实验室应制定正确采集和处理原始样本的文件化程序。文件化程序应可供负责原始样本采集者使用，不论其是否为实验室的员工。

实验室对采集活动的指导应包括但不限于的内容：确认患者符合检验前要求，例如禁食、用药情况（最后服药时间、停药时间）、在预先规定的时间或时间间隔采集样本等；血液和非血液原始样本的采集说明、原始样本容器及必需添加物的说明；当原始样本采集作为临床操作的一部分时，应确认与原始样本容器、必需添加物、必需的处理、样本运输条件等相关的信息和说明，并告知适当的临床工作人员；原始样本采集者身份及采集日期的记录，以及采集时间的记录（必要时）；采集的样本运送到实验室之前的正确储存条件的说明；采样物品使用后的安全处置等。

实验室应制定文件化的样本接收程序。基于组织 / 细胞形态学基础的分子检测项目应由具有病理诊断资质的医师确认样本是否满足检测要求。

实验室应有保护患者样本的程序和适当的设施，避免样本在检验前活动中以及处理、准备、储存期间发生变质、遗失或损坏。

（二）条款解读

实验室应制定分子诊断样本留取的具体要求。举例如：①应使用无 Dnase（脱氧核糖核酸酶）和 / 或无 Rnase（核糖核酸酶）的一次性密闭容器；②正确使用抗凝管，通常全血和骨髓样本应进行抗凝处理，EDTA（乙二胺四乙酸）和枸橼酸盐为首选抗凝剂，不使用肝素抗凝（核酸提取采用吸附法而不受肝素干扰时除外）；③用于 RNA（如 HCV-RNA）扩增检测的血样本宜进行抗凝处理，并尽快分离血浆，以避免 RNA 的降解；如未作抗凝处理，则宜尽快分离血清；④分泌物、拭子、肿瘤组织等样本留取特殊注意事项等。

实验室应制定文件化的接收和拒收标准。举例如：分子病理检测项目（如 *EGFR* 基因突变检测）样本接收和拒收标准，对标本类型、标本固定时间、固定液类型和量、切片厚度、载玻片处理要求、标本保存和运输条件均应有文件化规定。

实验室应制定文件化检验前处理、准备和储存的标准。接收后的样本应尽快处置并以适当的方式储存，以尽可能减少核酸降解。超长期储存后的标本，使用前应再次评估标本的完整性。

（三）典型不符合项

1. 实验室不能提供对 HCV-RNA 检测样本实施检测时间的评估和记录。

2. 实验室地中海贫血基因检测抗凝血标本于检测完成后 −20℃保存一个月，抽提出的 DNA 在 −20℃保存一年，提供不出对保存后标本及 DNA 质量的评估记录。

3. 实验室未使用无 DNase 和无 RNase 的一次性密闭容器。

4. 查看某H公司丙型肝炎病毒核酸定量检测试剂盒（PCR荧光探针法）说明书中的血清和血浆样本采样要求，规定采血管中全血需在4小时内分离血清/血浆，但LAB-SOP-03《样本采集手册》（2020年8月版）仅说明尽快分离，未明确规定上述要求。走访现场合作B客户采样点时，发现HCV-RNA检测样本未在4小时内分离血清。

5. HCV-RNA检测每周做一次，实验室收到样本后未及时分离血清即冷冻保存。

6. 实验室HBV-DNA和HCV-RNA检测的采样未使用无DNase和RNase的一次性密闭容器；实验室指导临床样本采集的《采样手册》中亦未对此作出规定。

7. 分子病理FISH（荧光原位杂交）实验标本取自染色体标本的部分样本，实验室未制定相关程序以确保可追溯至最初的原始样本。对于组织病理标本（如切片和蜡片），实验室未能提供确认样本是否满足检测要求人员的病理诊断资质。

8. 分子病理有不合格标本评估程序，要求肿瘤细胞比例大于20%，而现场发现有部分标本（编号201706340-1、17-51954、17-15729、17-11267、17-61187和17-60655等6个样本）未达标仍进行了测试，未见假阴性排除的证据。

（四）不符合项分析

以上不符合项涉及检验前活动的指导、分子检测样本采集手册制定、样本运送、样本接收、样本检验前处理和储存等工作不满足检验前过程标准要求。

（五）工作建议

分子组应维持样本接收登记记录，按照制定好的合格标本和不合格标本的标准进行验收和拒收。尤其关注靶标是RNA的标本采集和预处理的标准执行情况。

应定期评审《样本采集手册》有效性并及时更新，及时对临床医护人员样本采集活动进行有效宣贯和检查。

实验室标本检验前处理、准备和储存的程序应遵循试剂说明书的规定。如标本类型为血清和血浆的标本，应规定完成血清和/或血浆的分离的时限，在2～8℃或者－20℃可保存的时长；提取好的核酸未及时检测，应规定具体的保存条件和时间（如－80℃保存6个月）；对于长时间保存的核酸（尤其是RNA），在检测前应再次评估其完整性（如电泳、A260/280比值和浓度测定）；检测样本若为组织，固定液的量和固定时间应与试剂说明书保持一致。

六、检验过程

（一）标准要求

实验室应对未加修改而使用的已确认的检验程序进行独立验证。

实验室应将验证程序文件化，并记录验证结果。验证结果应由授权人员审核并记录审核过程。

检验程序应文件化，并应用实验室员工通常理解的语言书写，且方便获取。

（二）条款解读

分子诊断实验室检验方法一般可分为定量和定性两种。定量检测方法和程序的分析性能验证内容至少应包括精密度、正确度、线性、测量和 / 或可报告范围、抗干扰能力等。定性检测项目验证内容至少应包括测定下限、特异性、准确度（方法学比较或与“金标准”比较）、抗干扰能力等。验证结果应经过授权签字人审核。维持可追溯的验证活动原始记录。

性能验证的时机包括：新检验程序常规应用前；任何严重影响检验程序分析性能的情况发生后；现用检验程序的任一要素（仪器、试剂、校准品等），如试剂升级、仪器更新、校准品溯源性改变等。

核酸提取是分子诊断检测工作关键步骤，实验室应使用试剂盒配套或说明书中推荐的某个厂家的提取试剂来提取核酸，如果使用非以上方法提取核酸，应进行检验程序性能确认。

分子诊断室应有明确和统一的原位杂交阳性信号的标准，并建立本实验室的阳性阈值。

对于产前检验，在完成分子诊断前应保留备份培养物并跟踪监测实验的准确性；在检验胎儿标本前，应检验父母一方或双方的突变状态，宜由同一实验室检验；如有足够的标本，应从两份不同标本中提取 DNA 进行双份检验。实验室应了解检验方法受母体细胞污染的影响，应有程序评估并减少这种影响。

分子诊断室应针对所有日常的操作（如检验结果复检）制定文件化的 SOP，如有简易操作卡，应注明节录自或摘自于具体的 SOP 文件名称。

（三）典型不符合项

1. 分子诊断室提供不出 HBV-DNA 项目特异性、准确度的验证记录。

2. 实验室 2020 年 12 月 28 日开始将项目 HBV-DNA 定量检测试剂由 A 公司试剂更换为 H 公司试剂，查阅 2020 年 12 月 11 日—12 日 H 公司试剂《性能评估报告（LAB-4-PCR1201）》，验证内容没有包含可报告范围，且线性范围验证测量次数为 2 次，与《性能验证 / 评估程序（NLZJY-2-PCR12）》规定“每个稀释度重复测量 3 次”不符。

3. 编号为 YQ-FZ-113407003 的 ABI7500PCR 仪检测 HBV-DNA 性能验证时间为 2020.12.7，而实验室在 2020.11.18 即使用该仪器出具检验报告。

4. 分子诊断室未能提供本室检测方法的分析性能验证SOP，核查2020.09.20乙型肝炎病毒DNA定量分析性能验证报告，其测量线性范围判定标准低于CNAS要求，抗干扰能力的验证结果计算错误。

5. 现场核查×年×月×日分子诊断室HBV-DNA、HCV-RNA测定的分析性能验证报告，没有对检测系统抗干扰能力（如脂血、溶血、黄疸等）进行性能验证。

6. 未能提供×年×月×日启用的FZSW-01Andas9850全自动核酸提纯及荧光PCR分析系统检测HBV-DNA与原检测系统的结果比对报告。

7. 查阅分子室采用检测系统（核酸提取仪NatchS1604006023+实时定量PCR仪Lightcycler480A230006）检测HBV-DNA的性能验证报告（验证日期2020年9月19日），分子室未能提供核酸抽提、纯化效率评估内容。

8. 分子组性能验证报告中未能提供抗干扰能力的性能验证数据及报告。

9. ×年×月×日实验室进行丙型肝炎病毒核糖核酸检测时使用6个浓度的定量参考品，而厂家提供的说明书规定使用4个浓度的定量参考品。

10. 性能验证报告中HBV-DNA项目的线性为：3.18E+02～7.08E+07，而PCR室2020年7月9日报告单（病案号：×××）HBV-DNA>1.00E+08。

11. 现场查见分子组×年×月开始启用A公司实时荧光定量PCR（型号AHD4800，编号JYK-JC-38）定量检测患者HCV-RNA，但提供不出该方法正确度、线性、测量范围、抗干扰能力等性能验证内容。

12. 分子病理组胃癌小活检标本用于Her2FISH检测活检组织数量不足，未按照《胃癌Her2检测指南（2016版）》要求进行采样和评估。

13. ALK（间变性淋巴瘤激酶）荧光原位杂交操作指导书（编号：×××）未规定检验程序所需的试剂组分、试剂品牌和室内质控要求。

（四）不符合项分析

以上不符合项涉及定性或者定量检验程序和方法的性能验证、检验程序文件化等内容，不满足认可准则要求。

（五）工作建议

检验程序分析性能验证是指实验室应对采用的经确认的检验程序进行独立验证。

实验室不能使用质控物或者临床标本作为检出限的样本，做性能验证时不能忽略抗干扰能力（如溶血、脂血和黄疸的干扰）的验证。

检验项目如同时使用血清和血浆作为标本，应评价血清和血浆结果的一致性。

实验室如存在更改核酸抽提方法、增减标本体积、检测说明书规定标本类型外的标本等情形，要实施检验程序的性能确认，而不是简单的性能验证。

产前诊断检验实验室应制定检验方法受母体细胞污染的评估程序，如采用荧光 PCR 毛细管电泳技术检测染色体上特异性的 STR（短串联重复序列）位点，通过对比胎儿和母亲峰的个数和面积判断是否受到母体细胞的污染。

七、检验结果质量保证

（一）标准要求

实验室应设计定性和定量检测项目室内质量控制程序，以验证达到预期的结果质量。

实验室应使用与检验系统响应方式尽可能接近患者样本的质控物。

当室内质控过程出现违反质控规则并提示检验结果可能有明显临床错误时，应拒绝接受结果，并在纠正错误情况并验证性能合格后重新检验患者样本。实验室还应评估最后一次成功质控活动之后患者样本的检验结果。

实验室应建立参加实验室间比对的程序并文件化。该程序包括职责规定、参加说明，以及任何不同于实验室间比对计划的评价标准。

当无实验室间比对计划可利用时，实验室应采取其他方案并提供客观证据确定检验结果的可接受性。

应规定比较程序和所用设备和方法，以及建立临床适宜区间内患者样本结果可比性的方法。

（二）条款解读

实验室应制定室内质量控制程序，包括定性和定量检测项目的质控物选择、质控频率、质控物位置、质控判定规则等进行详细规定。

定性检测项目每次实验应设置阴性、弱阳性和 / 或阳性质控物。如为基因突变、基因多态性或基因型检测，质控物应包括临床常见的或者是最具临床价值的突变类型或者是基因型，每次使用至少两种型别，并在合理的时间段内覆盖其他型别。

定量检测血液样本乙型肝炎病毒、丙型肝炎病毒、EB 病毒等分子项目，实验室应使用第三方赋有量值范围的质控品，根据 20 或更多独立批获得的至少 20 次质控品测定结果计算暂定标准差和常用标准差的规则，设定实验室自己的均值和标准差后，每批次用检测质控物，并使用 Levey-Jennings 质控图进行室内质量控制监控。实验室采用商品试剂盒检测呼吸道、生殖道来源的非均质标本的分子项目，不建议发定量报告。

实验室制定的质控判定规则应确保试验的稳定性和检验结果的可靠性。

定量检测项目的质控数据可利用质控图进行统计分析，包括质控结果、质控物名称、浓度、批号和有效期、质控图的中心线和控制界线、分析仪器名称和唯一标识、方法学名称、检验项目名称、试剂和校准物批号、每个数据点的日期和时间、干扰行为的记录、质控人员及审核人员的签字、失控时的分析处理程序和纠正措施等。

定性检测项目的质控数据应包括阴、弱阳性和/或阳性结果是否符合预期。

实验室应按照CNAS-RL02《能力验证规则》的要求参加相应的PT/EQA活动。当能力验证/室间质评不可获得的检验（检查）项目，可通过与其他实验室（如已获认可的实验室或其他使用相同检测方法的同级别或高级别实验室）比对的方式确定检验结果的可接受性，并规定比对实验室的选择原则、比对样本数量、比对频次、判断标准等。

实验室使用两套及以上检测系统检测同一项目时，应有比对数据表明其检测结果的一致性，比对频次每年至少一次，样本数量不少于20个，浓度水平应覆盖测量区间。

应定期（至少每年1次，每次5份临床样本）进行分子诊断室检验人员的结果比对，应制定比对结果一致性的判定规则，实施考核评估并记录。

实验室还应制定并实施核酸检测防污染措施，如果防污染措施不到位，核酸检测就很容易出现假阳性或假阴性。

实验室应建立文件化的核酸质量评价的方法和评价标准。实验室应对核酸的质量进行评价，并选择合适的内源性对照如“管家”基因或外源性对照如假病毒作为内对照以评价所提取核酸的完整性，并保留核酸质量评价记录及假阴性率监测记录。

（三）典型不符合项

1. 实验室HBV-DNA试剂盒中的阳性对照品保存在分子组试剂准备区。

2. ×年×月×日，实验室对HCV-RNA质控品（批号：201611003）进行EP管分装，自定分装后质控品有效期为一个月。实验室未能提供质控品分装后有效期的评估记录。

3. 实验室使用自配的HBV-DNA阴性质控品，无质控品配制成分、规格，无储存要求，无制备日期、无配制人，也未对存放时间稳定性进行验证。

4. 现场查见HBV- DNA和HCV- RNA未进行室内质控，仅以试剂盒阴阳对照品代替室内质控品。

5. ×年×月×日PCR室的室内质控（批号：2019003）HBV DNA失控，违背1_{3S}规则，实验室不能提供失控对之前患者样本检验结果影响的评估记录。

6. 编号为FZ-ZK-01《分子诊断组室内质控标准操作程序》未说明针对核酸检测防污染的具体措施；分子生物组质量控制程序（FESW-ZK-001）未建立针对核酸检测防污染的文件化规定；编号为FZ-SOP-006《分子病理室室内质量控制制度》质量控制程序中未见核酸检测防污染的具体措施。

7. 查实时荧光定量 PCR 分析仪 ABI7500（WH113409001）室内质控发现，质控物的设置只有阳性质控品，而没有设置阴性质控品。

8. 分子诊断组乙型肝炎病毒脱氧核糖核酸检测未设置弱阳性质控物进行室内质量控制，同样问题见于丙肝病毒 RNA 检测。

9. × 年 × 月 × 日 HCV-RNA 检测项目室内质控失控，实验室不能提供该项目失控时的处理记录。

10. 分子组 2020 年 2 月 25 日 HCV-RNA 高值质控失控，《室内质控失控（警告）处理记录》(编号：×××）中原因分析为“核酸提取有误”，实验室未采取纠正措施。

11. 现场查看实验室的室内质控发现基因室 × 年 × 月 × 日 HBV-DNA 高低水平质控值均低于 −2SD，违反 2_{2S} 失控规则，实验室无法提供进行失控处理和采取纠正措施的记录。

12. 实验室提供不出 PCR 实验室检测人员的年度人员比对记录。

13. PCR 室 2020 年 5 月 25 日组织董 ××（021985）、朱 ××（020949）、张 ××（021989）进行检测 5 份 HBV-DNA 样本的人员比对实验，其中样本 1 检测结果员工张 ×× 与其他两位不可比，但《HBV-DNA 项目人员比对实验数据记录与结果报告（JYK-JL-164）》记录中没有样本 1 不一致原因分析，判断为全部通过。

14. 项目丙型肝炎病毒核糖核酸测定的标本类型包括血清和血浆，实验室未定期比对血清和血浆检测结果的一致性。

15. 分子病理组编号 ××× 的样本在实时荧光定量 PCREGFR 突变检测过程中缺外对照，未监控重复性。查阅《免疫组化染色切片退回记录及质量控制》记录发现，2020 年 10 月 13 日 PMS2、2020 年 10 月 18 日 TTF1、2020 年 11 月 10 日 MSH6、HER2、ER 及 PR 共 6 个项目免疫组化结果显示为（−），但医生判断认为结果有疑问，重复检测后结果为（+）。针对发生在 2 个月不同时间的 3 次类似问题没有进一步的原因分析及相应的改进措施。在抽查的 76 个项目中均未见设置外部对照。

16. 2020 年 1 月 22 日实验室在进行 IDH1 检测时未设置阳性质控物，*Kras* 基因检测也未设计阴性和阳性质控物，2020 年 6 月 23 日 *BCR/ABL* 融合基因定量检测未设置阴性、弱阳性、阳性质控物。

17. 分子病理室未能提供两台实时荧光定量 PCR 仪（MP-0-081 和 MP--0-082）的比对数据。

（四）不符合项分析

以上不符合项涉及了检验结果质量保证的各方面问题：室内质量控制的质控物选择、质控频次、质控判定规则、制定核酸检测防污染具体措施、核酸质量评价、质控数据、实验室间比对、替代方案、检验结果可比性等工作不符合要求。

（五）工作建议

阴 / 阳性质控物为外对照用于监控实验的有效性。试剂盒自带的阴 / 阳性为内对照，其结果仅作为判断试剂是否有效的一个指标，不能作为室内质量控制的质控品。外对照质控品的处理流程要和待测标本相同，这样才能监控实验全过程。

对于定量检测项目来说，质控规则至少使用一个反映偶然误差的规则和一个反映系统误差的规则，比如常用的 1_{3S} 和 2_{2S} 规则。

对于定性检测项目，阴 / 阳性或型别要符合预期。

室内质控失控时，应分析造成失控的根本原因，采取纠正措施，必要时导出预防措施。

实验室应优先选择参加获 ISO 17043 认可的能力验证提供者（PTP）的能力验证计划；当无 PT 活动时，优先参加卫生系统权威机构（省部级）提供的 EQA；当无 PT，也无 EQA 时，实验室应采取其他方式（替代方案）评价实验室该检验项目实际检测能力。

分子诊断实验室使用不同生物参考区间的检测系统间不宜进行检验结果可比性。

分子诊断室防污染措施应从实验室设置、安全设备及个体防护装置和措施、完善的管理制度（如人员准入制度，废弃物管理制度等）、标准化操作程序等方面进行规定。具体如：进入各工作区应按照单一方向进行；实验室清洁也按以上单一方向进行；各区物品的标识（如加样枪、记号笔、镊子、清洁用品、试管架等）；试剂盒中的阴 / 阳性对照品及质控品不应保存在试剂准备区，应当保存在标本处理区；标本处理区实验时，所使用的加样枪吸头必须带滤芯；标本处理时有开盖操作的应在生物安全柜中进行；所有经过检测的反应管不得在扩增区域打开；严格管理产物分析区的各类物品，特别是加样枪；有效消毒剂的使用（次氯酸钠溶液和 75% 乙醇）。

对用于基因突变检测的石蜡包埋样本，应有病理医师从组织形态学对肿瘤细胞的存在与否及其数量进行评价，并决定是否需要对肿瘤细胞进行富集。

八、检验后过程

（一）标准要求

实验室应制定程序确保检验结果在被授权者发布前得到复核，应对照室内质控、可利用的临床信息及以前的检验结果进行评估。

实验室应规定临床样本保留的时限。应根据样本的性状、检验和任何适用的要求确定保留时间。

（二）条款解读

原始样本、核酸提取物和 / 或核酸扩增产物等应规定保存期限，便于复查。

为便于追溯，凝胶图像和斑点杂交条带和 / 或通过扫描、拍照等方式保留的结果应作为技术记录保存，保存期限可参照相关行业要求。

（三）典型不符合项

1. 现场检查发现 HBV-DNA 项目中，样本编号为 170818-108 的标本，剩余血清体积小于 400μl，无法满足复查标本的体积要求。

2. 文件 LAB-JY-PF-002《临床标本接收、验收、处理、保存管理程序》中未对核酸提取物和 / 或核酸扩增产物的保存期作出规定。

（四）不符合项分析

以上不符合项涉及原始样本保存不够、未对核酸提取物和 / 或核酸扩增产物的保存期作出规定等导致无法满足实现复查要求。

（五）工作建议

应建立文件化结果复核程序并维持结果复核相关记录。

许多分子诊断的结果（如地中海贫血基因分型、*HLA* 基因分型、*BCR/ABL* 融合基因和 *CYP2C19* 基因多态性等）对疾病的诊治指导具有重大意义，其原始标本和原始结果的保存至关重要。只要能实现回溯，实验室保存方法可多种形式。如杂交法检测地中海贫血基因分型的原始记录保存，应考虑由于膜上的蓝色斑点可能会随着时间长久而褪色，所以应尽可能通过扫描或者拍照的方式保存原始结果，同时做好标本的唯一性标识。

九、结果报告

（一）标准要求

分子诊断报告应包括解释检验结果所必需的信息。

分子诊断实验室报告内容，除了满足通用要求外，还应包括方法的局限性、检测结果临床意义的简要解读、进一步检测的建议、相关咨询人员姓名及联系方式。

（二）条款解读

对于病原体核酸定量测定，不存在参考区间的概念，报告单中应注明检测下限。这些分子诊断报告不要混淆检测下限和参考区间的概念。

分子诊断技术具有特异性强、敏感性高的特点，但同时也存在方法学等局限性，应依据产品说明书在检验报告中予以解读，并提出进一步检测的建议，同时在报告单中注明能为医护人员和 / 或患者提供咨询服务的工作人员姓名和联系电话。

（三）典型不符合项

1. 实验室 × 年 × 月 × 日在 LIS 修改了 HBV-DNA 定量检测报告内容和格式，即当检验结果在 0 ~ 30IU/ml 范围内时由“具体浓度值”变更为“低于检测下限”的文字描述报告，但不能提供征求临床医护人员意见相关记录。

2. PCR 实验室 2020 年 3 月 2 日 HBV-DNA 2 号标本，2020 年 3 月 13 日 HBV-DNA 23 号标本，实验结果为有扩增，但低于检测下限，而实验室发出的报告为阴性。

（四）不符合项分析

以上不符合项涉及报告特性和报告内容不能满足准则要求等问题。

（五）工作建议

分子诊断技术具有特异性强、敏感性高等特点，目前已广泛应用于病原体感染诊断、肿瘤、遗传病、个体化药物治疗等多个领域。但是，这些检测方法均存在一定的局限性，所有分子诊断的方法学局限性可以从产品说明书中获得。

如地中海贫血基因分型和人乳头瘤病毒基因分型试剂盒检测的仅仅是常见的突变类型和型别，一般未检测罕见突变类型和型别。

另外，虽然分子诊断技术非常敏感，但阴性结果不能完全排除靶基因突变的存在，如检测 *EGFR* 基因突变的样本中肿瘤细胞过少、核酸过度降解或扩增反应体系中靶基因浓度低于检测限都可能造成阴性结果。

当检验结果需要用其他实验进一步证实，如当使用二代测序技术检测胎儿染色体非整倍体时，应建议进行染色体核型分析。

当地中海贫血基因分型试验阳性，应建议咨询血液科医生，并告知联系方式。

当人乳头瘤病毒基因分型检出高危型人乳头瘤病毒，应建议咨询妇科医生，并告知联系方式。

进行药物敏感性相关的分子检测时，应在报告单中告知患者检测结果仅供参考，对患者个性化治疗的选择应咨询相关临床医生，并告知联系方式。

（陈曲波）

第八节 输血医学

输血医学实验室主要有采供血机构检测实验室和医院输血（医学）科实验室。要保证检测结果的准确，除了要建立一套完整的质量管理体系外，还要从人、机、料、法、环等方面进行全面的质量控制。输血医学领域的不符合项涉及管理要求和技术要求，也可能涉及相关法规和行业标准。本节就CNAS现场评审中发现的输血医学领域的常见或典型不符合项进行分析，供认可及准备认可的实验室参考和借鉴，评审员可以从中给予特别关注，提升评审的客观性并体现领域的特殊性。

一、组织和管理

质量目标和策划

1. 标准要求 实验室管理层应在组织内的相关职能和层级上建立质量目标，包括满足用户需求和要求的目标。质量目标应可测量并与质量方针一致。实验室管理层应确保落实质量管理体系的策划以满足要求和质量目标。实验室管理层应确保在策划并改变质量管理体系时，维持其完整性。

2. 条款解读 质量方针是实验室的质量追求方向，质量目标是实验室经过努力而获得质量目的，依据实验室的质量方针、用户的需求和要求而制定具体的质量目标，且应针对不同的职能和层级分别规定，质量目标涉及检验前、中、后和支持性服务过程。实验室制定的质量目标应可测量，并应参考国家或行业标准的相关要求。

3. 典型不符合项

（1）输血科建立了质量指标，但没有建立质量目标。

（2）输血科质量目标中缺少检验前的质量目标。

（3）实验室质量方针中有准确及时的内容，但在质量目标中没有准确及时的目标。

4. 不符合项分析 输血科没有理清质量方针、质量目标和质量指标之间的关系，以质量指标代替质量目标；质量方针是实验室的奋斗方向，质量目标是实验室经过努力而达到的质量要求，质量指标是质量目标的细化和量化；实验室应根据质量方针，围绕检验前、中、后和支持性服务建立质量目标，质量目标应与质量方针一致。

5. 工作建议 输血科应根据质量方针制定质量目标，质量目标不可制定得过高或过低，应考虑实验室现有的质量和能力、行业标准和CNAS的相关规定等，应保证所有质量目标可量化、可计算和可体现，质量指标应体现质量目标。

二、文件控制

（一）标准要求

实验室应控制质量管理体系要求的文件并确保防止意外使用废止文件。实验室应制定文件化程序以确保满足CNAS对文件控制的相关要求。

（二）条款解读

实验室应整合管理和技术活动所涉及的所有必须过程建立完整的质量管理体系，同时应保证所有涉及管理和检测的相关文件受控，并保证所使用的文件有效。

（三）典型不符合项

1. 现场查看，实验室台面上有伯乐微柱凝胶介质交叉配血试验简易操作卡，但该操作卡没有受控。

2. 现场查看，实验室墙上贴有各种工作流程和制度，但均未受控。

（四）不符合项分析

在输血医学实验室使用简易操作卡非常常见，但很多实验室未对简易操作卡进行受控。简易操作卡应摘自完整的标准操作规程（SOP），并按相关要求予以受控。某些输血医学实验室还喜欢把各种岗位职责、工作流程和制度贴在墙上，这种做法不是不可以，但这些均属于应该受控的文件。

（五）工作建议

输血科简易操作卡应摘自完整的标准操作规程（SOP），并按相关要求予以受控。实验室应有该项试验的完整的 SOP，简易操作卡应与相应的 SOP 一致，且必须受控，以保证简易操作卡的有效性。各种岗位职责、工作流程和制度如需要贴在墙上，均应标明文件版本号或标明摘自某个体系文件。

三、服务协议

（一）标准要求

实验室应制定文件化程序用于建立提供实验室服务的协议并对其进行评审。实验室收到的每份检验申请均应视为协议，实验室服务协议应考虑申请、检验和报告。协议应规定申请所需的信息以确保适宜的检验和结果解释。实验室服务协议的评审应包括协议的所有内容。评审记录应包括对协议的任何修改和相关讨论。实验室服务开始后如需修改协议，应重复同样的协议评审过程，并将所有修改内容通知所有受影响方。

（二）条款解读

服务协议程序应详细规定如何建立服务协议，包括什么情况下需要建立服务协议，建立的服务协议应包括标准规定的全部内容，以及双方的责任、权利等相关内容，以确保服务协议的有效实施。

服务协议评审的目的是充分理解客户和用户、实验室服务提供者的要求和需求，满足其对实验室的期望，也是实验室能否理解服务对象的意图和检验服务能力是否满足服务协议要求的评估方式。应根据评审的内容和对象确定合适的评审形式，评审人员应包括服务协议涵盖的各相关方代表。

实验室服务开始后如需修改协议，应针对变更涉及的内容重新进行协议评审过程，并将所有修改内容通知所有受影响方。

（三）典型不符合项

1. 输血科对临床申请输血相容性检测，但未用血的检测结果不发送报告给临床，输血科未对此情况进行服务协议的评审。

2. ××× 中心血站实验室对 ××× 血站和 ××× 血站等小型血站的乙型肝炎病毒、丙型肝炎病毒和 HIV 病毒核酸样本进行集中检测，签订有集中检测服务协议，但没有对服务协议进行评审。

（四）不符合项分析

很多输血科认为只有配上血了才发报告给临床，对于配不上血、备血不用就不发报告给临床。不管是何种情况，是否发报告给临床，均需进行服务协议的评审。此不符合项属于实施性不符合项。

很多中心血站会对周边小型血站的病毒核酸样本进行集中检测，中心血站与小型血站双方会签订集中检测服务协议，但常会忽略对服务协议的评审或无法提供评审记录。

（五）工作建议

实验室与医务部门、相关临床科室重新进行服务协议评审并形成评审报告。根据服务协议评审情况，决定是否维护信息系统，以便临床科室能查看所有检测结果。如临床需要，临床科室应可以在信息系统查看到所有结果，如果临床认为不用血就不需发报告，实验室也应该保存完整的检测记录和结果，适用时，形成技术报告。

中心血站对周边小型血站提供病毒核酸样本集中检测服务时，除建立集中检测服务协议外，应对样本采集要求、送检要求、报告时限、报告使用和双方风险等所有协议内容进行评审并形成评审记录。

四、受委托实验室的检验

（一）标准要求

实验室应制定文件化程序用于选择与评估受委托实验室和对各个学科的复杂检验提供意见和解释的顾问。该程序应确保满足 CNAS 的相关要求。委托实验室（而非受委托实验室）应负责确保将受委托实验室的检验结果提供给申请者，除非协议中有其他规定。如果由委托实验室出具报告，则报告中应包括受委托实验室或顾问报告结果的所有必需要素，不应做任何可能影响临床解释的改动。报告应注明由受委托实验室或顾问实施的检验。

（二）条款解读

实验室应制定委托检验管理程序，按要求选择受委托实验室及顾问，监控和评估其工作质量、能力和各项服务，并定期评审委托协议。如果委托实验室出具报告，则报告中应包括受委托实验室或顾问报告结果的所有必需要素，不应做任何可能影响临床解释的改动，如果委托实验室直接使用受委托实验室出具的报告，应该征得用户或用户代表（如医务部门）的同意，如果要转录受委托实验室的报告，则还要有措施保证转录的正确性。委托实验室应考虑周转时间、测量准确度、转录过程和解释技巧的要求，采用最适合的方式报告受委托实验室的结果。

（三）典型不符合项

1. 输血科日常检测中有委托 ××× 中心血站进行疑难血型鉴定和疑难交叉配血试验，但实验室没有评审和签订 2021 年与 ××× 中心血站的委托检测协议。

2. 输血科将委托实验室报告作为本实验室报告直接给患者，但委托协议中无此规定，也未征得医院的同意。

3. 输血科与 ××× 检验有限公司签订了疑难血型鉴定和不规则抗体鉴定委托检测协议，但未对 ××× 检验有限公司是否有资质进行输血相关检测进行评审。

（四）不符合项分析

以上不符合项涉及了实验室未定期评审与受委托实验室建立的协议，协议中未规定报告方式等要求。很多医院输血科日常工作中会把疑难血型鉴定和疑难配血送到血站做检测或配血，但不太重视与血站建立和定期评价与受委托实验室的协议，同时，常忽略如何规范使用血站出具的报告单。

（五）工作建议

实验室应制定受委托实验室的选择标准，在调查受委托实验室是否符合要求、是否有能力提供检验后，才能与之签订委托协议，之后还要对其进行监控。实验室应要求受委托检验的实验室提供相关证明材料确保其具备符合标准要求的能力。尽管有些血站与上级血站或医院输血科与血站签订受委托实验室检验的协议时，常因血站系统受执业范围的限制、风险因素和收费问题等因素存在困难，但委托实验室必须与受委托实验室友好协商，签订和定期评审与受委托实验室的协议。

实验室应规定明确的评审周期，定期评审委托协议，确保其有效性和持续适宜性。委托协议应规定检验结果报告给客户的方式等必要内容。实验室应保存一份受委托实验室和顾问清单，按期限要求保留委托申请单和检验结果，并持续更新确保有效。

五、外部服务与供应

（一）标准要求

实验室应制定文件化程序用于选择和购买可能影响其服务质量的外部服务、设备、试剂和耗材。实验室应按照自身要求选择和批准稳定可靠的外部服务、设备、试剂和耗材的供应商，但可能需要与组织中的其它部门合作以满足本要求。应建立选择标准。应维持选择和批准的设备、试剂和耗材的供应商清单。购买信息应说明所需购买的产品或服务的要求。实验室应监控供应商的表现以确保购买的服务或物品持续满足规定标准。

（二）条款解读

实验室应制定外部服务和供应的程序文件，规定选择标准，选择和批准对可能影响服务质量的能力稳定的外部服务、设备、试剂和耗材的供应商，并对其能力进行监控，确保其持续满足规定要求。外部服务方除仪器、设备和耗材厂家外，还包括提供检定 / 校准服务的法定计量机构、第三方校准机构和厂家提供的校准和维护服务。

（三）典型不符合项

1. 输血科 2021 年度未对提供检定 / 校准服务的 ××× 市质量计量监督检测所进行服务评价。

2. 实验室没有对 Erythra 和 IH-1000 血细胞分析仪等仪器厂商提供的维修和校准服务进行服务评价。

（四）不符合项分析

很多实验室把提供检定 / 校准的计量机构当作执法和检查机构，不认为是外部服务方，故没有对其进行评价。计量机构按计量法的要求对实验室检定设备进行强检时具有执法的属性，此时，也应该核查计量机构的资质、计量授权证书的有效性和能力范围；如计量机构向实验室提供校准服务，或按检定规程标准实施校准服务时，此时计量机构的身份就是外部服务方，和其他供应商一样，应对此服务进行评价。

有的输血医学实验室只关注了厂家提供的仪器、试剂等产品本身进行服务评审，未对厂家或代理商提供的维修、校准等服务进行评价，特别是没有关注到厂家或代理商派出的工程师是否具备校准资质进行评价。

实验室外部服务和供应体系文件中是否有关于提供检定 / 校准服务机构相关规定和要求，如无，则属于体系性不符合，如有则属于实施性不符合。

（五）工作建议

外部服务至少包括仪器设备以及试剂耗材的制造商提供的服务、检定或校准服务、培训机构提供的培训服务、信息系统服务、能力验证和实验室间比对等，外部供应一般指设备、试剂、耗材等的供应。实验室在制定程序文件时，应确保涵盖以上供应商的要求，重点是影响服务质量的外部服务和供应，而且应针对每项服务建立选择标准，以评价供应及供应商是否满足要求，并进行动态维护，以确保其持续满足标准要求。

六、记录控制

（一）标准要求

实验室应制定文件化程序用于对质量和技术记录进行识别、收集、索引、获取、存放、维护、修改及安全处置。应在对影响检验质量的每一项活动产生结果的同时进行记录。应能获取记录的修改日期（相关时，包括时间）和修改人员的身份识别。

实验室应规定与质量管理体系（包括检验前、检验和检验后过程）相关的各种记录的保存时间。记录保存期限可以不同，但报告的结果应能在医学相关或法规要求的期限内进行检索。应提供适宜的记录存放环境，以防损坏、变质、丢失或未经授权的访问。

（二）条款解读

实验室应制定记录控制程序文件，对质量管理体系相关的质量和技术记录进行识别、收集、索引、获取、存放、维护、修改及安全处置。也应对其他任何形式或类型的媒介进行记录的控制如电子或纸质记录，但要确保易于获取且可防止非授权篡改。

只要易于获取并可防止非授权的修改，记录的媒介可采用任何形式或类型。采供血机构记录保存年限按血站规定年限保存要求执行，医疗机构按《临床输血技术规范》要求有关资料需保存十年。

保存在服务器的记录应该永久保存。

（三）典型不符合项

1. 输血科交叉配血项目使用凝聚胺介质试管法，检测后直接在信息系统上生成报告单，没有对试验过程实时记录。

2. 输血科程序文件《输血科环境温湿度控制程序》规定每周打印冷链监控记录，但实验室不能提供打印记录。

（四）不符合项分析

在输血医学领域，采供血机构因有完善的信息系统，血站检验科可自动把检测数据保存在服务器，血型研究室一般会有完整的手工检测记录表。在医疗机构输血科，很多实验室配置的仪器设备都很先进，对输血相容性检测已可自动化检测和实时记录结果，但对手工项目，如试管法和玻片法等，相当一部分实验室没有实时记录，检测完直接发报告。输血科往往忽略了检测原始记录的重要性，直接发报告，或在信息系统上直接填写结果且认为就是原始记录，没有按记录控制要求执行。实验室不管采取何种介质的记录方式，均应对检测过程和结果进行记录，记录的内容应包含：样本信息、患者信息、项目信息、方法学信息、关键仪器设备和试剂，以及检测结果等核心要素。

对于冷链监测记录，如能保证记录的实时性、完整性和不能修改，且有完善备份情况下，可以不用打印纸质版，如实验室规定需要打印，则应按规定执行。

（五）工作建议

实验室制定的记录控制程序文件应涉及电子记录，对于电子记录的修改应有权限控制，并有记录修改程序。与质量管理体系运行相关的质量和技术记录均应按文件要求进行控制，不只局限于标准列出的记录，并应确保实时记录，以保证其可追溯，并按照法律法规以及实验室规定的期限妥善保存，同时应确保记录存放环境的安全有效。

实验室对于常规检测项目建议使用自动化检测设备检测，对疑难血型、疑难交叉配血及紧急配血等使用试管法，在满足工作需要的前提下，减少手工记录的工作量和降低差错概率。

七、人员

（一）标准要求

实验室应制定文件化程序，对人员进行管理并保持所有人员记录，以证明满足要求。实验室管理层应将每个岗位的人员资质要求文件化。对检验做专业判断的人员应具备适当的理论和实践背景及经验。实验室应对所有人员的岗位进行描述，包括职责、权限和任务。实验室应为所有员工提供培训，应定期评估培训效果。实验室应根据所建立的标准，评估每一位员工在适当的培训后，执行所指派的管理或技术工作的能力。应保持全体人员相关教育和专业资质、培训、经历和能力评估的记录。

（二）条款解读

实验室管理层应将每个岗位的人员资质要求文件化。输血医学实验室许多岗位有资质要求，如医疗机构输血科负责人应具有中级及以上技术职称，除专业教育背景外，还需从事相关工作至少 3 年。采供血机构实验室负责人的资质应满足原卫生部颁布的《血站质量管理规范》《血站实验室质量管理规范》中相关要求。负责对疑难血型血清学试验检测结果进行审核和专业判断的人员应至少具有 5 年本岗位工作经验和中级及以上技术职称。认可的授权签字人应具有中级及以上专业技术职务任职资格，从事申请认可授权签字领域专业技术工作至少 3 年。实验室应定期对员工的能力进行评估和考核。

（三）典型不符合项

1. 输血科未对检验报告签发人员的资质和能力要求做出文件化规定。

2. 血型室没有对疑难血型血清学试验检测结果进行审核和专业判断人员的资质和能力要求做出文件化的规定。

（四）不符合项分析

输血医学实验室报告应实行双审制度，应有程序规定检测者和审核者的资质要求。负责对疑难血型血清学试验检测结果进行审核和专业判断的人员应至少具有5年本岗位工作经验和中级及以上技术职称。

（五）工作建议

输血医学实验室体系文件中应增加“结果报告审核签发人员”的岗位及职责，授权书中增加“结果报告审核签发人员”及“疑难血型血清学检测报告审核签发人员”。

八、设施和环境条件

（一）标准要求

实验室应保持设施功能正常、状态可靠。工作区应洁净并保持良好状态。

有相关的规定要求，或可能影响样本、结果质量和/或员工健康时，实验室应监测、控制和记录环境条件。应关注与开展活动相适宜的光、无菌、灰尘、有毒有害气体、电磁干扰、辐射、湿度、电力供应、温度、声音、振动水平和工作流程等条件，以确保这些因素不会使结果无效或对所要求的检验质量产生不利影响。

（二）条款解读

实验室应制定管理评审程序文件，由实验室最高管理层对质量管理体系进行全面评审，发现改进机会，持续改进质量管理体系的适宜性、充分性和有效性。

（三）典型不符合项

1. 输血科血液样本保存冰箱使用冷链监控设备进行温度监控，但没有规定人工记录的频次。

2. 输血科样本保存冰箱温度范围为2～8℃，与《临床输血技术规范》规定的受血者和供血者的血样保存于2～6℃冰箱的要求不一致。

（四）不符合项分析

输血医学实验室对血液保存一般实施行业标准《血液储存要求》（WS 399—2012），规定使用冷链监控温度时，应至少每日人工记录温度2次，2次间隔8小时以上。输血医学实验室对样本保存条件有特殊的要求，根据《临床输血技术规范》第二十七条，血液发出后，受血者和供血者的血样保存于2～6℃冰箱，至少7天，以便对输血不良反应追查原因。

（五）工作建议

实验室修改体系文件《设施和环境管理程序》，在血液样本保存冰箱的相关内容中对人工记录及频次做相关的规定。除冷链监控温度记录外，增加血液样本保存冰箱温度记录表，并开始人工记录血液样本保存冰箱温度，每日2次。实验室应使用血库专用冰箱或药品保存冰箱保存血液样本，以满足法规要求，保护检测样本。

九、实验室设备、试剂和耗材

（一）标准要求

实验室应制定设备选择、购买和管理的文件化程序。实验室应配备其提供服务所需的全部设备（包括样本采集、样本准备、样本处理、检验和储存）。实验室应制定文件化程序，对直接或间接影响检验结果的设备进行校准。应保存影响检验性能的每台设备的记录。实验室应制定文件化程序用于试剂和耗材的接收、储存、验收试验和库存管理。应保存影响检验性能的每一试剂和耗材的记录。

（二）条款解读

实验室应制定程序文件，对仪器设备的购买、安装、使用、保养和检定/校准进行有效控制。实验室应制定文件化程序用于试剂和耗材的接收、储存、验收试验和库存管理，对检测结果有直接影响，或试剂批次可能存在差异的试剂，如抗血清、试剂红细胞等应进行性能验证。

（三）典型不符合项

1. 实验室无法提供编号为SXK2020003的全自动血型检测系统2021年的校准报告。

2. 输血科没有对不规则抗体检测试剂（批号：20227006）进行验收。

3. 实验室无法提供对××血液生物医药有限责任公司生产的人ABO血型反定型用红细胞试剂开瓶有效期进行评价的记录。

（四）不符合项分析

输血科日常工作中，全自动血型检测系统往往由厂家进行日常保养和维护，但日常保养和维护不等于校准。应进行外部校准的设备，可参考ISO 17511以及相关专业领域国家/行业标准的要求，如WS/T 347，并符合CNAS-CL01-G002的要求，至少对测量结果有重要影响的性能进行校准，如加样、检测、温控等。

实验室制定的试剂和耗材的管理程序，应有明确的判断符合性的方法和质量标准。实验室应选用有国家批准文号的试剂。新批号试剂和同批号不同货运号试剂，应与之前或正在应用的旧批号、旧试剂用适宜检测区间内的患者样本或质控物进行平行检测比对。用于定性检验的试剂，选择阴性和弱阳性的样本或质控物进行试剂批号验证；用于定量检验的试剂，应进行新旧试剂批间差验证。

不少输血科（血库）工作人员认为有效期就是试剂瓶（盒）上标识的有效日期，不管开不开瓶（盒），在标识有效期内用完即可。这是一种错误的认识，试剂一旦开瓶，其各种成分会随保存条件的改变而发生改变，需要对其开瓶有效期进行评价，以证明开瓶后试剂持续有效。另外，试剂开瓶后应在瓶上标注开瓶日期，防止该瓶试剂失效，也可防止该瓶未用完又新开一瓶试剂。

（五）工作建议

输血医学实验室每年应至少对全自动血型检测系统的加样系统、温控系统、离心机和检测系统等进行 1 次校准。实施校准的工程师必须具有相关资质且经过校准培训和相关资质，并提供厂家授权校准的证明。对于大型全自动血型检测系统的校准，常由厂家实施校准，实验室人员也应全程参加，确保厂家工程师按校准规范要求准确校准。对检测结果有直接影响的试剂，除进行外观和数量验收外，还应该对其检测性能如抗体效价、抗原强度，以及批次是否存在差异进行验证和评价。每个实验室试剂的使用量、保存条件、使用频率、环境温度都可能不一样，因此，同一种试剂在每个实验室的开瓶有效期不一样，每个实验室均应对结果有影响的试剂开瓶有效期进行评价，并在开瓶有效期内使用。

十、检验过程

（一）标准要求

实验室应选择预期用途经过确认的检验程序，应记录检验过程中从事操作活动的人员身份。每一检验程序的规定要求（性能特征）应与该检验的预期用途相关。在常规应用前，应由实验室对未加修改而使用的已确认的检验程序进行独立验证。实验室应对以下来源的检验程序进行确认：

1. 非标准方法。

2. 实验室设计或制定的方法。

3. 超出预定范围使用的标准方法。

4. 修改过的确认方法。

方法确认应尽可能全面，并通过客观证据（以性能特征形式）证实满足检验预期用途的特定要求。

（二）条款解读

对于配套检测系统，实验室应验证其检测性能，对于非配套检测系统，实验室应建立、确认和评价检测方法。

（三）典型不符合项

输血科新进了1台Erythra全自动血库系统，但没有对该检测系统进行验证即投入使用。

实验室伯乐IH-1000全自动血型仪（编号：SXK0007）使用非配套的长春博德生物技术有限公司生产的反定型试剂红细胞，但实验室没有进行方法确认。

（四）不符合项分析

在国内很多输血科（血库）存在大量更改配套检测系统关键组分的情况，而没有意识到需要进行方法确认。伯乐IH-1000全自动血型仪配套使用伯乐微柱凝胶卡、细胞和稀释液等配套试剂，厂家提供了相关的性能参数，用户使用前应对配套检测系统进行验证，并形成SOP。如果用户改变了配套检测系统的重要组分，如把试剂红细胞改为国产的，此时检测系统属于非配套检测系统，在本例中属于修改过的确认方法，则应进行非配套检测系统的方法建立、评价和确认过程，再次形成新的SOP。对非配套检测的确认，首先要建立方法，对反应体积、细胞浓度、细胞保存液的影响等组分进行优化组合，形成非配套检测系统。对新形成的非配套检测系统，需要对其灵敏度、特异性、检测限和符合率等性能参数进行评价，并确认方法。

（五）工作建议

检验程序的验证宜参考相关国家/行业标准，如WS/T 403、WS/T 406、WS/T 494等，以及CNAS相关指南要求，如CNAS-GL028、CNAS-GL037、CNAS-GL038、CNAS-GL039。

定性检验程序的分析性能验证内容至少应包括符合率，为了保证输血安全，检测方法性能验证还应包括检出限、灵敏度、特异性等。

实验室应建立配套检测系统性能验证和非配套检测系统性能评价等方面的程序文件，实验室应对非配套检测系统进行方法建立、评价和确认。实验室把该非配套检测系统纳入程序适宜性定期评审计划中，防止遗漏。

十一、检验结果质量的保证

（一）标准要求

实验室应设计质量控制程序以验证达到预期的结果质量。实验室应使用与检验系统响应方式尽可能接近患者样本的质控物。

应定期检验质控物。检验频率应基于检验程序的稳定性和错误结果对患者危害的风险而确定。实验室应制定程序以防止在质控失控时发出患者结果。

当违反质控规则并提示检验结果可能有明显临床错误时，应拒绝接受结果，在纠正错误情况并验证性能合格后重新检验患者样本。实验室还应评估最后一次成功质控活动之后患者样本的检验结果。应定期评审质控数据，以发现可能提示检验系统问题的检验性能变化趋势。发现此类趋势时应采取预防措施并记录。

实验室应参加适于相关检验和检验结果解释的实验室间比对计划（如外部质量评价计划或能力验证计划）。实验室应监控实验室间比对计划的结果，当不符合预定的评价标准时，应实施纠正措施。实验室应建立参加实验室间比对的程序并文件化。该程序包括职责规定、参加说明，以及任何不同于实验室间比对计划的评价标准。

实验室选择的实验室间比对计划应尽量提供接近临床实际的、模拟患者样本的比对试验，具有检查包括检验前和检验后程序的全部检验过程的功用（可能时）。应评价实验室在参加实验室间比对中的表现，并与相关人员讨论。

当实验室表现未达到预定标准（即存在不符合）时，员工应参与实施并记录纠正措施。应监控纠正措施的有效性。应评价参加实验室间比对的结果，如显示出存在潜在不符合的趋势，应采取预防措施。

（二）条款解读

实验室宜参考相关国家 / 行业标准建立质量控制程序，如 WS/T 641，内容包括：质控规则；质控物的类型、浓度和检测频度；质控物位置（适用时，如酶联免疫试验用质控物应随机放置且应覆盖检测孔位）；质控记录。质控物可为商品化质控物或自制质控物。定性检测项目，每次实验应设置阴性、弱阳性和 / 或阳性质控物；定量检测项目，应至少使用两个浓度水平（正常和异常水平）的质控物。

定量检测项目的质控数据可利用质控图进行统计分析，定性检测项目的质控数据应包括阴、弱阳性和 / 或阳性结果是否符合预期。

（三）典型不符合项

1. 输血科《输血相容性检测质量控制程序》中没有定性试验的质控规则。

2. 查看输血科 2020 年第一次“临床输血相容性检测试验质量评价统计结果”，ABO 反定型 20122 号样本评价结果为 B，但实验室未对结果进行分析评价。

（四）不符合项分析

输血科应建立输血相容性检测的室内质量控制程序，应建立定性试验的质控规则。很多输血科（血库）参加国家卫生健康委员会临检中心组织的输血相容性室间质评，对结果只关注是否通过，而没有关心该项目通过后括号内的等级是A级、B级或C级情况，甚至相当一部分实验室不知道括号内A、B、C代表的含义。这种情况往往发生在不规则抗体检测项目的室间质评结果，对于该项目国家卫生健康委员会临检中心采取引导性质，如果能筛选出存在不规则抗体，则算通过，如果能鉴定出是何种抗体，则能得A，如果不对抗体进行鉴定或鉴定错误，则得B或C。

（五）工作建议

输血科应建立输血相容性检测的室内质量控制程序，应建立定性试验的质控规则。输血相容性检测多属于定性试验，对于定性试验的质控规则一般采用以下两条，一是性质不能错，预期阳性应得到阳性结果，预期阴性应得到阴性结果，二是凝集强度控制在一个级差内。

输血科对于能力验证/室间质评回报结果，不管是全部通过还是存在不满意结果，实验室均应对报告进行审核，对于不满意结果还应进行原因分析，必要时还需采取纠正措施。对于结果为通过，而括号内的等级是B级或C级情况也应进行分析。实验室应根据自己的技术能力和要求，决定是否要开展抗体鉴定业务，从国家卫生健康委员会临检中心这个项目评价的引导意图看，鼓励大家开展抗体鉴定业务，特别是大型实验室或血站系统，以及对质量有高追求的实验室。当然，实验室要根据自己的规模、技术能力、要求和成本角度考虑，对于小型或级别较小的实验室，不开展抗体鉴定也是可以接受的，但至少要有筛选出不规则抗体的能力，做到不漏检。

（周华友）

第九节 病理学检查

病理领域在技术要素方面的不符合项一部分与其他专业有共性之处，但也有一部分涉及病理专业的特殊性。病理技术操作过程中技术人员和设备作为整体对结果形成影响，诸如切片机，其性能可以通过相应的参数体现，并通过维护和校准确保，但最终的切片质量在一定程度上会受到切片机操作技术人员的影响，最终通过主观的判断去评估切片的质量，在这一过程中需同时考虑仪器设备和操作人员对结果的影响因素。大部分病理检查属于信赖主观判断的特殊定性检查项目，导致质量控制的难度增加。此外，尚存在检查前、检查中、检查后三个阶段重复进行的特点，结果发布后有时又返回到检验过程，即特殊染色、免疫组化乃至分子病理等，从而进一步增加了质量控制的复杂程度。病理领域的实验室间比对目前在业内尚属于不完善的状态，仅有部分免疫组化和分子病理检测项目可参加

CNAS 承认的或其他行业协会组织的能力验证活动，而对于常规病理技术和诊断基本是通过与等同地位实验室进行比对而进行，且并无十分成熟的运行规则。

一、人员

（一）人员资质和岗位描述

1. 标准要求

（1）实验室管理层应将每个岗位的人员资质要求文件化。该资质应反映适当的教育、培训、经历和所需技能证明，并且与所承担的工作相适应。

（2）对检验做专业判断的人员应具备适当的理论和实践背景及经验。

（3）实验室应对所有人员的岗位进行描述，包括职责、权限和任务。

2. 条款解读　实验室应根据管理要求中所设定的岗位进行具体的资质要求和岗位描述，不同岗位的人员其资质和技术要求并不相同，应分别予以界定，并行相应的培训、考核和能力评估。

3. 典型不符合项

（1）人员资质和年限不符合准则和应用要求中的规定，诸如 PCR 操作人员无上岗证、病理医生未进行辨色能力检查、授权签字人工作年限和专业技术职务资格不符合要求。

（2）人员岗位描述不全面或缺失，比如某专业技术人员同时还承担安全管理员或试剂管理员的工作，而岗位描述中仅有其专业技术岗位的描述。

4. 不符合项分析

（1）不同岗位人员的资质和年限要求并不相同，管理层和各专业组需特别关注准则、应用要求和行业规范中对特殊工作性质岗位资质和年限的要求。

（2）实验室人员可能同时承担不同的岗位职责，包括相应的专业技术岗位、非技术岗位（比如安全管理员）和管理岗位（比如专业组组长），因此在相应工作人员的岗位描述中其所承担的所有工作岗位均应分别进行描述。

5. 工作建议　实验室应将管理要求中所设定的岗位与实验室人员建立完整的对应关系，并关注不同岗位的特定要求。

（二）人员培训、考核和评估

1. 标准要求　新员工入岗前应对其将要工作的部门或区域、聘用的条件和期限、员工设施、健康和安全要求（包括火灾和应急事件）以及职业卫生保健服务等事项进行培训。

实验室应为所有员工提供培训，包括专业、质量管理体系、安全、伦理等方面的内容，并定期评估培训效果。培训后需根据所建立的标准进行能力评估。

2. 条款解读 实验室人员的培训不仅应包括专业技术方面的内容，还应包括质量体系、安全、医学伦理、法律和行业规范、规章制度等方面内容的培训，并对培训的效果评估，以达到预期的培训目的。

实验室在培训后应根据所制定的规则、内容、频次和标准对人员的能力进行评估，并尽可能使用客观数据或可量化的指标进行评估，而非单纯的主观性评估。

对新进员工在最初 6 个月内应至少进行 2 次能力评估。当职责变更时，或离岗 6 个月以上再上岗时，或政策、程序、技术有变更时，应对员工进行再培训和再评估，合格后才可继续上岗，并记录。

3. 典型不符合项

（1）核查病理科人员档案，未能提供病理诊断医生 ××（工号 ×××）的培训和考核效果评估记录。

（2）病理科未能提供免疫组化技术人员 ×××（工号 ×××）的免疫组化岗位培训计划。

（3）《人员培训及考核管理程序》（文件编号 ××××）规定员工需要制定《年度培训计划》及《员工培训评估表》，现场抽查技术员张 × 档案（工号 ×××），未能提供以上记录。

（4）抽查病理技术室员工 ×××（工号 ×××）的档案，其能力评估记录中没有针对所从事技术能力的评估内容。

4. 不符合项分析 病理实验室不同技术岗位（如常规病理技术员、免疫组化技术员、分子病理技术员、细胞和组织病理医生等）的技术要求不同，上述不符合项的原因在于实验室未根据不同岗位的特性制定针对性的培训、考核或能力评估要求或计划。

管理层和各专业组对于准则条款和应用要求的掌握或理解程度有欠缺。

5. 工作建议 明确不同岗位的职责和能力要求。根据不同岗位的职责和能力要求制定针对性的培训、考核和能力评估细则。制定针对性的培训、考核和能力评估计划。建立人员培训、考核和能力评估计划实施的监督机制。

二、实验室环境和设施

（一）环境设施的条件

1. 标准要求 实验室应有合理、充分、适宜的工作空间设置，以保证用户服务的质量、安全和有效，以及实验室员工、患者和来访者的健康和安全。

实验室及相关办公设施应提供与开展工作相适应的环境，以确保满足以下条件，包括：①对进入影响检验质量的区域进行控制；②应保护医疗信息、患者样本、实验室资源，防止未授权访问；③检验设施应保证检验的正确实施。这些设施可包括能源、照明、通风、噪声、供水、废物处理和环境条件；④实验室内的通信系统与机构的规模、复杂性相适应，以确保信息的有效传输；⑤提供安全设施和设备，并定期验证其功能。

储存空间和条件应确保样本材料、文件、设备、试剂、耗材、记录、结果和其他影响检验结果质量的物品的持续完整性。应以防止交叉污染的方式储存检验过程中使用的临床样本和材料。危险品的储存和处置设施应与物品的危险性相适应，并符合适用要求的规定。

2. 条款解读 病理实验室通常包括样本接收、取材、组织处理、制片、染色、快速冰冻切片与诊断、免疫组织化学和分子病理检测、病理诊断、细胞学制片、病理档案、样本存放等不同的工作空间，其对设施和环境的要求不尽相同，比如常规病理实验室和分子病理实验室就需要各自不同的设施和环境条件，标本接收、大体取材等空间需要关注生物安全，而常规病理技术实验室则需关注二甲苯等有害气体的监测。实验室先应进行安全风险评估，之后根据评估的结果对不同的环境和设施实施相对应的控制手段。细胞学检查室应设立独立的采集区，并满足国家法律法规或者医院伦理委员会对患者隐私保护的要求。

3. 典型不符合项

（1）病理实验室标本接收与报告发放的空间未进行有效的隔离。

（2）病理取材室未按照污染区和缓冲区进行设置。

（3）病理实验室未设置授权进入措施。

（4）病理申请单在病理取材室使用后未经任何处理便进入办公区。

（5）病理实验室未处理标本与已处理标本在同一区域放置。

4. 不符合项分析 实验室未按照准则、应用要求和行业规范进行环境空间的设定，并进行相应的控制。污染区和非污染区之间未进行隔离和/或设置缓冲区，不同状态的标本未分别存放，具有交叉污染的风险。

5. 工作建议 污染区按照生物安全二级实验室的要求进行设置，污染区与非污染区之间应设置缓冲区，所有影响标本安全和质量的空间应设置授权进入，不同类型标本应分别存储，以免交叉污染。

（二）环境设施的维护

1. 标准要求 实验室应监测、控制和记录环境条件，以免影响样本、结果质量和/或员工健康。

应关注与开展活动相适宜的有毒有害气体、温度等条件，以确保这些因素不会使结果无效或对所要求的检验质量产生不利影响。

相邻实验室部门之间如有不相容的业务活动，应有效分隔。在检验程序可产生危害，或不隔离可能影响工作时，应制定程序防止交叉污染。

2. 条款解读 实验室应常规检测环境的温湿度和有害气体以及设施的工作状态，保证环境设施的正常工作状态。不同工作区间的环境设施要求不同，标本接收和取材的环境要求按照生物安全二级防护的要求进行设置，标本储存的设施应设定相应的条件，以免造成标本损害。标本包埋、切片和染色的空间应关注环境温湿度的控制和有害气体的监测。

3. 典型不符合项

（1）病理科常规技术室和取材室未能提供甲醛、二甲苯等有害气体浓度的监测记录。

（2）病理实验的冰箱未进行温度监控，或仅在工作日进行监控。

4. 不符合项分析 以上不符合项通常为环境监测的SOP文件中未对甲醛、二甲苯等有害气体浓度的监测进行规定，或未制定甲醛、二甲苯等有害气体浓度的监测计划，或未按照环境和设施监测计划进行有害气体的监测。

实验室在制定体系文件时未对常规技术室和取材室环境和设施的风险进行评估并制定相应的措施。

实验室未制定环境和设施监测的监督机制。

5. 工作建议 实验室环境设施监测的程序文件或SOP中应有相关的规定。制定环境设施检测的计划和监督方案。加强相关质量体系文件的人员培训和考核。

三、实验室设备和试剂耗材

（一）设备

1. 标准要求 实验室应制定设备选择、购买和管理的文件化程序。实验室应配备其提供服务所需的全部设备（包括样本采集、样本准备、样本处理、检验和储存）。

（1）设备验收试验：实验室应在设备安装和使用前验证其能够达到必要的性能，并符合相关检验的要求。每件设备应有唯一标签、标识或其他识别方式。

（2）设备使用说明：设备应始终由经过培训的授权人员操作。设备使用、安全和维护的最新说明，包括由设备制造商提供的相关手册和使用指南，应便于获取。

（3）实验室应有设备安全操作、运输、储存和使用的程序，以防止设备污染或损坏。

（4）设备校准和计量学溯源：实验室应制定文件化程序，对直接或间接影响检验结果的设备进行校准，内容包括使用条件和制造商的使用说明、记录校准标准的计量学溯源性和设备的可溯源性校准、定期验证要求的测量准确度和测量系统功能、记录校准状态和再校准日期、安全防护以防止因调整和篡改而使检验结果失效。使用明确建立、规定、确定了特性的并由各方协商一致的协议标准或方法。

（5）设备维护与维修：实验室应制定文件化的预防性维护程序，该程序至少应遵循制造商说明书的要求。设备应维护处于安全的工作条件和工作顺序状态，当发现设备故障时，应停止使用并清晰标识。实验室应确保故障设备已经修复并验证，表明其满足规定的可接受标准后方可使用。实验室应检查设备故障对之前检验的影响，并采取应急措施或纠正措施。在设备投入使用、维修或报废之前，实验室应采取适当措施对设备去污染，并提供适于维修的空间和适当的个人防护设备。当设备脱离实验室的直接控制时，实验室应保证在其返回实验室使用之前验证其性能。

（6）设备不良事件报告：由设备直接引起的不良事件和事故，应按要求进行调查并向制造商和监管部门报告。

（7）设备记录：应保存影响检验性能的每台设备的记录。

2. 条款解读 实验室应根据准则、应用要求和行业规范建立设备管理的程序文件，并按照程序文件对设备进行验收试验和验证，使其能够满足相应检查项目的性能要求。所有设备均应建立档案和标识，保证其状态的维持和识别。设备的使用需按照说明书或SOP文件的规定进行，以保证其处于正常的工作状态。实验室应建立设备校准和维护的程序文件和SOP，保证其定期在规定的条件下进行校准和维护，使其处于正常的工作状态。设备发生故障后需停止使用并清晰标识，故障修复后需进行性能验证以确保其恢复正常的工作状态。此外，实验室还应评估设备故障前是否对检查过程或结果造成影响，如果有的话还应采取相应的应急措施或纠正措施。设备所发生的不良事件应进行记录并向管理层、制造商和监管部门报告。所有影响检查性能的设备均应保存其相关的记录。

3. 典型不符合项

（1）细胞病理组未能提供制片室内正在使用的一台医用低速离心机（设备编号××××）的校准记录。

（2）组织病理实验室所用脱水机（设备编号×××）校准报告未覆盖全部重要参数。

（3）Ventana Ultra自动免疫组化仪（设备号×××）维修后实验室未进行性能验证。

（4）查阅编号为×××的记录表单时发现，实验室在8月31日—9月3日、9月4日—9月5日、9月18日—9月21日均出现由于Auto stainer Link48全自动免疫组化机（编号为×××）机械故障（三通阀破裂）所致的不合格切片，但实验室不能提供9月4日—

9月5日以及9月18日—9月21日设备故障对之前检查结果的影响的记录。

（5）编号为×××的罗氏免疫组化仪，2020年12月2日加热块更换后用于临床检测前没有进行性能验证。

4. 不符合项分析 设备管理程序文件中未对设备故障的处理流程进行规定。SOP文件中未对设备维修的验证及故障前对检查结果影响的评估进行规定。未按照SOP文件的要求在维修后进行性能验证。未按照SOP文件的要求对故障前检查结果影响的评估。缺乏设备管理的监督机制。

5. 工作建议 完善设备管理的程序文件，制定设备故障后的处理流程并明确监督人员。完善相应设备的SOP文件。核查其他设备有无类似问题。对相关人员进行程序文件和SOP文件的培训及考核。

（二）试剂和耗材

1. 标准要求 实验室应制定文件化程序用于试剂和耗材的接收、储存、验收、验证试验和库存管理。实验室应按照质量体系文件的规定对试剂耗材进行接收、储存及使用前的验收试验，建立试剂和耗材的使用说明和库存控制系统，出现不良事件后同设备的处理原则。按照准则的要求保存所有试剂耗材的相关记录。

2. 条款解读 试剂耗材的管理和控制与设备有类似之处，因其为消耗品，所以也有不同之处。所有试剂和耗材均应建立出入库记录和库存管理，使用之前应进行验收和验证试验，确保试剂和耗材的性能满足相关病理检查的要求。当试剂发生变化时，诸如实验室改变试剂组分或用途，或试剂的批号或货号变化，均应进行性能确认或验证，确保其满足相应的性能特征。实验室不应使用过期的试剂。实验室自配试剂应有证据显示其满足需求或相应的性能特征，并有相应的配置和评价记录。

3. 典型不符合项

（1）实验室在使用新批号或新货号免疫组化抗体试剂时未进行性能验证。

（2）分子病理所用关键耗材（诸如离心管、吸头等）在使用前未进行验收和/或验证。

（3）实验室自配脱钙液未能提供配制记录和有效期。

（4）实验室未对设备或试剂耗材的不良事件进行规定。

4. 不符合项分析 试剂耗材的程序文件和/或SOP中未做相应的规定，缺乏试剂耗材准用的确认和审核流程，或未按照质量体系文件的规定进行操作，亦未有相应的监督机制和流程。人员对于相关质量体系文件的培训和考核不够。

5. 工作建议 实验室相关的程序文件和SOP应对所有相关的事宜进行规定，建立试剂耗材准用的确认和审核流程，建立使用过程中的监督流程，加强人员质量体系文件的培训、考核和效果评估。

四、检验前过程

（一）检验前相关的信息

1. 标准要求 包括实验室应提供给患者和用户的信息以及申请单的信息。

2. 条款解读 本部分内容与管理要求中的服务协议部分相对应，包括实验室自身的相关信息（如地址、服务项目和内容、对样本的要求、对申请单的要求、对患者的要求、对样本的要求、医学伦理要求和处理投诉的程序等）和申请单的信息，以保证送检样本及相关信息满足检查的需求以及患者、医护人员和实验室工作人员的安全。

病理申请单中需要包含的信息包括样本的采集部位、需检查的病灶的大体描述（采样由细胞病理室进行时适用），及特殊要求（例如：多点穿刺和需预留样本进行辅助检查时，应在申请单上注明）；还应包括病史（症状和体征）、手术（包括内镜检查）所见、既往临床治疗信息、既往病理检查情况（包括原病理号和诊断）、实验室检验/影像学检查结果（适用时），女性患者申请妇产科病理检查时应有月经史和妊娠史；必要时，包括患者的家系、家族史、旅行和接触史、传染病和其他相关临床信息；组织病理样本应有离体时间、样本固定时间、样本数量；细胞学样本应有采集日期、采集和固定时间（相关时）。

3. 典型不符合项

（1）实验室未将新开展项目的相关内容在标本采集手册和/或临床项目手册中进行更新。

（2）编号为 ××× 的病理检查申请单未填写组织离体时间和进入固定液时间。

（3）查阅编号为 ××× 的内镜活检标本病理申请单，未见内镜检查结果和标本部位的描述。

4. 不符合项分析 实验室未规定服务内容变更后的处理流程或未按照流程执行。临床医护人员的培训缺失或不足，导致其未按照标本采集手册和相关 SOP 文件中的规定执行，或文件中未进行相应的规定。

5. 工作建议 所有服务项目和内容均应文件化并告知用户，并加强对临床医护人员的宣贯和培训，并进行效果评估。核查标本采集、申请单信息填写不符合要求的记录，汇总分析后与相关标本送检科室进行沟通和宣贯，或上报医院行政部门，以从根本上解决问题。如果相关内容在实验室标本采集相关文件中未行规定，则应进一步完善文件并进行培训和考核。

（二）原始样本的要求和处置

1. 标准要求 实验室应制定正确采集和处理原始样本的文件化程序。必要时需建立知情同意机制。实验室应对采集前活动进行指导，包括申请单的填写、患者准备、原始样本采集的类型和量、原始样本采集所用容器及必需添加物、特殊采集时机、影响样本采集、检验或结果解释，或与其相关的临床资料（如用药史）。实验室应对样本的采集活动进行指导，包括接受原始样本采集的患者身份的确认、确认患者符合检验前要求、样本的采集说明、原始样本容器及必需添加物的说明、可明确追溯到被采集患者的原始样本标记方式的说明、原始样本采集者身份及采集时间的记录、采集的样本运送到实验室之前的正确储存条件的说明，以及采样物品使用后的安全处置。实验室对采集后活动的指导应包括运送样本的包装。实验室应制定文件化程序监控样本运送，确保运送时间、条件、样本的完整性、样本自身及对运送者、公众和接收实验室的安全。实验室的样本接收程序应确保满足以下条件，包括样本可通过申请单和标识明确追溯到确定的患者或地点；样本接受或拒收的标准；患者识别或样本识别有问题、运送延迟或容器不适当导致样本不稳定或样本量不足时接收的条件，并行记录。授权人员应评估已接收的样本，确保其满足与申请检验相关的接受标准；应有接收、标记、处理和报告急诊样本的相关说明。所有取自原始样本的部分样本应可明确追溯至最初的原始样本。实验室应有保护患者样本的程序和适当的设施，避免样本在检验前活动中以及处理、准备、储存期间发生变质、遗失或损坏。实验室的程序应规定对同一原始样本申请附加检验或进一步检验的时限。

2. 条款解读 本部分内容也与管理要求中的服务协议部分相对应，病理实验室大多数情况下样本采集者并非本实验室员工，因此应建立相应的程序文件和标本采集手册，以指导临床医生进行标本采集和相关活动，确保标本符合送检要求。指导和培训内容包括不同的病理送检项目如何规范填写送检单、诸如内镜活检标本对患者准备的要求、病理实验室对样本类型、样本量、采样时间和固定液的要求。病理实验室应有流程和机制确保患者信息的识别和确认、样本采集的时间、样本的正确前处理、样本的运送、接收或拒收以及在样本处置前如何正确储存。还应规定有进一步检查项目申请的时限。

病理学检查样本容器上应有患者身份信息标识，且至少包括两种信息（例如患者姓名和住院号）。送检玻片至少需标识一种信息，且不能单独使用患者姓名标识，实验室接收后在送检玻片上所作的新标识不应覆盖玻片原有的标识。每张玻片及每个容器均应分别标识。对样本容器和玻片的标识方法应文件化。由临床医师或细胞病理人员进行的细胞学样本采集，应记录采集者的姓名、科室 / 单位、采集过程和采集日期，对于有特殊要求的检查（例如需进行雌孕激素受体免疫组化检测的样本）应记录采集及固定时间（到分钟）；

采集过程记录除操作过程、患者情况外，应包括对所采集样本的性状和数量的描写。

所有接收的病理样本应给予病理编号，对样本 / 容器和申请单增加病理号标识；基于组织 / 细胞学形态基础的分子检测项目应由具有病理诊断资质的医师确认样本是否满足检测要求；对用于基因突变检测的石蜡包埋样本，应由病理医师首先评估原病理诊断是否正确，从组织形态学对肿瘤细胞的存在与否及其数量进行评价，并决定是否需要对肿瘤细胞进行富集；应确保在检查过程中始终以病理号作为原始样本、病检申请单、取材样本（包埋盒）、蜡块或切片的唯一性标识；如送检样本存在不同程度缺损，可能导致病理诊断 / 评估不准，应拒收，和申请单一并退回申请医师，并注明原因。

3. 典型不符合项

（1）细胞病理组未对接收的样本进行病理编号，对样本 / 容器和申请单增加病理号标识。

（2）细胞室留存的胸水样本（患者住院号为 ×××），样本容器瓶上无病理号标识。

（3）抽查免疫组化切片，标识上只有组内编号 ×××，而未将病理号作为切片的唯一性标识。

（4）手术标本未进行规范化的剖开和 / 或固定。

（5）实验室未对申请单号为 ××× 的标本在接收前进行标本规范化固定的评估。

（6）现场查看广泛子宫 + 双附件切除标本（住院号 ×××）在接收后未添加充分固定液。

（7）实验室规定 EGFR 突变检测标本肿瘤细胞比例需大于 20%，而现场发现编号 ××× 的标本未进行肿瘤细胞比例的评估。

4. 不符合项分析 上述不符合项通常是因为检验前相关 SOP 文件中未作相应的规定或实验室工作人员未按照文件进行操作，此外还包括对实验室相关工作人员和临床标本采集人员的培训不足。

5. 工作建议 如果是文件中缺乏相关的规定，则应完善实验室的标本采集和标本接收相关 SOP 文件。对实验室相关岗位工作人员和临床医护人员进行培训和考核，并建立相应的监督机制。核查标本采集、申请单信息填写不符合要求的记录，汇总分析后与相关标本送检科室进行沟通和宣贯，或上报医院行政部门，以便从机制上解决所存在的问题。

五、方法的验证、确认

（一）检查方法的验证

1. 标准要求 在常规应用前，应由实验室对未加修改而使用的已确认的检验程序进行独立验证。实验室应从制造商或方法开发者获得相关信息，以确定检验程序的性能特征。实验室进行的独立验证，应通过获取客观证据（以性能特征形式）证实检验程序的性能与其声明相符。验证过程证实的检验程序的性能指标，应与检验结果的预期用途相关。实验室应将验证程序文件化，并记录验证结果。验证结果应由适当的授权人员审核并记录审核过程。

2. 条款解读 所有首次申报的项目其方法或检查程序需在应用前由实验室进行独立验证，验证的内容是方法或程序的性能特征，病理领域的项目均为定性检测，涉及的性能特征包括正确度、重复性、敏感性和特异性等。验证的目的是确保所用的方法可以达到预期的性能特征，满足检查的要求。

3. 典型不符合项

（1）CD117 免疫组化染色方法的性能验证仅使用一种肿瘤组织进行染色，未按照要求对其敏感性、特异性等性能特征进行验证。

（2）特殊染色方法未能提供性能验证的过程记录。

（3）分子病理诊断室未能提供 *KRAS* 突变检测项目特异性、准确度的验证记录。

4. 不符合项分析 这类不符合项产生的原因最常见的有两种，其一为实验室对性能验证的概念理解有误，经常将试剂的质检与性能验证混为一谈，其二为不清楚实施性能验证的时机。此外，性能验证 SOP 文件中所规定内容与试剂盒说明书中所标注的性能特征不一致、实验室未按照相关的 SOP 文件执行以及技术负责人未履行相应的监督职责等也是产生上述不符合项的原因。

5. 工作建议 加强对性能验证基本原理和 SOP 的培训和考核，提升认识，同时严格按照说明书中所提供的性能特征进行验证。在新检测系统常规应用前（包括检测系统的任一要素发生变更）以及严重影响检测系统分析性能的不符合发生后均应进行性能验证。

（二）检查方法的确认

1. 标准要求 实验室应对非标准方法、实验室设计或制定的方法、超出预定范围使用的标准方法以及修改过的确认方法进行确认，方法确认应尽可能全面，并通过客观证据（以性能特征形式）证实满足检验预期用途的特定要求。当对确认过的检验程序进行变更时，应将改变所引起的影响文件化，适当时，应重新进行确认。

2. 条款解读 本条款通常适用于实验室自建检测（laboratory developed test, LDT），需要进行大量全面的工作以确保方法的性能特征满足检查的预期目的。

3. 典型不符合项

（1）实验室将已有特殊染色方法的一种染液变更为另外一种染液，但未进行相应的性能确认。

（2）实验室自行开发的 FISH 检测方法未经确认便用于临床标本的检测。

4. 不符合项分析 对方法或检测系统性能确认的理解不足，进而导致体系文件中未对方法的确认程序进行规定，或者是未按照体系文件中的相关规定执行。技术负责人未履行相应的审核和监督职能。

5. 工作建议 加强对性能确认基本原理和 SOP 的培训和考核，提升认识，同时实验室应明确实施性能确认的内容和时机。

六、检查结果质量的保证

（一）质量控制

1. 标准要求 实验室应设计质量控制程序以验证达到预期的结果质量。实验室应使用与检验系统响应方式尽可能接近患者样本的质控物。应定期检验质控物，检验频率应基于检验程序的稳定性和错误结果对患者危害的风险而确定。

2. 条款解读 病理实验室的质量控制一部分是根据一定的标准并通过技术人员的判断或评估进行，诸如标本规范化的固定、切片染色质量和病理诊断的正确性，因此实验室应根据行业规范制定质量控制的标准和程序，并遵照执行。另一部分涉及质控物，即病理实验室常规使用的阴、阳性对照，在免疫组化、特殊染色和分子检测项目中需常规进行，以保证检测结果的可靠性。

3. 典型不符合项

（1）2020 年 5 月 ××× 独立医学实验室病理组共签发组织病理诊断报告 1 000 例，但实验室仅能提供抽查 10 例的记录，不满足《病理诊断中心基本标准》“常规病例抽检比例至少达到 5%”的要求。

（2）细胞室未能提供细胞学与组织病理诊断符合率的比对记录。

（3）实验室 EGFR 突变检测项目每次试验仅设立一种突变类型作为阳性对照，且个别少见突变类型从未被设为阳性对照。

4. 不符合项分析 室内质控的程序文件或 SOP 文件中未按照准则、应用要求或行业标准中的要求对室内质控的相关细则进行规定，或未按照规定执行。缺乏室内质控活动的计划和 / 或监督机制。

5. 工作建议 病理实验室应按照行政部门和行业规范（诸如《临床技术操作规范病理学分册》《病理专业医疗质量控制指标（2015 年版）》和《病理诊断中心基本标准》）制定质量控制程序和规则，并在实际工作中按照所制定的文件执行，并通过计划和监督促进落实。

（二）实验室间比对

1. 标准要求 实验室应参加适于相关检验和检验结果解释的实验室间比对计划（如外部质量评价计划或能力验证计划）。实验室应监控实验室间比对计划的结果，当不符合预定的评价标准时，应实施纠正措施。实验室应建立参加实验室间比对的程序并文件化。该程序包括职责规定、参加说明，以及任何不同于实验室间比对计划的评价标准。实验室选择的实验室间比对计划应尽量提供接近临床实际的、模拟患者样本的比对试验，具有检查包括检验前和检验后程序的全部检验过程的功用（可能时）。当无实验室间比对计划可利用时，实验室应采取其他方案并提供客观证据确定检验结果的可接受性。这些方案应尽可能使用适宜的物质。

实验室应尽量按日常处理患者样本的方式处理实验室间比对样本。实验室间比对样本应由常规检验患者样本的人员用检验患者样本的相同程序进行检验。实验室在提交实验室间比对数据日期之前，不应与其他参加者互通数据。实验室在提交实验室间比对数据之前，不应将比对样本转至其他实验室进行确认检验，尽管此活动经常用于患者样本检验。

应评价实验室在参加实验室间比对中的表现，并与相关人员讨论。当实验室表现未达到预定标准（即存在不符合）时，员工应参与实施并记录纠正措施。应监控纠正措施的有效性。应评价参加实验室间比对的结果，如显示出存在潜在不符合的趋势，应采取预防措施。

2. 条款解读 病理实验室应按照CNAS-RL02《能力验证规则》的要求参加相应的能力验证/室间质评。应保留参加能力验证/室间质评的结果和证书。实验室负责人或指定人员应监控室间质评活动的结果，并在结果报告上签字。对于通过与其他实验室进行比对方式进行的项目，应确定结果可接受性的标准，实验室应规定比对实验室的选择原则（如已获认可的实验室、使用相同检测方法的实验室）、样本数量、频率、判定标准。在上述活动中如果发现问题或存在不符合项，实验室应分析原因并采取相应的纠正措施。

3. 典型不符合项

（1）细胞室参加2018年度××省病理质控中心组织的室间比对活动，但记录中无样本名称、原诊断、符合率、日期和专家签名等信息。

（2）组织病理诊断与×××医院病理科进行实验室间比对，但未规定实验室的选择原则、比对样本数量、比对频率、判断标准等内容。

（3）实验室免疫组化hGH（人生长激素）染色、insulin（胰岛素）染色和CD123染色与××省肿瘤医院比对结果不一致，原因分析及整改报告不完整，不能提供再次比对结果。

4. 不符合项分析 病理实验室的部分项目不具备通过CNAS承认的能力验证活动进

行比对，只能参加其他室间质评活动或与其他实验室进行比对，实验室应按照准则要求制定详细的比对和结果评估规则，并按照所制定的文件执行。出现上述不符合项的原因大多为质量控制的相关程序文件或 SOP 文件未规定相应的实验室间比对实施细则；实验室间比对活动的执行人员对体系文件的掌握程度欠缺，且未按照文件要求执行；科室主任或质量负责人未履行相应的监督职责。

5. 工作建议 病理诊断的室间质评目前在业内尚属于不完善的状态，仅有部分免疫组化和分子病理检测项目可参加 CNAS 承认的或其他行业协会组织的能力验证活动，而对于常规病理诊断尚无成熟的实验室间比对策略。实验室应制定详尽的实验室间比对相关程序文件和 / 或 SOP 文件；制定实验室间比对活动结果评估的监督计划，并加强相关人员程序文件和 / 或 SOP 文件的培训及考核。

（三）检验结果的可比性

1. 标准要求 应规定比较程序和所用设备和方法，以及建立临床适宜区间内患者样本结果可比性的方法。此要求适用于相同或不同的程序、设备、不同地点或所有这些情况。实验室应对比较的结果进行整理、记录，适当时，迅速采取措施。应对发现的问题或不足采取措施并保存实施措施的记录。

2. 条款解读 本条款在病理实验室主要适用于不同的仪器设备或不同的技术人员执行相同的检查项目时，实验室应有相应的程序文件和 SOP 规定如何进行仪器设备和人员的比对，以保证结果的正确性和一致性。

3. 典型不符合项

（1）实验室 2018 年度《室内人员比对记录表》未显示比对的病例数量，现场询问每次比对 3 个病例，查阅相应 SOP 文件，未见相应病例数量或者抽样比例的规定。

（2）实验室未能提供 PCR 实验室检测人员的年度人员比对记录。

4. 不符合项分析 上述不符合项的原因主要为实验室对这部分内容认知不足，导致文件中对比对的规则和方法未进行规定，或者未按照文件执行，同时质量负责人未履行相应的监督职能。

5. 工作建议 实验室在相应程序文件和 SOP 中应对设备和人员比对的方法、标本数量、频次、评估标准等内容进行详细的规定，并制定相应的工作计划和监督机制。比对过程中如果发现问题或不符合项，应分析根本原因并采取纠正措施。

七、检验后过程

临床样本的储存、保留和处置。

（一）标准要求

实验室应制定文件化程序对临床样本进行识别、收集、保留、检索、访问、储存、维护和安全处置。实验室应规定临床样本保留的时限。应根据样本的性状、检验和任何适用的要求确定保留时间。样本的安全处置应符合地方法规或有关废物管理的建议。

（二）条款解读

病理实验室不同类型标本的后期处置程序不同，一部分是取材剩余标本，另一部分是病理档案（包括切片、蜡块以及分子检测标本等），应根据各自的情况建立相应的程序文件和 SOP，确保准则中的相关要求得到满足。

（三）典型不符合项

1. 2019 年 6 月 16 日核查病理取材室，发现 2019 年 6 月 10 日的标本容器已经按照医疗废物处置，相关程序文件和 SOP 中也未见标本容器保存时限的规定。

2. 实验室《临床标本保存管理程序》（文件标号 ×××）中未对核酸提取物和 / 或核酸扩增产物的保存期做出规定。

（四）不符合项分析

未将准则和行业规范中的规定纳入质量体系文件并执行，或者是未按照质量体系文件中的相关规定执行的内容。

（五）工作建议

取材后剩余的样本应置入适当容器内，添加适量 10% 中性缓冲福尔马林进行保存，并附有相关病理号和患者姓名等标识。剩余样本应至少保存至病理检查报告发出后 2 周，取材后无剩余组织的样本容器应至少保存至报告发出后 2 周。病理档案资料的保存应符合《病理科建设与管理指南（试行）》的要求。应制定对用于会诊或法律程序的原始切片 / 蜡块进行外借的规定，并应有使用、外借、转借的记录。取材后剩余的病理标本属于污染源，应遵照有关规定处理。

八、结果报告

1. 标准要求 报告中应包括但不限于以下内容，分别为清晰明确的检验项目识别、发布报告的实验室的识别、患者的识别和地点、检验申请者姓名或其他唯一识别号和申请者的详细联系信息、原始样本采集的日期和时间、原始样本类型、结果解释（适当时）、其他警示性或解释性注释、复核结果和授权发布报告者的识别、报告及发布的日期和时间、页数和总页数等。

2. 条款解读 准则中报告内容部分对于病理报告而言包括必选和可选内容，前者包括检查项目、实验室的识别信息、患者的识别信息、申请医生的识别信息、标本采集时间、标本类型、大体描述、诊断内容、报告复核和发布者的识别信息、报告时间及页码，后者包括镜下描述和结果解释等。报告使用的术语、肿瘤分期等应符合行业规范，科内会诊结果应包含在最终诊断报告中，并制定相应的要求。

3. 典型不符合项

（1）编号为 ××× 的病理报告单无大体描述。

（2）编号为 ××× 的术中冰冻报告未见接收标本时间和报告发布时间。

（3）查阅编号为 ××× 的分子病理报告，报告中未包含方法的局限性、检测结果临床意义的简要解读和咨询方式等内容。

4. 不符合项分析 未按照准则和应用要求中的规定设定程序文件和 SOP 中的相关内容，或者是未按照文件执行。缺乏报告审核的流程和报告的质量控制。

5. 工作建议 可通过建立标准化模板或格式化报告的方式规范报告内容，利用信息系统记录相应的时间节点，建立报告审核和报告质量控制机制。

九、结果发布

1. 标准要求 实验室应制定发布检验结果的文件化程序，包括结果发布者及接收者的详细规定。该程序应确保满足以下条件：

（1）当接收到的原始样本质量不适于检验或可能影响检验结果时，应在报告中说明。

（2）当检验结果处于规定的“警示”或“危急”区间内时：

1）立即通知医师（或其他授权医务人员），包括送至受委托实验室检验的样本的结果。

2）保存采取措施的记录，包括日期、时间、负责的实验室员工、通知的人员，及在通知时遇到的任何困难。

（3）结果清晰、转录无误，并报告给授权接收和使用信息的人。

（4）如结果以临时报告形式发送，则最终报告总是发送给检验申请者。

（5）应有过程确保经电话或电子方式发布的检验结果只送至授权的接收者。口头提供的结果应跟随一份书面报告。应有所有口头提供结果的记录。

2. 条款解读 结果发布关系到实验室用户如何获得准确及时的检查结果，不同性质的检查结果其发布途径、形式和内容不尽相同，且涉及的风险也有所不同，诸如对于标本缺陷而言，关键在于报告发布内容的控制，而对于术中冰冻和危急值的发布，发布内容和程序均十分重要。此外，报告内容在不同信息系统中的转录也是实验室需要关注的风险点，并应该有相应的控制措施。

3. 典型不符合项

（1）实验室未规定冰冻诊断与临床诊断不符合时的报告发布程序。

（2）实验室不能提供当细胞病理诊断与临床诊断明显不符合时如何发布结果的文件规定。

（3）抽查编号为 ××× 的病理报告，病理诊断为“肝移植术后急性移植排斥反应”，该诊断在该实验室被设定为危急值，但报告医生仅签发常规报告，而未按照实验室危急值的报告程序进行报告。

4. 不符合项分析 结果发布的程序文件或 SOP 文件中未对上述不符合项涉及的内容进行规定。文件制定和文件评审过程中未对相应内容进行审核或未发现所存在的问题。报告医生的质量体系文件培训和考核未达到效果，导致报告医生不知晓危急值的设定和发布程序。

5. 工作建议 完善结果发布的程序文件或 SOP 并进行相关的培训、考核和效果评估，加强日常报告的质控和监督，同时在信息系统中设定相应的提示或警示功能，确保特定检查结果发布的流程得以实施。

（李增山）

第十节 实验室信息系统

临床实验室的信息化、数字化和智能化管理，实现优化检验流程，减少医疗差错，均衡员工差异，是当前既能提高检验质量，又能提高工作效率的最佳实践。信息系统是实验室标准化、规范化管理的重要工具，是整个实验室的中枢系统，也是临床实验室生存和发展的灵魂。ISO 15189 信息管理涉及软件功能、职责权限、文件化管理、计算机软硬件、信息安全、数据保密、数据正确性验证等。按 ISO 15189 要求，建立并不断完善适合实验室自身特点和现状的实验室信息系统（laboratory information systems, LIS），对提高临床检验的质量和效率具有积极的促进作用。

一、信息管理总则

（一）标准要求

实验室应能访问满足用户需要和要求的服务所需的数据和信息。实验室应有文件化程序以确保始终能保持患者信息的保密性。

（二）条款解读

为满足实验室用户的需要和要求，除 LIS 中的所有数据能被访问外，至少还能访问门诊和住院电子病历，用于标本的检测、审核和临床解释。LIS 功能需实现实验室检验前、中、后的信息化、智能化管理，还应满足质量监测指标统计和分析，满足临床医生检验医嘱申请和报告单查询。实验室应规定患者信息的保密性程序文件，而且能始终保持这种保密性。LIS 除了通过操作者身份识别、授权与控制对患者信息的保密性措施以外，当操作者在离开操作界面时，应采用适当的屏幕保护锁定，并宜超时自动退出系统。

（三）典型不符合项

1. 未能满足用户服务所需的信息，如不能访问患者的电子病历，不能查询患者联系方式。

2. 未能满足用户服务所需的功能，如不能实现标本在检验前的追踪，未提供满足 WS/T 496—2017《临床实验室质量指标》要求的统计和分析功能，未实现危急值的闭环管理。

3. 未能满足患者信息的保密性，如未提供患者的保密性程序文件，员工下班时未退出 LIS。

（四）不符合项分析

以上不符合项未满足用户需要和要求的软件功能，即实施性不符合项。员工对信息相关条款理解不深、执行不到位，没有进行持续的 LIS 功能优化和完善。

（五）工作建议

定期调查用户对信息功能的需求和要求，并满足国卫办医函〔2018〕1079 号《电子病历系统应用水平分级评价标准》、国卫办医函〔2019〕236 号《医院智慧服务分级评估标准体系》、国卫办医函〔2021〕86 号《医院智慧管理分级评估标准体系》等要求，进行 LIS 功能改造和升级，以符合智慧医疗、智慧服务、智慧管理要求。对信息管理制定文件化的程序文件，员工应定期进行培训、演练和考核，提升员工的信息化水平和能力。

二、职责和权限

（一）标准要求

实验室应确保规定信息系统管理的职责和权限，包括可能对患者医疗产生影响的信息系统的维护和修改。实验室应规定所有使用系统人员的职责和权限，特别是从事以下活动的人员：①访问患者的数据和信息；②输入患者数据和检验结果；③修改患者数据或检验结果；④授权发布检验结果和报告。

（二）条款解读

信息系统的使用人员应赋予职责和规定权限，包括信息系统的维护和修改人员。使用系统的人员包括访问者、患者数据和检验结果输入、修改、报告发布者、维护和修改系统者。职责和权限需根据工作岗位的角色进行授权管理，通常可以通过信息系统内部的权限配置来实现，但必须与信息系统管理程序文件规定相一致，而且计算机信息系统中分配权限的人员（如信息系统管理员）也应规定其职责与权限，并经授权后方能进行操作。

（三）典型不符合项

1. 标本接收工人，具有检验结果修改权限。

2. 离职员工，可登录 LIS 并审核结果。

3. 未规定所有使用 LIS 人员的职责和权限。

4. 实验室未设置 LIS 管理员岗位。

（四）不符合项分析

以上不符合项均表现为 LIS 职责不清、权限管理不到位、权限清单动态管理不到位，均属于实施性不符合项。

（五）工作建议

规定 LIS 的职责和权限，可保证软件的安全性、可靠性和适用性，有利于信息数据的保密性、完整性和可用性。LIS 系统的权限由实验室主任或授权人员来分配，授权进入 LIS 的人员应维护所有计算机和信息系统中患者信息的保密性。实验室普通员工负责检测数据的采集、处理、记录，负责将计算机系统使用过程中存在的问题反馈给信息科。对实验室员工按岗位职责进行逻辑分组，并设置其可操作的功能权限，如数据库操作权限、检验结果修改权限、不能跨专业组修改患者或结果数据，可提高数据操作的简便性和安全性。专职或兼职 LIS 管理员负责实验室信息系统的运行保障，包括日常管理与维护、系统可靠性管理、网络性能监视、系统备份与恢复、计算机管理等。

三、信息系统管理

（一）标准要求

用于收集、处理、记录、报告、存储或检索检验数据和信息的系统应：①在引入前，经过供应商确认以及实验室的运行验证；在使用前，系统的任何变化均获得授权、文件化并经验证；②文件化，包括系统每天运行情况的文档可被授权用户方便获取；③防止非授权者访问；④安全保护以防止篡改或丢失数据；⑤在符合供应商规定的环境下操作，或对于非计算机系统，提供保护人工记录和转录准确性的条件；⑥进行维护以保证数据和信息完整，并包括系统失效的记录和适当的应急和纠正措施；⑦符合国家或国际有关数据保护的要求。

实验室应验证外部信息系统从实验室直接接收的电子及相关硬拷贝（如计算机系统、传真机、电子邮件、网站和个人网络设备）的检验结果、相关信息和注释的正确性。当开展新的检验项目或应用新的自动化注释时，实验室应验证从实验室直接接收信息的外部信息系统再现这些变化的正确性。实验室应有文件化的应急计划，以便发生影响实验室提供服务能力的信息系统失效或停机时维持服务。当信息系统在异地或分包给其他供应商进行管理和维护时，实验室管理层应负责确保系统供应商或操作员符合本准则的全部适用要求。

（二）条款解读

LIS 安装后，软件供应商和信息管理部门应确认系统配置、基础字典、数据互联互通、仪器通信接口、报告单格式、权限设置等，以符合实验室运行现状和功能需求。实验室应进行运行验证，验证的内容至少应包括标本管理流程（申请、采集、收费、流转、分析前处理、上机检测、保存、销毁）、每台仪器设备通信接口（单/双向数据交互、检验结果接收、记录仪器报警信息、接收质量控制信息等）、手工输入数据与信息（默认、成批录入方式）、标本审核流程（自动审核、结果解释或备注）、最终报告单（数据、信息与格式）确认、危急值管理（识别、报告、接收、临床处理）、跨系统的信息一致性比较（如患者信息、结果数据、异常标识、附加备注等）、授权人员权限确认。其中跨系统，可能包括仪器与 LIS、仪器与中间件、中间件与 LIS、LIS 与体检系统、LIS 与电子病历、LIS 与护理系统、LIS 与患者服务（如小程序查询结果），均应执行信息一致性的确认与验证。

验证是保证信息系统安全和正常运行的重要基础，授权及文件化则是运行验证的保障措施。文件化包括系统每天运行情况的文档可被授权用户方便获取。防止非授权者访问；授权以及授权的监控，包括系统应自动识别及记录接触或修改过患者数据、控制文件或计算机程序的人员信息。安全保护以防止篡改或丢失数据的措施，包括（不限于）：①建立和实施安全保护程序，始终保护所有计算机和信息系统中数据的完整性；② USB 接口、内外网互通等宜有授权和控制机制；③建立有效的备份措施防止软硬件故障导致患者数据丢失，规定备份周期及保存期限并定期检查备份的有效性；④监控计算机的报警系统，包括备份期间检测到的错误、硬件和软件性能变化等；⑤不同系统之间数据和信息交互接口的定期验证，以防止信息和数据传输中的丢失或篡改。手工或自动方法将数据输入计算机或其他信息系统时，在计算机最终验收及报告前，应有检查核对机制来保证输入数据的正确性。如镜检结果、未联机 POCT（即时检验）结果，必要时手工输入的数据应具有可溯源性的纸质记录。

进行维护以保证数据和信息完整的措施，包括但不限于：①计算机处理患者数据的过程及结果应进行定期审核，并记录。处理患者数据的过程及结果是指任何根据录入数据对患者记录所作的修改，包括数值计算、逻辑函数和自动核对结果、添加备注。② LIS 应可以完全复现存档的检验结果及其他必要的附加信息，如参考区间、所附警示、备注或解释性结果。③应备份患者结果数据，并能自动校核以发现数据和信息发生的任何变动。④应有程序规定关闭和重启所有或部分系统的要求，尽量减少对实验室提供服务的影响，并确保重启后系统运行正常和数据的完整。

LIS 应符合国家或国际有关数据保护的要求，可参见卫办发〔2011〕85 号《卫生行业信息安全等级保护的指导意见》。实验室应验证外部信息系统从实验室直接接收的电子（如电子病历、护理系统、网站和小程序）的检验结果、相关信息和注释的正确性。当开展新的检验项目或应用新的自动化注释时，实验室应验证从实验室直接接收信息的外部信息系统再现这些变化的正确性。应定期核查在不同系统中维护的表格的多个副本（如 LIS 和 HIS 中的参考区间、试验名称、警示标识），以确保在使用过程中所有副本的一致性。

适当的计算机系统的应急和纠正措施，包括但不限于：①本系统或其他系统、服务器、网络、中间件等任何一个系统故障时，均应制定应对的程序文件，包括验证系统停机和恢复后数据和信息，以确保患者数据的完整性；②记录所有意外停机、系统降级期（如软件运行速度减慢）和其他计算机问题，包括故障的原因和所采取的纠正措施；③制定书面应急和演练计划以应对某些突发事件，确保在发生计算机或其他信息系统故障时，能快速有效地发出患者结果报告。

（三）典型不符合项

1. 不能提供对 LIS 新增功能（如自动审核、危急值闭环管理）的验证报告。

2. 不能提供如何正确地将显微镜镜检结果转录电脑中的证据。

3. 不能提供仪器与 LIS、HIS 及自助打印终端的数据一致性评价记录。

4. 不能提供新安装使用化学发光分析仪数据与 LIS 的比对记录。

5. 患者原始数据审核修改后，LIS 不能显示原始数据。

6. 未能提供 LIS 系统数据备份有效性的定期检查记录或报告。

7. 未能提供措施确保计算机或其他信息系统发生故障时，能快速有效地发出患者报告。

8. 未制定在火灾、软件或硬件损坏时，有措施保护数据、信息和计算机设备的程序。

（四）不符合项分析

以上不符合项主要表现为未落实软件新功能测试、数据一致性验证、故障应急方案，即实施性不符合项。未制定应急保护措施方案，属体系性不符合项。对信息安全和风险认识不足，对条款准则理解和落实不到位，会导致上述不符合的发生，应按文件管理流程制定或修改相关文件，定期进行数据一致性验证和应急演练，定期进行员工相关知识培训和考核，以满足认可准则要求。

（五）工作建议

信息系统引入前和使用前的任何系统变化应进行验证。应定期验证不同信息系统间接口的数据一致性。实验室应保存系统每天运行情况的记录，且方便获取。应有安全保密措施和机制，能防止非授权者进入、防篡改和丢失数据以及能保障数据完整性。外部信息系统接收实验室发出的检验结果、相关信息和注解以及开展新项目或新的自动化注释时，应定期进行正确性验证。实验室应有应急计划或预案。确保异地信息系统或分包商均符合本准则要求。

（杨大千）

第三章

ISO 15189 知识题库

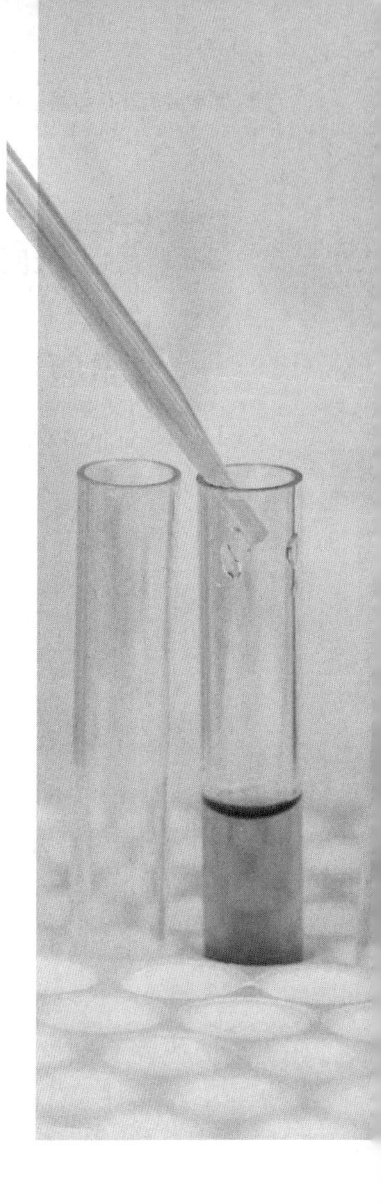

第一节 认可基础知识

一、单选题

1. 通过提供客观证据对特定的预期用途或应用要求已得到满足的认定为（　　）。

A. 确认　　B. 验证　　C. 认证　　D. 认可

参考答案：A

2. 通过提供客观证据对规定要求已得到满足的认定为（　　）。

A. 确认　　B. 验证　　C. 认证　　D. 认可

参考答案：B

3. 实验室管理层应指定（　　）名质量主管。

A. 1　　B. 2　　C. 3　　D. 4

参考答案：A

4. 质量管理的所有工作都是通过（　　）来实现的。

A. 文件　　B. 程序　　C. 组织结构　　D. 过程

参考答案：D

5. 实验室或者其所属医疗机构应有医疗机构执业许可、血站执业许可或相应资格许可，许可的诊疗科目中应有相应设置；自获准执业之日起，开展医学检验（检查）工作至少（　　）年。

A. 1　　B. 2　　C. 3　　D. 4

参考答案：A

6. 管理体系文件要将（　　）及相关要求转化为适用于本机构的规定，具有可操作性，各层次文件之间要求一致。

A. 适用原则　　B. 独立原则　　C. 公正原则　　D. 认可准则

参考答案：D

7. 有关投诉相关内容错误的是（　　）。
   A. 投诉分为有效投诉和无效投诉
   B. 有效投诉在受理后必须在规定时间内给予答复
   C. 科室所有人员均有接受投诉的义务和责任，所有投诉的受理资料或其他反馈意见应整理归档
   D. 由于仪器故障等导致检验误时，超过报告期限而引起的投诉属于无效投诉
   参考答案：D

8. 针对不符合项的描述与操作不准确的是（　　）。
   A. 不符合项的分类包括体系性不符合项、实施性不符合项和效果性不符合项
   B. 当发生不符合项时，应有指定的专人负责解决问题
   C. 文件上所描述的完全符合标准要求，实施中实施了，就是效果不行，属于实施性不符合项
   D. 实验室应该制定政策和程序以保证不符合项能够得到识别与控制，如果不符合项的检验结果已经发布，则应在必要时收回，或以适当方式进行标记
   参考答案：C

9. 管理评审由谁来主持（　　）。
   A. 实验室或检验机构的最高管理者
   B. 质量负责人
   C. 技术负责人
   D. 内审员
   参考答案：A

10. 医学实验室申请的每个子领域（如临床血液学）应有（　　）专职检验 / 检查技术人员。
   A. 2 名以上　　B. 3 名以上
   C. 4 名以上　　D. 5 名以上
   参考答案：B

11. 申请医学实验室认可的每个子领域（如临床血液学）应具有至少（　　）名符合CNAS认可要求的授权签字人，对于有执业资格要求的授权签字人，申请签字的领域应在其执业资格证书“执业类别”范围内，原则上年龄不大于（　　）岁。

A. 一，60　　B. 一，65　　C. 二，60　　D. 二，65

参考答案：B

12. 认可的授权签字人应具有（　　）专业技术职务任职资格。

A. 初级及以上　　B. 中级及以上　　C. 副高及以上　　D. 正高职称

参考答案：B

13. 认可的授权签字人从事申请认可授权签字领域专业技术工作至少（　　）年。

A. 2　　B. 3　　C. 5　　D. 10

参考答案：B

14. 下列哪项属于认可项目授权签字人的职责（　　）。

A. 负责检验试剂发票的登记、收回及保管。

B. 具备中级以上职称，拥有CNAS确认的资格，对授予专业领域检验结果的完整性和准确性负责。

C. 监督环境有无记录，内务管理是否符合要求，安全管理是否符合规定。

D. 负责新开展项目的评审和测定不确定度的评审。

参考答案：B

15. 应每年评估员工的工作能力。对新进员工，在最初（　　）个月内应至少进行（　　）次能力评估。

A. 6，1　　B. 12，2　　C. 6，2　　D. 6，3

参考答案：C

16. 当职责变更时，或离岗（　　）个月以上再上岗时，或政策、程序、技术有变更时，员工应接受再培训和再评估，合格后方可继续上岗，并记录。

A. 3　　B. 6　　C. 9　　D. 12

参考答案：B

17. 应制定员工能力评估的内容、方法、频次和评估标准。评估间隔以不超过（　　）为宜；新进员工在最初（　　）内应至少接受 2 次能力评估，并记录。

A. 1 年，2 个月　　B. 1 年，4 个月

C. 1 年，6 个月　　D. 2 年，6 个月

参考答案：C

18. 校准和检定的区别不包括（　　）。

A. 检定不具法制性，是企业自愿溯源行为；校准则具有法制性，属计量管理范畴的行为

B. 校准主要确定测量仪器的示值误差；检定则是对其计量特性及技术要求符合性的全面评定

C. 校准的依据是校准规范、校准方法，通常作统一规定，有时也可自行制定；检定的依据则是检定的规程

D. 校准通常不判断测量仪器合格与否，必要时也可确定某一性能是否符合预期的要求，校准结果通常是发给校准证书或校准报告，检定结果则是合格的发检定证书，不合格发不合格通知书

参考答案：A

19. 选择校准服务、标准物质和参考标准时，应满足（　　）《测量结果的计量溯源性要求》以及检测、校准或抽样方法对计量溯源性的要求。

A. CNAS-CL01-G002

B. CNAS-CL01-G001

C. CNAS-CL01-G003

D. CNAS-CL01-G004

参考答案：A

20. 常规使用的温度计应定期至少（　　）与检定 / 校准温度计进行比对，记录并使用修正值（a= 年）。

A. 2 次 /a　　B. 3 次 /a

C. 1 次 /a　　D. 4 次 /a

参考答案：C

21. 检验程序在常规应用前，应由（　　）对未加修改而使用的已确认的检验程序进行独立验证。

A. 制造商　　B. 代理商

C. 第三方检测机构　　D. 实验室

参考答案：D

22. 一般认为用于确诊实验的分析方法希望（　　）。

A. 重复性好　　B. 高灵敏度　　C. 高特异性　　D. 高检出率

参考答案：C

23. （　　）是指在一组测量条件下的测量精密度，包括相同测量程序、相同操作者、相同测量系统、相同操作条件和相同地点，并且在短时间段内对同一或相似被测对象重复测量。

A. 再现性　　B. 中间精密度　　C. 重复性　　D. 精密度

参考答案：C

24. 关于准确度和精密度的关系描述恰当的一项是（　　）。

A. 准确度好则表明精密度好

B. 精密度好则表明准确度好

C. 精密度好是保证准确度好的前提条件

D. 准确度好精密度不一定好

参考答案：C

25. 如果建立生物参考区间，样本数量应不少于（　　）例，若分组，每组的样本数量应不少于（　　）例。验证参考区间时，每组的样本数量应不少于（　　）例。

A. 100，200，10　　B. 100，100，10　　C. 200，100，20　　D. 120，120，20

参考答案：D

26. 实验室内部比对记录，应由（　　）审核并签字。

A. 专业组长　　B. 授权人员　　C. 授权签字人　　D. 质量主管

参考答案：B

27. 实验室内部比对记录，应至少保存（　　）年。

A. 2　　B. 3　　C. 5　　D. 10

参考答案：A

28. 实验室应满足卫生行政管理部门对能力验证 / 室间质评的相关规定，应按照 CNAS-RL02 的要求参加相应的能力验证 / 室间质评。如可获得的能力验证活动开展频次≥ 2 次 /a，获准认可的每个检验（检查）项目，每年应至少参加（　　）次能力验证活动。

A. 1　　B. 2　　C. 3　　D. 4

参考答案：B

29. 室内质量控制的主要目的是监控以下哪些性能？（　　）

A. 准确性　　B. 重复性

C. 可比性　　D. 抗干扰能力

参考答案：B

30. 关于室内质控和室间质评下列哪些叙述是不正确的？（　　）

A. 室内质控反映实验室测定的精密度

B. 室内质控不能反映实验室测定的准确度

C. 室间质评反映实验室测定的准确度

D. 室间质评反映实验室测定的准确度和精密度

参考答案：D

31. 初次申请需填写（　　）参加的 CNAS 承认的能力验证和 / 或其他实验室间比对结果及整改情况，获认可后的监督、复评审等申请需填写申请日期与上次评审日期之间参加的 CNAS 承认的能力验证和 / 或其他实验室间比对结果及整改情况。

A. 申请日期之前 1 年内

B. 运行期 1 年内

C. 申请日期之前 2 年内

D. 运行期 2 年内

参考答案：A

32. 医学实验室质量和能力认可申请书领域代码填写时应按照 CNAS-AL09《医学实验室认可领域分类》填写检验（检查）项目对应的（　　）代码。

A. 1 位　　B. 2 位　　C. 3 位　　D. 6 位

参考答案：D

33. 认可规则是认可机构运作和认可对象获得与维持认可资格需要满足的（　　）。

A. 强制性要求　　B. 独立性要求

C. 创新性要求　　D. 自愿性要求

参考答案：A

34. 认可方案（　　）是 CNAS 根据法律法规或制度所有者等方面的要求，对特定认可制度适用的认可规则、认可准则和认可指南的补充。

A. S 系列　　B. B 系列　　C. G 系列　　D. F 系列

参考答案：A

35. 测量审核是对一个参加者进行（　　）能力评价的能力验证计划，现场评审时可安排测量审核。

A. 专业　　B. 一对一　　C. 业务　　D. 多名人员

参考答案：B

36. 现场评审在机构申请认可的地点内进行，现场评审的（　　）由 CNAS 秘书处或委托评审组长与机构协商确定，评审人 / 日数则取决于机构申请认可的能力范围，即申请认可的技术领域和申请项目数量。

A. 申请资料　　B. 具体日期

C. 领导讲话　　D. 以上均不正确

参考答案：B

37. 实验室应及时处理收到的投诉。如果实验室收到 CNAS 转交的投诉，应在（　　）个月内向 CNAS 反馈投诉处理结果。

A. 1　　B. 2　　C. 4　　D. 6

参考答案：B

38. 实验室若申请 CNAS 认可，首先要依据 CNAS 的认可准则，建立管理体系。医学实验室适用（　　）。

A. CNAS-CL01　　B. CNAS-CL02　　C. CNAS-CL03　　D. CNAS-CL04

参考答案：B

39. 实验室的管理体系至少要正式、有效运行（　　）个月以上是合格评定机构申请受理的要求之一。

A. 4　　B. 6　　C. 8　　D. 12

参考答案：B

40. 申请认可的时候，各个开展检测 / 校准 / 鉴定活动的场所其管理体系均应正式运行（　　）个月以上，且进行过覆盖该场所所有活动的内审和管理评审。

A. 3　　B. 6　　C. 9　　D. 12

参考答案：B

41. 现场评审结论仅是评审组向 CNAS 的推荐意见，根据（　　）《中国合格评定国家认可委员会章程》，由评定委员会“做出有关是否批准、扩大、缩小、暂停、撤销认可资格的决定意见”。

A. CNAS-H01　　B. CNAS-O01　　C. CNAS-A01　　D. CNAS-J01

参考答案：D

42. 对于评审中发现的不符合，实验室要及时进行纠正，需要时采取纠正措施，一般情况下，CNAS 要求实验室实施整改的期限是（　　）个月。但对于监督评审或复评审中发现的严重不符合，要求在（　　）个月内完成整改。

A. 1，2　　B. 2，1　　C. 3，1　　D. 2，3

参考答案：B

43. 对于一般不符合项，CNAS 要求实验室在（　　）内完成整改。

A. 15 天　　B. 1 个月　　C. 2 个月　　D. 4 个月

参考答案：C

44. 已获准认可的实验室在认可批准后的第（　　）年进行监督评审。复评审每（　　）年1次，两次复评审的现场评审时间间隔不能超过（　　）年。

A. 2，1，2　　B. 2，2，2

C. 4，2，2　　D. 2，3，2

参考答案：B

45. 如实验室确因特殊原因不能按期接受定期监督评审或复评审，则需向CNAS秘书处提交书面延期申请，说明延期原因及延期期限，经审批后方可延期。一般情况下，延期不允许超过（　　）个月。

A. 2　　B. 3　　C. 4　　D. 6

参考答案：A

46. 获准认可实验室由于自身原因主动申请，或不能持续地符合CNAS认可条件和要求，CNAS可以暂停实验室部分或全部认可范围，暂停期不大于（　　）个月。

A. 2　　B. 3　　C. 4　　D. 6

参考答案：D

47. 由于诚信问题而不予认可的实验室，须在CNAS作出认可决定之日起（　　）个月后，才能再次提交认可申请，同时CNAS保留不再接受其认可申请的权利。

A. 6个月　　B. 12个月

C. 24个月　　D. 36个月

参考答案：D

48. CNAS秘书处向获准认可实验室颁发认可证书，认可证书有效期一般为（　　）年。

A. 1　　B. 2　　C. 6　　D. 3

参考答案：C

49. 对于已获准认可的实验室，应每（　　）接受1次复评审，评审范围涉及认可要求的全部内容、已获认可的全部技术能力。

A. 1年　　B. 2年　　C. 3年　　D. 4年

参考答案：B

50. CNAS认可周期通常为（　　）年，即每（　　）年实施一次复评审，做出认可决定。

A. 1，1　　B. 2，2

C. 6，2　　D. 3，3

参考答案：B

51. 认可证书有效期到期前，如果获准认可实验室需继续保持认可资格，应至少提前（　　）个月向 CNAS 秘书处表达保持认可资格的意向。

A. 1　　B. 2

C. 6　　D. 3

参考答案：A

52. CNAS 秘书处向获准认可实验室颁发认可证书，认可证书有效期一般为 6 年。认可证书有效期到期前，如果获准认可实验室需继续保持认可资格，应至少提前（　　）个月向 CNAS 秘书处表达保持认可资格的意向。

A. 1　　B. 2

C. 3　　D. 6

参考答案：A

53. 由于实验室管理体系不能有效运行而不予认可的实验室，自作出认可决定之日起，实验室管理体系须有效运行（　　）个月后，才能再次提交认可申请。

A. 6 个月　　B. 12 个月

C. 24 个月　　D. 48 个月

参考答案：A

54. CNAS 秘书处根据情况可在监督评审、复评审时对申请扩大的认可范围进行评审，也可根据获准认可实验室需要，单独安排扩大认可范围的评审。当获准认可实验室需要在监督评审或复评审的同时扩大认可范围时，应至少在现场评审前（　　）个月提出扩大认可范围的申请。

A. 1 个月　　B. 2 个月

C. 4 个月　　D. 8 个月

参考答案：B

55. 正式受理后一般在（　　）内安排现场评审，但由于申请人的原因造成的延误除外。如果由于申请人自身的原因，在申请受理后（　　）内不能接受现场评审，CNAS 可终止认可过程，不予认可。

A. 3 个月，3 个月　　B. 4 个月，4 个月

C. 6 个月，6 个月　　D. 8 个月，8 个月

参考答案：A

56. 在资料审查过程中，CNAS 秘书处应将所发现的与认可条件不符合之处通知申请人，但不做咨询。申请人应在规定期限内对提出的问题予以澄清或修改申请资料。自第 1 次向申请人反馈问题起，超过（　　）仍不能满足受理条件的，不予受理认可申请。

A. 1 个月　　B. 2 个月　　C. 3 个月　　D. 4 个月

参考答案：C

57. 评审组依据 CNAS 的认可准则、规则、要求、实验室管理体系文件及有关技术标准对申请人申请范围内的技术能力和质量管理活动进行现场评审。现场评审应覆盖申请范围所涉及的所有活动及相关场所，现场评审的过程排序正确的是（　　）。

A. 首次会议→现场参观（需要时）→现场取证→评审组与申请人沟通评审情况→末次会议

B. 首次会议→现场参观（需要时）→评审组与申请人沟通评审情况→现场取证→末次会议

C. 现场参观（需要时）→首次会议→现场取证→评审组与申请人沟通评审情况→末次会议

D. 现场参观（需要时）→现场取证→首次会议→评审组与申请人沟通评审情况→末次会议

参考答案：A

58. 为确保认可工作的公正性，维护申请人和获准认可机构的信息保密权利而制定了（　　），适用于 CNAS 在认可工作中涉及的所有过程及活动。

A. CNAS-R01　　B. CNAS-R02

C. CNAS-R03　　D. CNAS-R04

参考答案：B

59. 国际互认标志：国际认可论坛（IAF）或国际实验室认可合作组织（ILAC）拥有所有权，证明相关国家或经济体的认可机构所实施的认可制度已正式签署了多边互认协议的图形，简称（　　）标志。

A. MLA　　B. MRA

C. MLA 或 MRA　　D. IAF-MLA 或 ILAC-MRA

参考答案：D

60. 获准认可的实验室或检验机构不应在（　　）中使用 ILAC-MRA/CNAS 标识。

A. 证书　　B. 报告　　C. 名片　　D. 网页宣传

参考答案：C

61. CNAS 认可标识的基本颜色为（　　）。

A. 蓝色或 / 和红色　　B. 蓝色或 / 和黑色

C. 红色或 / 和白色　　D. 蓝色或 / 和白色

参考答案：B

62. 申诉应在受理之日起（　　）个工作日内处理完毕；情况复杂的，经申诉专门委员会主任批准，可以适当延长处理期限，但延长期限不得超过 6 个月，并告知申诉人延期的理由。

A. 30　　B. 60　　C. 90　　D. 120

参考答案：B

63. 通常情况下，CNAS 秘书处将在受理投诉后的（　　）个工作日内完成投诉调查。如遇特殊或复杂情况需要延长调查时间的，需经相关秘书长批准，并书面通知投诉人。

A. 60　　B. 90　　C. 120　　D. 180

参考答案：B

64. 关于争议的处理：CNAS 秘书处负责指定有关部门或人员研究提交的争议，并在收到争议后的（　　）个工作日内将争议的处理结果通知争议提出人。

A. 10　　B. 20　　C. 30　　D. 60

参考答案：C

65. 当获准认可实验室需要在监督评审或复评审的同时扩大认可范围时，应至少在现场评审前（　　）个月提出扩大认可范围的申请。

A. 1　　B. 2　　C. 3　　D. 6

参考答案：B

66. 监督评审中发现不符合时，被评审方在明确整改要求后应实施纠正，需要时拟订并实施纠正措施，纠正 / 纠正措施完成期限一般为（　　）个月，对于严重不符合，应在（　　）个月内完成。

A. 1，2　　B. 2，1　　C. 3，2　　D. 2，3

参考答案：B

67. 根据《实验室认可规则》的要求，认可范围内的检测依据的方法发生改变应在（　　）个工作日内通知 CNAS 秘书处。

A. 20　　B. 30　　C. 60　　D. 90

参考答案：A

68. 根据《实验室认可规则》的要求，认可范围内的检测使用的重要试验设备发生改变应在（　　）个工作日内通知 CNAS 秘书处。

A. 20　　B. 30　　C. 60　　D. 90

参考答案：A

69. 根据《实验室认可规则》的要求，获准认可实验室的名称、地址、法律地位和主要政策发生变化，应在（　　）个工作日内通知 CNAS 秘书处。

A. 20　　B. 30　　C. 60　　D. 90

参考答案：A

70. 根据《实验室认可规则》的要求，获准认可实验室的组织机构发生变更应在（　　）个工作日内通知 CNAS 秘书处。

A. 20　　B. 30　　C. 60　　D. 90

参考答案：A

71. 根据《实验室认可规则》的要求，获准认可实验室的高级管理和技术人员发生变更应在（　　）个工作日内通知 CNAS 秘书处。

A. 20　　B. 30　　C. 60　　D. 90

参考答案：A

72. 根据《实验室认可规则》的要求，获准认可实验室的授权签字人发生变更应在（　　）个工作日内通知 CNAS 秘书处。

A. 20　　B. 30　　C. 60　　D. 90

参考答案：A

二、多选题

1. 实验室或其母体机构应是法定机构登记注册的法人机构，可以是下列哪些法人？（　　）

A. 企业法人　　B. 机关法人

C. 事业单位法人　　D. 社会团体法人

参考答案：ABCD

2. 对于伦理行为，实验室管理层应做出适当安排以确保（　　）。

A. 不卷入任何可能降低实验室在能力、公正性、判断力或诚信性等方面的可信度的活动。

B. 管理层和员工不受任何可能对其工作质量产生不利的不正当的商业、财务或其他压力和影响。

C. 利益竞争中可能存在潜在冲突时，应公开且适宜地做出声明。

D. 有适当的程序确保员工按照相关法规要求处理人类样本、组织或剩余物，维护信息的保密性。

参考答案：ABCD

3. 管理体系文件要（　　），能够服从或服务于质量方针；组织结构描述清晰，内部职责分配合理。

A. 独立　　B. 完整　　C. 系统　　D. 协调

参考答案：BCD

4. 依据 ISO 15189，质量手册必须规定的内容包括（　　）。

A. 质量管理体系文件的架构　　B. 每一项检测的流程

C. 质量手册的管理　　D. 实验室拟提供的服务范围

参考答案：AC

5. 关于文件，下列说法正确的是（　　）。

A. 受控文件必须盖受控章

B. 文件必须有唯一标识

C. 生化分析仪的简易操作卡不需要唯一标识

D. 标本采集手册一定要有发放记录

参考答案：BD

6. 依据 ISO 15189，关于文件控制，下列说法正确的是（　　）。

A. 存留或归档的已废止文件，必须盖作废章

B. 无效或已废止的文件必须立即自所有使用地点撤掉或确保不被使用

C. 维持一份清单或称文件控制记录，以识别文件版本的现行有效性及其发放情况

D. 所有受控文件，在发布前必须经授权人员审核，批准，并标记日期

参考答案：BCD

7. 实验室常见的不符合工作包括（　　）。

A. 实验室环境条件不满足要求

B. 试验样本的处置时间不满足要求

C. 样本未在规定的时间内检测、质量监控结果超过规定的限制

D. 实验室间比对结果不满意

参考答案：ABCD

8. 内部审核方案应考虑哪些内容（　　）。

A. 管理和技术过程的表现　　B. 过程的状态和重要性

C. 被审核的管理和技术范围　　D. 之前的审核结果

参考答案：ABCD

9. 申请人中的关键岗位人员应与机构有（　　）的劳动关系。

A. 长期　　B. 固定　　C. 公开　　D. 合法

参考答案：ABD

10. 实验室的设施和环境条件对结果的质量可能有影响时，实验室应（　　）环境条件。

A. 监测　　B. 控制　　C. 记录　　D. 保持

参考答案：ABC

11. 设备发生故障后，如果设备故障可能影响了方法学性能，故障修复后，可通过以下合适的方式进行相关的检测、验证：（　　）。

A. 可校准的项目实施校准验证，必要时，实施校准

B. 质控物检测

C. 与其他仪器或方法比对

D. 以前检验过的样本再检验

参考答案：ABCD

12. 校准物是用于（　　）或（　　）的测量标准物质。

A. 质量控制　　B. 体外诊断仪器　　C. 系统校准　　D. 检测样本

参考答案：BC

13. 依据 ISO 15189，实验室试剂和耗材的管理中应包括（　　）。

A. 试剂和耗材的接收和储存　　B. 试剂和耗材的验收试验

C. 试剂和耗材的库存管理　　D. 试剂和耗材的使用说明

参考答案：ABCD

14. 实验室有义务服从 CNAS 秘书处的各项评审安排，为评审活动提供必要的支持，并为有关人员（　　）等评审活动提供方便，不得拒绝 CNAS 秘书处派出的见证评审活动的人员（包括国际同行评审的见证人员）。

A. 进入被评审的区域　　B. 查阅记录

C. 见证现场活动　　D. 接触工作人员

参考答案：ABCD

15. 医学实验室在样本接收时，应（　　）。

A. 应由授权人员评估样本是否满足与申请检验相关的接收标准

B. 应执行已规定的样本接收与拒收标准

C. 经过实验室主任批准后开始检验

D. 当接收的检验样本有任何疑问时，均需在报告中予以说明

参考答案：ABD

16. 实验室应对以下哪些检验程序进行确认？（　　）

A. 制造商确认的检验程序

B. 实验室设计或制定的方法

C. 超出预定范围使用的标准方法

D. 修改过的确认方法

参考答案：BCD

17. 定量检验程序的分析性能验证内容至少应包括（　　）。

A. 正确度　　B. 精密度

C. 生物参考区间　　D. 可报告范围

参考答案：ABD

18. 自制质控物应有制备程序，包括（　　）的评价方案，以及配制和评价记录。

A. 均一性　　B. 稳定性　　C. 灵敏度　　D. 特异度

参考答案：AB

19. 能力验证/室间质评不可获得的检验（检查）项目，可通过与其他实验室（如已获认可的实验室或其他使用相同检测方法的同级别或高级别实验室）比对的方式确定检验结果的可接受性，并规定比对实验室的（　　）等。

A. 选择原则　　B. 操作人员

C. 比对样本数量　　D. 比对频次

E. 判断标准

参考答案：ACDE

20. 对于同一分析物（检验项目），实验室存在如下情况时，应验证不同检验程序在临床适宜区间内患者样本检验结果的可比性（　　）。

A. 使用不同的检测系统

B. 使用多套相同的检测系统

C. 使用同一检测系统的多个分析模块

D. 多地点或场所使用的检测系统，如中心实验室、急诊实验室、发热门诊实验室

参考答案：ABCD

21. 在实施人员比对、设备比对和方法比对时，要选取（　　）符合要求的样本进行。

A. 均匀性　　B. 稳定性

C. 独立性　　D. 以上均不是

参考答案：AB

22. CNAS-RL01《实验室认可规则》要求：申请的技术能力须满足 CNAS-RL02《能力验证规则》的要求，下列哪种情况可以不受理？（　　）

A. 申请认可之前一年内两次能力验证结果为“不满意 / 不合格”的检验 / 检查项目

B. 最近一次能力验证结果为“不满意 / 不合格”，且未能提供有效整改材料的检验 / 检查项目

C. 如申请认可之前一年内能力验证频次不满足要求，实验室提供参加测量审核且结果满意的证明材料

D. 申请认可项目不能获得能力验证 / 室间质评时，与已获认可的具有相同检验项目和方法的医学实验室进行结果比对，并提供结果比对一致性的证明材料

参考答案：AB

23. 当原始报告被修改后，应有关于修改的书面说明以便（　　）。

A. 将修改后的报告清晰地标记为修订版，并包括参照原报告的日期和患者识别

B. 使用者知晓报告的修改

C. 修改记录可显示修改时间和日期，以及修改人的姓名

D. 修改后，记录中仍保留原始报告的条目

参考答案：ABCD

24. 下列选项中属于CNAS认可规范文件的是（　　）。

A. 认可规则　　B. 认可准则

C. 认可指南　　D. 认可方案

参考答案：ABCD

25. 认可规则（R系列）是CNAS实施认可活动的政策和程序，包括（　　）类文件。

A. 通用规则（R）　　B. 特定规则（SP）

C. 适用规则（S）　　D. 专用规则（RL）

参考答案：AD

26. 认可方案（S系列）是CNAS针对特别领域或行业对（　　）的补充。

A. 认可规则　　B. 行业标准

C. 认可准则　　D. 认可指南

参考答案：ACD

27. 根据不符合项对实验室能力和管理体系运作的影响，CNAS将不符合项分为（　　）。

A. 严重不符合项　　B. 一般不符合项

C. 特殊不符合项　　D. 以上均不正确

参考答案：AB

28. CNAS秘书处以（　　）为原则组建具有相应能力的评审组，并征得申请人同意。除非有证据表明评审员/技术专家有影响公正性的可能，否则申请人不得拒绝指定的评审员/技术专家。

A. 公正性　　B. 公开性　　C. 保密性　　D. 独立性

参考答案：AC

29. 实验室有义务按照CNAS的要求提供申请文件和相关信息，并保证内容（　　）。

A. 独立　　B. 真实　　C. 准确　　D. 公开

参考答案：BC

30. 合格评定机构向客户展示的认可证书应在认可证书有效期内。在单独使用认可证书的部分文件时，应准确地表述其（　　），避免产生误导或歧义。

A. 认可成果　　B. 认可状态

C. 认可范围　　D. 认可规则

参考答案：BC

31. CNAS 秘书处出于以下目的，征得实验室同意后，会在评审组中安排观察员，对下列哪些工作进行勘察（　　）。

A. 见证评审组现场评审活动

B. 征集申请人或评审组对评审管理工作的意见和建议

C. 对有关现场评审活动中使用程序的适用性进行调查

D. 指导评审组从事新开辟领域的评审工作

参考答案：ABCD

32. 下列现场评审结论描述正确的是（　　）。

A. 满足相关要求，向 CNAS 推荐认可

B. 不满足相关要求，向 CNAS 建议不予认可

C. 基本满足要求，但有不符合项，需在规定时间内整改，经评审组确认整改有效后，向 CNAS 推荐认可

D. 不满足相关要求，现场进行追踪整改

参考答案：ABC

33. 现场评审时，被评审机构存在下列任何情况（　　）之一，可以中止评审，不予推荐认可，被评审机构将不能获得认可。

A. 被评审机构实际状况与申请资料描述严重不符，或发现申请人存在欺诈、隐瞒信息或故意违反认可要求的行为

B. 被评审机构管理体系控制失效，认可准则大部分要素存在不符合的情况

C. 现场不具备评审条件

D. 被评审机构不配合评审工作，以致无法进行评审

参考答案：ABCD

34. CNAS秘书处负责将评审报告、相关信息及推荐意见提交给评定专门委员会，评定专门委员会对申请人与认可要求的符合性进行评价并做出评定结论。评定结论可以是以下哪些情况？（　　）

A. 予以认可　　B. 部分认可　　C. 不予认可

D. 补充证据或信息，再行评定　　E. 暂停认可

参考答案：ABCD

35. CNAS有义务利用网站公开获准认可实验室的认可状态信息并及时更新，信息包括（　　）。

A. 已认可机构的名称和地址　　B. 认可的批准日期和终止日期

C. 认可范围　　D. 认可标准

参考答案：ABC

36. 申请人提交的申请资料应真实可靠，申请人不存在欺诈、隐瞒信息或故意违反认可要求的行为，下列哪些选项属于不正确行为（　　）。

A. 申请资料与事实不符

B. 提交的申请资料有不真实的情况

C. 同一材料内或材料与材料之间多处出现自相矛盾或时间逻辑错误

D. 与其他申请人资料雷同

参考答案：ABCD

37. 评审组应对申请的授权签字人进行考核，CNAS要求授权签字人必须具备以下哪些资格条件？（　　）

A. 有必要的专业知识和相应的工作经历，熟悉授权签字范围内有关检测/校准/鉴定标准、方法及程序，能对检测/校准/鉴定结果作出正确的评价，了解测量结果的不确定度

B. 了解设备维护保养和校准的规定并掌握校准状态

C. 熟悉认可规则和政策要求、认可条件，特别是获准认可实验室义务，以及带认可标识/联合标识检测/校准/鉴定报告或证书的使用规定

D. 在对检测/校准/鉴定结果的正确性负责的岗位上任职，并有相应的管理职权

参考答案：ABCD

38. 下列申请资料存在以下任何一种情况，会被认为机构存在诚实性问题。(　　)

A. 提供的申请资料自相矛盾，或与实际情况不符，例如申请并不具备的能力

B. 管理体系文件有明显抄袭痕迹，如体系文件中涉及了机构并不从事的活动或不存在的部门

C. 不同机构提供的相关记录雷同，或同一机构提供的不同时间的质量记录（如内审、管理评审记录）内容雷同

D. 机构质量记录在笔迹、内容等方面有明显造假痕迹

参考答案：ABCD

39. 使用CNAS认可标识或声明认可状态可采用（　　）等方式。

A. 印刷　　B. 图表　　C. 电子图文　　D. 印章

参考答案：AC

40. CNAS将根据任何机构和个人误用、滥用或伪造CNAS认可标识、国际互认联合认可标识、认可证书以及误导宣传认可状态的情节轻重作出处理，包括（　　）。

A. 暂停　　B. 告诫　　C. 撤销　　D. 提起法律诉讼

参考答案：ABCD

41. CNAS应保密的信息包括（　　）。

A. 申请人申请认可的资料及文件

B. 评审或其他认可过程中所获取的有关信息

C. 申请人档案

D. CNAS从其他合法渠道（如投诉，监管机构）获得的申请人或获准认可机构的有关信息，且未经信息提供者同意，不将相关信息告知申请人或获准认可的合格评定机构

E. 其他专门确定的保密信息

参考答案：ABCDE

42. 当认可条件和认可准则发生变化时，CNAS可以通过（　　）或（　　）的方式对获准认可实验室与新要求的符合性进行确认，在确认合格后方能维持认可。

A. 初审　　B. 监督评审　　C. 复评审　　D. 评议

参考答案：BC

第二节 临床血液学检验

一、单选题

1. 关于血液分析仪的校准，以下符合 ISO 15189 要求的做法是（　　）。

A. 应对每一台血液分析仪进行校准

B. 可用定值质控品代替校准品校准血液分析仪

C. 应至少 12 个月进行一次校准

D. 只要质控品的结果一直都在控制范围就无需校准

参考答案：A

2. 血液分析仪血红蛋白（HGB）通道的检测原理为（　　）。

A. 电阻抗原理　　B. 比色法

C. 核酸荧光染色　　D. 化学染色

参考答案：B

3. 关于血液分析仪校准间隔，下列的描述正确的是（　　）。

A. 每年　　B. 每两年

C. 每三年　　D. 每半年

参考答案：D

4. 全血细胞计数质控图中心线的确定方法是（　　）。

A. 全血细胞计数质控物的测定应在每天的不同时段至少检测 3 天，至少使用 10 个检测结果的均值作为质控图的中心线

B. 全血细胞计数质控物的测定应在每天的不同时段至少检测 5 天，至少使用 10 个检测结果的均值作为质控图的中心线

C. 全血细胞计数质控物的测定应在每天的不同时段至少检测 3 天，至少使用 20 个检测结果的均值作为质控图的中心线

D. 全血细胞计数质控物的测定应在每天的不同时段至少检测 5 天，至少使用 20 个检测结果的均值作为质控图的中心线

参考答案：A

5. 血细胞计数质控图中心线的确定：血细胞计数质控物的测定应在每天的不同时段至少检测 3 天，至少使用（　　）个检测结果的均值作为质控图的中心线。

A. 5　　B. 8　　C. 10　　D. 20

参考答案：C

6. 血液分析白细胞五分类指以下五类白细胞（　　）。

A. 中性、淋巴、嗜酸、嗜碱、单核

B. 中性、IG、嗜酸、嗜碱、单核

C. 中性、淋巴、嗜酸、HPC、单核

D. 中性、淋巴、异型淋巴、嗜碱、单核

参考答案：A

7. 血液分析显微镜复检涂片至少需要保留（　　）。

A. 1 周　　B. 2 周　　C. 1 个月　　D. 6 个月

参考答案：B

8. 关于血液分析室内质控，以下说法正确的是（　　）。

A. 既可以使用配套质控品，也可以使用非配套质控品，并不需要对其质量和适用性进行评价

B. 建议使用 2 个浓度水平的质控品，也可使用 1 个浓度水平

C. 血液分析检测项目只需对全血细胞计数项目做质控，白细胞分类无需做质控

D. 根据检测标本量定期实施，检验当天至少进行 1 次

参考答案：D

9. 临床上检查疟原虫最常用的方法是（　　）。

A. 外周血涂片染色　　B. 骨髓涂片染色　　C. 脑脊液涂片染色　　D. 尿涂片染色

参考答案：A

10. 进行疟原虫检查的静脉血样本应在采集后（　　）内同时制备厚片和薄片。

A. 15min　　B. 30min　　C. 1h　　D. 2h

参考答案：C

11. 实验室对制定的“血液分析显微镜复检规则”进行验证，验证结果要求假阴性率应（　　）。

A. ≤ 1%　　B. ≤ 3%　　C. ≤ 5%　　D. ≤ 10%

参考答案：C

12. 从事血液学形态识别的新进人员，在最初 6 个月内应至少进行（　　）次能力评估。

A. 1　　B. 2　　C. 3　　D. 4

参考答案：B

13. 从事血液形态学检验的工作人员至少 6 个月要进行 1 次白细胞分类计数比对，每次至少比对（　　）份临床样本，比对记录至少保存 2 年。

A. 3　　B. 4　　C. 5　　D. 20

参考答案：C

14. 血细胞分析样本的采集应使用（　　）抗凝剂，除少数静脉取血有困难的患者外，尽可能使用静脉穿刺方式采集样本。

A. 枸橼酸钠　　B. 肝素　　C. EDTA　　D. 枸橼酸钾

参考答案：C

二、多选题

1. 关于血液分析仪的校准要求，以下说法错误的是（　　）。

A. 一年进行一次校准

B. 可应用厂家的或标准规定的校准程序，作为实验室使用的校准程序

C. 应对不同的吸样模式进行校准或比对

D. 无需对每一台仪器进行校准，只要校准其中一台，其他的与之进行比对

参考答案：AD

2. 阻抗法 PLT 计数常见的干扰有（　　）。

A. PLT 聚集　　B. 小红细胞　　C. 红细胞碎片　　D. 大量白细胞

参考答案：ABC

3. RBC 计数常见的干扰因素有（　　）。

A. RBC 聚集　B. 难溶红细胞　C. 严重小红细胞　D. 大量大血小板

参考答案：ACD

4. 血液分析仪校准物的来源有（　　）。

A. 制造商　B. 原厂质控品　C. 新鲜血　D. 第三方质控品

参考答案：AC

5. 血液分析仪的行业标准中要求校准的项目为（　　）。

A. WBC，RBC　B. PLT，HGB　C. MCHC　D. HCT/MCV

参考答案：ABD

6. 以下哪些情况需要进行血液分析仪的校准？（　　）

A. 血液分析仪投入使用前（新安装或旧仪器重新启用）

B. 进行维修后更换部件，可能对检测结果的准确性有影响

C. 仪器搬动后，需要确认检测结果的可靠性时

D. 室内质量控制显示系统的检测结果有漂移时（排除仪器故障和试剂的影响因素后）

参考答案：ABCD

7. 室内质控失控报告应包含的内容有（　　）。

A. 失控情况的描述　B. 失控原因分析

C. 失控纠正措施　D. 失控纠正效果评价

参考答案：ABCD

8. 当血液分析仪器检测结果有异常提示时，检验科处理方法正确的是（　　）。

A. 对于不合格的样本重新采集样本进行分析

B. 对于白细胞分类无结果的样本，推片镜检

C. 对于血小板检测结果可能有干扰的样本，更换方法学进行计数复检

D. 对于有异常细胞报警的样本推片镜检

参考答案：ABCD

9. 有关血液分析仪校准，以下说法正确的是（　　）。

A. 只需对一台血液分析仪进行校准，其他仪器可通过比对与校准仪器结果保持一致

B. 应制定校准程序，内容包括校准物的来源、名称、校准方法和步骤、校准周期等

C. 可使用制造商提供的配套校准物或校准实验室提供的定值新鲜血进行校准

D. 应至少 1 年进行一次校准

参考答案：BC

10. 制定血液分析仪的校准程序时，内容至少要包括（　　）。

A. 校准物的来源　　B. 校准物的名称

C. 校准方法和步骤　　D. 校准周期

参考答案：ABCD

第三节 体液学检验

一、单选题

1. 体液学检验领域认可的授权签字人应具有中级及以上技术职称任职资格，从事申请认可授权签字领域专业技术工作至少（　　）年。

A. 3　　B. 4　　C. 5　　D. 6

参考答案：A

2. 验证尿液有形成分分析仪检验项目的生物参考区间至少应使用多少份健康人尿液样本（　　）。

A. 20　　B. 50　　C. 100　　D. 120

参考答案：A

3. 下列不属于尿液干化学分析前质量控制的内容有（　　）。

A. 正确的尿标本收集方法　　B. 有效的尿标本标记

C. 规定的时间内完成检测　　D. 检测报告的审核、签发

参考答案：D

4. 有关尿液分析仪质控的表述，下列说法中错误的是（　　）。

A. 质控品成分应稳定

B. 选择质控品时，最好使用多项复合控制品

C. 使用不同批号的试纸前均需做质控

D. 使用不同批号的试纸前不需做质控

参考答案：D

5. 尿液分析检测后质量控制主要指（　　）。

A. 严格规范的实验操作　　B. 对报告的审核、签发

C. 正确的尿液标本收集　　D. 在规定的时间内完成操作

参考答案：B

6. 对没有开展能力验证 / 室间质评的体液检验项目，应通过与其他实验室比对的方式确定检验结果的可接受性，比对频率至少是（　　）。

A. 一年 1 次　　B. 一年 2 次

C. 一年 3 次　　D. 一年 4 次

参考答案：B

7. 某实验室有两台尿液分析仪，对这两台尿液分析仪进行结果比对的频率是（　　）。

A. 至少每个月比对一次　　B. 至少每 3 个月比对一次

C. 至少每 12 个月比对一次　　D. 至少每 6 个月比对一次

参考答案：D

8. 对于尿形态显微镜检查，应至少每 6 个月 1 次进行形态学检验人员的结果比对，每次至少使用（　　）份临床样本，且至少应含（　　）份阳性样本。

A. 20，5　　B. 10，3

C. 5，3　　D. 3，2

参考答案：C

二、多选题

1. 关于尿液检验对环境、设备的要求，下列说法中正确的是（　　）。

A. 实验室应有充分的工作空间，并实施安全风险评估

B. 尿干化学试纸条的存放对温度有要求，对湿度没有要求

C. 应定期对尿液分析仪进行校准

D. 应有足够的、温度适宜的储存空间，用于保存临床样本和试剂

参考答案：ACD

2. 尿液有形成分分析仪性能验证的内容至少应包括（　　）。

A. 精密度　　B. 正确度　　C. 携带污染率　　D. 可报告范围

参考答案：ACD

3. 自动粪便分析仪形态学检查用于临床检测前，应对其（　　）性能进行验证。

A. 重复性　　B. 正确度

C. 检出符合率　　D. 有形成分检出率

E. 携带污染率

参考答案：ACDE

4. 关于尿液分析检验程序的质量保证，下列说法错误的是（　　）。

A. 应由从事尿液分析检验工作的人员实施室间质评样本的检测

B. 比对记录应由实验室负责人审核并签字，并应保留至少一年

C. 尿液干化学检验使用阴性和阳性质控品进行室内质控，偏差不超过 1 个等级即可

D. 尿液有形成分分析仪应至少使用 2 个浓度水平（正常和异常水平）的质控品，应至少使用 1_{3s} 和 2_{2s} 两个失控规则

参考答案：BC

5. 尿液干化学分析仪性能验证的内容至少应包括（　　）和（　　）。

A. 检出限　　B. 阴性符合率　　C. 阳性符合率　　D. 携带污染率

参考答案：BC

6. 对于尿形态显微镜检查，应至少每 6 个月 1 次使用临床样本进行形态学检验人员的结果比对，其中阳性样本类型应包括（　　）等不同类型的有形成分，评价检测结果的符合性。

A. 细胞　　B. 管型　　C. 结晶　　D. 真菌　　E. 寄生虫

参考答案：ABCD

第四节 临床化学检验

一、单选题

1. 依据 GB/T 22576.4—2021《医学实验室　质量和能力的要求　第 4 部分：临床化学检验领域的要求》，实验室用两套及以上检测系统检测同一项目时，应有数据证明其检测结果的可比性，实验方案按 WS/T 407，或比对频次每年至少（　　）次，样本数量不少于（　　），样本浓度水平应覆盖测量范围。

A. 2，5　　B. 2，20

C. 1，20　　D. 1，5

参考答案：C

2. 依据 GB/T 22576.4—2021《医学实验室　质量和能力的要求　第 4 部分：临床化学检验领域的要求》，实验室用两套及以上检测系统检测同一项目时，应有数据证明其检测结果的可比性，比对结果的偏倚应符合产品声明、预期用途、国家 / 行业标准，或者在医学决定性水平下的系统误差（偏倚 %）应（　　）。

A. <1/3TEa　　B. <1/4TEa

C. ≤1/3TEa　　D. <1/2TEa

参考答案：D

3. 采用偏倚评估方式进行正确度验证时，以下物质中优先级最高的是（　　）。

A. 正确度控制品　　B. 正确度验证室间质评样本

C. 有证标准物质　　D. 厂商提供的工作标准品

参考答案：C

4. 临床化学定量检验程序精密度验证所选样本的被测物水平应在测量区间内，适宜时，至少有（　　）个样本的被测物水平在医学决定水平左右。

A. 1　　B. 2

C. 3　　D. 4

参考答案：A

5. 临床化学定量检验程序重复性验证对样本进行测定后，在进行数据分析前应检查数据中的离群值。任何结果与均值的差值（离均差）超过（　　）时，可认为是离群值。

A. 1SD　　B. 2SD

C. 3SD　　D. 4SD

参考答案：D

6. 临床化学定量检验程序线性区间验证样本浓度的选择应在已知线性区间内选择（　　）个浓度水平，覆盖定量限（低限和高限）。

A. 3 ~ 5　　B. 5 ~ 7

C. 7 ~ 9　　D. 8 ~ 10

参考答案：B

二、多选题

1. 影响检验程序分析性能的情况包括但不限于（　　）。

A. 仪器主要部件故障　　B. 仪器搬迁

C. 设施（如纯水系统）　　D. 对变更情况进行登记

参考答案：ABC

2. 对于生化分析仪，应进行设备校准。如果符合检测目的和要求，可按制造商校准程序进行，应至少对分析设备的（　　）进行校准。

A. 加样系统　　B. 检测系统

C. 机械系统　　D. 温控系统

参考答案：ABD

3. 临床化学定量检验程序其精密度验证应包括（　　）。

A. 重复性验证　　B. 准确度验证

C. 中间精密度验证　　D. 正确度验证

参考答案：AC

4. 以下检验项目（　　）在低浓度水平具有重要临床意义，在验证可报告范围低限（定量下限）时，应特别关注其结果与预期标准的符合性。

A. 丙氨酸氨基转移酶（ALT）　　B. 乳酸脱氢酶（LDH）

C. 促甲状腺激素（TSH）　　D. 肌钙蛋白Ⅰ（TnI）

参考答案：CD

第五节 临床免疫学检验

一、单选题

1. （　　）是指鉴别样本，作为判断特定疾病、状态或被测量存在或不存在的界限的数值或量值。

A. 检出限　　B. 临界值

C. 分析灵敏度　　D. 分析特异性

参考答案：B

2. 免疫学定性检验新批号试剂和/或新到同批号试剂应与之前或现在放置于设备中的旧批号、旧试剂平行检测以保证患者结果的一致性。比对方案应至少利用（　　）。

A. 一份已知阳性、一份弱阳性样本和一份已知阴性的患者样本

B. 两份已知阳性、一份弱阳性样本和两份已知阴性的患者样本

C. 两份已知阳性、两份弱阳性样本和一份已知阴性的患者样本

D. 一份已知阳性、两份弱阳性样本和两份已知阴性的患者样本

参考答案：A

3. 临床免疫学定性检验程序性能验证里的临界值验证，若 40 例样本检测均小于说明书提供临界值或仅有不多于（　　）样本超出说明书提供临界值，则本次验证通过。

A. 1 例　　B. 2 例

C. 3 例　　D. 4 例

参考答案：B

4. 对于临床免疫学定性检验应至少每年 1 次进行实验室内部比对，包括人员和不同方法 / 检测系统间的比对，比对阴性样本的选择下列说法正确的是（　　）。

A. 至少 1 份阴性样本　　B. 至少 5 份阴性样本

C. 至少 3 份阴性样本　　D. 至少 2 份阴性样本

参考答案：D

5. 产前筛查报告应由两个以上相关技术人员核对后方可签发，其中审核人应具备（　　）以上检验或相关专业的技术职称。

A. 初级　　B. 中级　　C. 副高级　　D. 正高级

参考答案：C

6. 临床免疫学定性检验程序性能验证中关于血浆与血清样本结果的一致性验证，其血清和血浆检测结果的一致性为（　　），则验证通过。

A. 80%　　B. 90%　　C. 95%　　D. 100%

参考答案：D

二、多选题

1. 性能验证指标的选择应满足该项目的预期用途，临床免疫学定性检验程序的分析性能参数一般包括（　　）。

A. 符合率　　B. 精密度（重复性）

C. 检出限、临界值　　D. 抗干扰能力

E. 血清与血浆结果一致性

参考答案：ABCDE

2. 对于临床免疫学定性检验应至少每年 1 次进行实验室内部比对，包括人员和不同方法 / 检测系统间的比对，比对样本选择下列说法正确的是（　　）。

A. 至少 2 份阴性样本　　B. 至少 2 份弱阳性

C. 至少 2 份阳性样本　　D. 至少 1 份阳性样本

参考答案：ABD

3. 临床免疫学定性检验程序精密度（重复性）验证要求用于验证的样本应是临床标本，如使用质控物则应具有很好的稳定性和均一性，样本浓度应包括（　　）水平。

A. 阴性　　B. 弱阳性　　C. 阳性　　D. 强阳性

参考答案：ABC

4. 实验室负责人和检验报告签发人应具有相应资质。特殊岗位如（　　）等工作人员应取得相应上岗证。

A. 抗 HIV 初筛　　B. 临床血液学检验

C. 产前筛查　　D. 新生儿疾病筛查

参考答案：ACD

第六节 临床微生物学检验

一、单选题

1. 对新进员工，尤其是从事形态识别及微生物检验的人员，在最初 6 个月内应至少进行（　　）次能力评估。

A. 1　　B. 2　　C. 3　　D. 4

参考答案：B

2. 厌氧菌培养时间与样本类型、诊断有关，在第一次培养评估之前应有足够的培养时间，至少（　　）；应有合适的液体培养基及适当的鉴定方法（适用时）。

A. 24h　　B. 48h　　C. 72h　　D. 96h

参考答案：B

3. 微生物实验室应明确说明并执行血培养样本采集的消毒技术、合适的样本量。用于诊断成人不明原因发热、血流细菌感染时，宜在不同部位抽血（　　）套，每套（　　）瓶。

A. 1，1　　B. 1，2　　C. 2，1　　D. 2，2

参考答案：D

4. 痰样本直接显微镜检查找抗酸杆菌或结核分枝杆菌培养，应送检（　　）份痰样本。

A. 1　　B. 2　　C. 3　　D. 4

参考答案：C

5. 浊度仪宜每（　　）进行检定或校准。

A. 3 个月　　B. 6 个月　　C. 9 个月　　D. 12 个月

参考答案：B

6. 微生物检验染色剂的质量控制，宜（　　）用已知阳性和阴性（适用时）的质控菌株检测。

A. 每周　　B. 每天

C. 每次　　D. 每周两次

参考答案：A

二、多选题

1. 生物安全柜监测项目包括（　　）。

A. 垂直气流平均速度　　B. 气流模式、工作窗口气流平均速度

C. 送风高效过滤器检漏　　D. 排风高效过滤器检漏

参考答案：ABCD

2. 临床微生物室实验室可配置不间断电源（UPS）和 / 或双路电源以保证关键设备如（　　）的正常工作。

A. 冰箱　　B. 高压灭菌器

C. 连续监测的分析仪　　D. 培养箱

参考答案：ACD

3. 下列哪些设备的检定或校准周期是一样的？（　　）

A. 生物安全柜　　B. 二氧化碳浓度检测仪

C. 压力灭菌器　　D. 浊度仪

参考答案：ABC

4. 临床微生物检验过程中所用培养基应外观良好，新批号及每一货次的商品或自配培养基应检测相应的性能，包括（　　）试验，以质控菌株进行验证。

A. 无菌试验　　B. 生长试验或与旧批号平行试验

C. 生长抑制试验（适用时）　　D. 生化反应（适用时）

参考答案：ABCD

5. 血培养标本应评估质量包括（　　）并反馈评估结果。

A. 报阳时间　　B. 血量　　C. 套数　　D. 污染率

参考答案：BCD

6. 对于临床微生物样本，下列样本接收标准说法正确的是（　　）。

A. 无肉眼可见的渗漏　　B. 合适的样本类型 / 量

C. 正确的保存预防拭子干燥　　D. 适当的运送培养基

参考答案：ABCD

第七节 分子诊断

一、单选题

1. 对于病原体核酸检测可能存在交叉反应的验证，取一定浓度与待测核酸可能存在交叉反应的病原体加入样本保存液或经确认为阴性的样本中，与常规样本一样处理，至少重复检测的次数为（　　）。

A. 2　　B. 3　　C. 4　　D. 5

参考答案：B

2. 分子检验各工作区域应有明确的标记。进入基因扩增实验室各工作区应按照单一方向进行，即（　　）。不同的工作区域宜使用不同的工作服（如不同的颜色）。工作人员离开各工作区域时，不应将工作服带出。

A. 样本制备区→试剂贮存和准备区→扩增区→扩增产物分析区

B. 试剂贮存和准备区→扩增区→样本制备区→扩增产物分析区

C. 试剂贮存和准备区→样本制备区→扩增区→扩增产物分析区

D. 样本制备区→扩增区→试剂贮存和准备区→扩增产物分析区

参考答案：C

3. 分子检验留样再测判断标准：按照项目稳定性要求选取最长期限样本，（　　）个样本，覆盖测量区间，至少（　　）个样本测量结果偏倚 <7.5%。

A. 5，3　　B. 10，8　　C. 5，4　　D. 10，9

参考答案：C

4. 试剂批间差异、耗材的抑制物的验收判断标准：选取（　　）个旧批号检测过的样本，覆盖测量区间（包括阴性、临界值、低值、中值和高值），至少（　　）个样本测量结果偏倚 <7.5%，其中阴性和临界值样本必须符合预期。

A. 5，4　　B. 10，8　　C. 5，3　　D. 10，9

参考答案：A

5. 分子检验扩增效率验证判断标准：样本和标准品的扩增效率均（　　）。

A. ≥ 85% 且≤ 100%　　B. ≥ 90% 且≤ 110%

C. ≥ 90% 且≤ 100%　　D. ≥ 95% 且≤ 105%

E. ≥ 100% 且≤ 110%

参考答案：B

6. 核酸纯度判断标准：待测物质为 DNA 时，A260/280 比值在（　　）；待测物质为 RNA 时，A260/280 比值在（　　）。

A. 1.7 ~ 1.8，1.8 ~ 1.9　　B. 1.8 ~ 1.9，1.9 ~ 2.0

C. 1.7 ~ 1.9，1.8 ~ 2.0　　D. 1.9 ~ 2.0，2.0 ~ 2.1

参考答案：C

7. 新冠核酸检测消毒液需每天新鲜配制，不超过（　　）小时。
   A. 6　B. 12　C. 18　D. 24
   参考答案：D

二、多选题

1. PCR 定量检验程序的性能验证指标宜包括（　　）等。
   A. 正确度
   B. 精密度
   C. 线性区间（可报告区间）
   D. 分析灵敏度、检出限和定量限
   E. 抗干扰能力
   参考答案：ABCDE

2. PCR 定性检验程序的性能验证指标宜包括（　　）等。
   A. 方法符合率
   B. 线性
   C. 检出限
   D. 抗干扰能力
   E. 交叉反应
   参考答案：ACDE

3. 分子诊断常见的干扰物质主要包括（　　）
   A. 血红蛋白
   B. 甘油三酯
   C. 胆红素
   D. 免疫球蛋白 G
   E. 类风湿因子和药物
   参考答案：ABCDE

4. 新冠核酸检测样本种类包括（　　）。
   A. 鼻咽拭子
   B. 口咽拭子
   C. 深咳痰液
   D. 鼻咽或呼吸道抽取物
   E. 支气管灌洗液或肺泡灌洗液
   参考答案：ABCDE

5. 新冠核酸检测应使用（　　）进行桌面、台面及地面消毒。
   A. 0.2% 含氯消毒剂
   B. 75% 酒精
   C. 95% 酒精
   D. 0.9% 生理盐水
   参考答案：AB

第八节 输血医学

一、单选题

1. 血型血清学离心机定时器和离心力 / 转速进行校准周期为（　　）。

   A. 每年 1 次　　B. 每三个月 1 次

   C. 每六个月 1 次　　D. 每两年 1 次

   参考答案：C

2. 输血相容性检测至少应对（　　）进行验证。

   A. 稳定性　　B. 符合性

   C. 灵敏度　　D. 特异度

   参考答案：B

3. 实验室血型鉴定能力验证 / 室间质评结果的合格率应为（　　）。

   A. >85%　　B. >90%

   C. ＝100%　　D. >95%

   参考答案：C

4. 医疗机构应使用专业医用冰箱存储试剂和血液样本，应有证据表明所有储存设备的温度有连续记录，确保温度变化不会超出可接受的温度范围。血液储存设备如使用人工监控，应至少每（　　）监测记录 1 次。

   A. 2h　　B. 4h　　C. 6h　　D. 8h

   参考答案：B

5. 医疗机构应使用专业医用冰箱存储试剂和血液样本，应有证据表明所有储存设备的温度有连续记录，确保温度变化不会超出可接受的温度范围。血液储存设备如使用自动温控管理系统时，应至少每天监控记录（　　）次，间隔不小于（　　）。

   A. 2，6h　　B. 4，6h　　C. 2，8h　　D. 3，8h

   参考答案：C

二、多选题

1. 医疗机构的输血相容性检测实验室应有充足空间，以下说法正确的是（　　）。

A. 应有血液入库处置区域
B. 应有样本接收、处理区域
C. 应有独立检测区
D. 宜有污物处理区（污物存放区、洗消区）

参考答案：ABCD

2. 在输血医学领域，对伦理行为有明确的要求，应提供实验室工作人员对（　　）隐私及结果保密的声明及签字。

A. 受血者
B. 受血者家属
C. 受检者
D. 献血者

参考答案：ACD

第九节 病理学检查

一、单选题

1. 关于病理科设施和环境，以下哪一条是不正确的。（　　）

A. 病理科应设立便利的应急淋浴和洗眼装置等安全设施
B. 急救箱应定期验证其功能
C. 应有足够的洗手间、饮水处和储存个人防护装备和衣服的设施
D. 设置一个单独的空间用于患者样本采集的接待、等候和采集
E. 应以防止交叉污染的方式储存检验过程中使用的临床样本和材料

参考答案：D

2. 关于病理科设备，以下哪一点是正确的。（　　）

A. 设备只是在使用前需要验证
B. 设备的操作人员需经过授权
C. 设备每两年进行一次校准
D. 设备的再校准日期应根据使用状态提前一个月确定
E. 一万元以上的设备应保存其记录

参考答案：B

3. 关于标本接收，以下哪一项是错误的。(　　)

A. 病理申请单和标本容器必须有患者的唯一识别信息

B. 内镜息肉切除标本固定不合格时必须拒收标本

C. 标本接收时应登记接收的时间

D. 负责标本接收的人员应评估标本是否合格

E. 应有接收冰冻标本的相关特殊程序

参考答案：B

4. 关于病理检查的质量保证和控制，以下哪一项是错误的。(　　)

A. 免疫组化染色应设定合适的阳性对照

B. 实验室应监控实验室间比对计划的结果

C. 无实验室间比对计划可利用时，则无需进行该项活动

D. 实验室间比对时需采用日常的方式处理样本

E. 实验室间比对时不应与其他参加者互通数据

参考答案：C

5. 关于病理诊断报告，以下哪一项是错误的。(　　)

A. 实验室应制定措施保证病理报告转录至临床医生工作站时的正确性

B. 病理报告延误并有可能影响患者的临床处置，应通知临床医生

C. 多页的病理报告中，只有第一页必须有患者的唯一识别信息

D. 病理报告可以电子报告的形式发送

E. 由受委托实验室完成的检查项目必须在病理报告中有清晰的识别

参考答案：C

6. 关于病理报告的修改，以下哪一项是错误的。(　　)

A. 临床医生需知晓病理报告的修改内容

B. 修改报告的记录中应显示修改者姓名及修改时间

C. 修改后的报告应可清晰地识别出该报告为修改后的报告

D. 修改的报告不得覆盖原始报告

E. 多次修改的报告至少应保存最后一次修改的记录

参考答案：E

7. 以下哪一项应作为病理检查过程的唯一性标识。( )

A. 患者姓名　　B. 住院号

C. 门诊号　　D. 病理号

E. 患者 ID 号

参考答案：D

8. 下列哪一项不是病理科检查中过程的质量指标。( )

A. 标本离体固定时间

B. 术中冰冻优片率

C. 常规诊断准确率

D. 冰冻与石蜡切片诊断的符合率

E. 细胞病理与组织病理诊断符合率

参考答案：A

9. 以下哪项描述是错误的。( )

A. 病理标本容器至少要有一种标识，即患者姓名

B. 送检细胞学玻片应至少有一种标识，但不能单独使用患者姓名作为标识

C. 实验室接收后在送检玻片上所作的新标识不应毁去玻片原有的标识

D. 病理标本如为多个，则每个容器均应分别标识

E. 由临床医师进行的细胞学样本采集，应记录采集过程

参考答案：A

10. 关于免疫组化染色所用阳性对照组织，以下哪项描述是错误的。( )

A. 实验室可以自行制备阳性对照组织

B. 阳性对照组织的制备细则应文件化

C. 应定期评估阳性对照组织的染色效果

D. 可通过人肿瘤细胞系体外培养大量制备阳性对照组织

E. 阳性对照组织染色成功后方可进待检组织的染色

参考答案：E

11. 关于病理标本的保存，以下哪项是错误的。(　　)

A. 组织病理检查剩余的样本应继续充分固定

B. 取材后无剩余组织的样本容器应至少保存至报告发出后 2 周。

C. 宫颈 TCT HSIL（液基薄层细胞学检测　高级别鳞状上皮内病变）病例的标本应保存至病理报告发出后 2 周

D. 结核患者胸水标本取材结束后立即高压灭菌处理

E. 组织蜡块按照行业规范要求设定保存期限

参考答案：D

二、多选题

1. 病理实验室在建立服务协议时应纳入以下哪些内容。(　　)

A. 检查项目、检查方法、样本要求

B. 病理检查申请单 / 表、病理报告

C. 非预期结果和特殊病例

D. 知情同意书

E. 检查周期

参考答案：ABCDE

2. 病理申请单中应包含以下哪些信息。(　　)

A. 样本的采集部位

B. 病史和手术所见

C. 既往病理检查情况

D. 离体时间、样本固定时间

E. 样本数量

参考答案：ABCDE

3. 某肺癌活检标本拟行相关基因检测，应实施以下哪些操作。(　　)

A. 评估是原发还是转移性病变

B. 评估肿瘤组织占比

C. 评估是否需要对肿瘤细胞进行富集

D. 评估组织细胞数量

E. 评估肿瘤所在部位

参考答案：ABC

4. 病理诊断的室内质控可采用以下哪些手段进行。(　　)

A. 监测病理检查结果与既往病理诊断的符合率

B. 评估术中冰冻和石蜡切片诊断的符合率

C. 定期抽取病理报告进行内部同行复阅

D. 利用外院会诊结果对诊断进行评估

E. 评估病理检查结果与影像诊断的符合率

参考答案：ABC

第十节 实验室信息系统

多选题

1. 实验室应规定所有使用信息系统人员的职责和权限，特别是从事以下活动的人员(　　)。

A. 访问患者的数据和信息

B. 输入患者数据和检验结果

C. 修改患者数据或检验结果

D. 授权发布检验结果和报告

参考答案：ABCD

2. 实验室信息系统在引入前需完成以下工作(　　)。

A. 供应商确认

B. 制定应急计划

C. 对使用者授权

D. 实验室运行验证

参考答案：AD

3. 实验室应建立并实施数据保护的程序，对(　　)、数据转移和数据处理的方法、备份方式、数量和时间、杀毒方式进行规定。

A. 数据输入

B. 数据采集

C. 数据存储

D. 数据核对

参考答案：ABC

4. 实验室应为所有员工提供培训，包括以下内容（　　）。

A. 质量管理体系　　B. 实验室信息系统

C. 生物安全　　D. 患者信息的保密

参考答案：ABCD

5. 三级医院评审标准（2022 年版）第四十七条明确提出，应确保实现本院患者诊疗信息管理全流程的（　　）。

A. 安全性、真实性　　B. 连续性、完整性、稳定性

C. 时效性、准确性、溯源性　　D. 时效性、溯源性

参考答案：ABD

（谢小兵　肖秀林　杨大干　解春宝　李增山）

第四章

典型不符合项分析

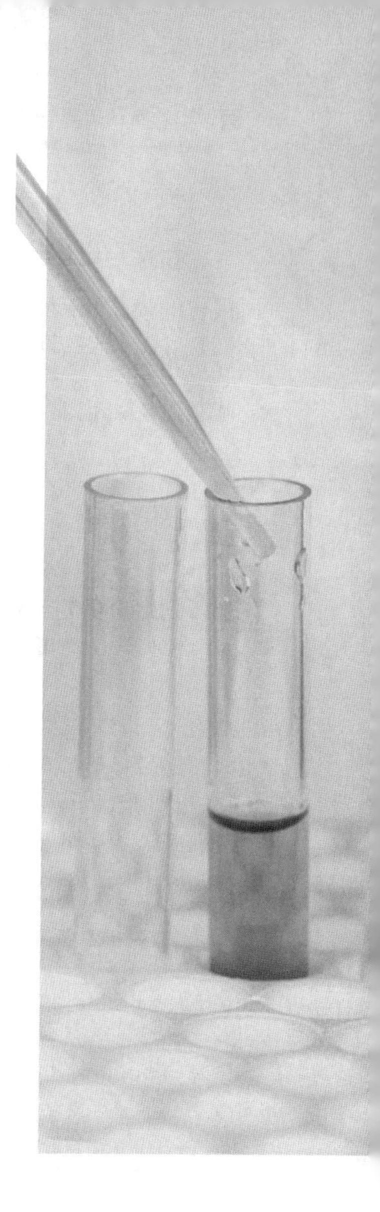

在这一章中，我们把现场评审中发现的常见的74个典型不符合项，以不符合项整改报告的模式呈现，即包括不符合项事实描述、原因分析思路、纠正措施、纠正措施有效性评价及见证材料等部分，以期让大家更好地理解、更好地掌握条款与实际工作的对应，在此基础上，也能够举一反三，把握条款对应的内涵。

案例分析1

不符合项事实描述：

2020年10月10日发布的《文件控制程序》（XXE-PD-03，C/1版）等程序文件在发布前无授权人员的审核并批准。

不符合工作：文件控制。

原因分析思路：

1. 实验室是否制定了文件化程序以规定文件发布前需要经授权人员审核和批准。
2. 制定了文件化程序，是否实施。

纠正措施：

1. 查看体系文件，如果现有体系文件无文件发布前需要经授权人员审核和批准的相关规定，则判定为体系性不符合，要进行体系文件修订，对相关人员进行培训，并组织经授权人员对文件进行审核和批准，跟踪验证有无类似问题发生。
2. 如果现有体系文件有文件发布前需要经授权人员审核和批准的相关规定，未实施，则判定为实施性不符合，要对相关人员进一步培训，并组织经授权人员对文件进行审核和批准，跟踪验证有无类似问题发生。

纠正措施有效性评价：

1. **体系性不符合**　已制定相关文件，已进行人员培训，已组织人员对文件进行审核和批准。
2. **实施性不符合**　已进行人员培训，已组织人员对文件进行审核和批准。

见证材料：

1. 修订后的《文件控制程序》（体系性不符合时）。
2. 《文件控制程序》的人员培训及考核相关记录。
3. 文件审核和批准相关记录。

案例分析 2

不符合项事实描述：

实验室提供不出 2020 年仪器设备维护保养等外部服务供应商的选择和评价记录。

不符合工作：外部服务和供应。

原因分析思路：

1. 实验室是否制定了文件化程序以规定外部服务供应商的选择和评价的要求。
2. 制定了文件化程序，是否实施。

纠正措施：

1. 查看体系文件，如果现有体系文件无外部服务供应商的选择和评价相关规定，则判定为体系性不符合，要进行体系文件修订，对相关人员进行培训，并组织外部服务供应商的选择和评价，跟踪验证有无类似问题发生。
2. 如果现有体系文件有外部服务供应商的选择和评价相关规定，未实施，则判定为实施性不符合，要对相关人员进一步培训，并组织外部服务供应商的选择和评价，跟踪验证有无类似问题发生。

纠正措施有效性评价：

1. **体系性不符合**　已制定相关文件，已进行人员培训，已组织外部服务供应商的选择和评价。
2. **实施性不符合**　已进行人员培训，已组织外部服务供应商的选择和评价。

见证材料：

1. 修订后的外部服务和供应程序文件（体系性不符合时）。
2. 外部服务和供应程序文件的人员培训及考核相关记录。
3. 仪器设备维护保养等外部服务供应商的选择和评价相关记录。
4. 其他外部服务供应商的选择和评价相关记录。

案例分析 3

不符合项事实描述：

实验室提供不出陈某卫（工号：XXE0431）2020 年能力评估的记录。

不符合工作：人员能力评估。

原因分析思路：

1. 实验室是否制定了文件化程序以规定人员能力评估的要求。
2. 制定了文件化程序，是否按照文件要求实施。

纠正措施：

1. 查看体系文件，如果现有体系文件无人员能力评估的相关规定，则判定为体系性不符合，要进行体系文件修订，对相关人员进行培训，并组织人员能力评估，跟踪验证有无类似问题发生。
2. 如果现有体系文件有人员能力评估的相关规定，未实施，则判定为实施性不符合，要对相关人员进一步培训，并组织人员能力评估，跟踪验证有无类似问题发生。

纠正措施有效性评价：

1. **体系性不符合**　已制定员工能力评估文件，已进行人员培训，已组织对陈某卫（工号：XXE0431）的能力评估，已对其他员工进行能力评估。
2. **实施性不符合**　已进行人员培训，已组织对陈某卫（工号：XXE0431）的能力评估，已对其他员工进行能力评估。

见证材料：

1. 修订后的员工能力评估文件（体系性不符合时）。
2. 员工能力评估文件的培训及考核记录。
3. 陈某卫（工号：XXE0431）的能力评估记录。
4. 其他员工的能力评估记录（适用时）。

案例分析 4

不符合项事实描述：

分子组试剂准备区设置环境温度为 18～28℃，未依据该区域所放置的设备和所用试剂的实验过程对环境温度的要求制定环境温度控制范围。

不符合工作：设施和环境条件。

原因分析思路：

1. 实验室是否制定了文件化程序以规定“环境温度控制范围应根据所用分析设备和实验过程的要求而制定”的相关内容。
2. 制定了文件化程序，是否实施。

纠正措施：

1. 查看体系文件，如果现有体系文件无“环境温度控制范围应根据所用分析设备和实验过程的要求而制定”的相关规定，则判定为体系性不符合，要进行体系文件修订，对相关人员进行培训，并组织试剂准备区环境温度控制范围的评估，组织实验室其他区域环境温度控制范围的评估。
2. 如果现有体系文件有“环境温度控制范围应根据所用分析设备和实验过程的要求而制定”的相关规定，未实施，则判定为实施性不符合，要对相关人员进一步培训，并组织试剂准备区环境温度控制范围的评估与审核，组织实验室其他区域环境温度控制范围的评估。

纠正措施有效性评价：

1. **体系性不符合** 已制定相关文件，已进行人员培训，已组织试剂准备区环境温度控制范围的评估，已组织实验室其他区域环境温度控制范围的评估。
2. **实施性不符合** 已进行人员培训，已组织试剂准备区环境温度控制范围的评估，已组织实验室其他区域环境温度控制范围的评估。

见证材料：

1. 修订后的设施和环境条件体系文件（体系性不符合时）。
2. 对修订后体系文件的人员培训及考核相关记录。
3. 分子组对试剂准备区环境温度控制范围的评估相关记录。
4. 实验室其他区域环境温度控制范围的评估相关记录。

案例分析 5

不符合项事实描述：

生化室使用的电导率笔 2021 年 5 月 8 日由广州广电计量监测股份公司发布的校准证书量程范围为 200μs/cm，不适用于日立 7600-020 生化分析仪说明书要求用水电导率 <1μs/cm 的水质监测测量。

不符合工作： 设备校准。

原因分析思路：

1. 实验室是否制定了文件化程序以规定电导率笔校准的要求。
2. 制定了文件化程序，是否按照文件要求实施。

纠正措施：

1. 查看体系文件，如果现有体系文件无电导率笔校准要求的相关规定，则判定为体系性不符合，要进行体系文件修订，对相关人员进行培训，落实对电导率笔按要求重新进行校准，验证其他设备有无类似问题发生。
2. 如果现有体系文件有电导率笔校准要求的相关规定，未按照文件要求实施，则判定为实施性不符合，要对相关人员进一步培训，落实对电导率笔按要求重新进行校准，验证其他设备有无类似问题发生。

纠正措施有效性评价：

1. **体系性不符合** 已制定相关文件规定电导率笔校准的要求，已进行人员培训，已落实对电导率笔按要求重新进行校准，已对其他设备进行校准确认。
2. **实施性不符合** 已进行人员培训，已落实对电导率笔按要求重新进行校准，已对其他设备进行校准确认。

见证材料：

1. 对电导率笔校准要求有规定的修订版体系文件（体系性不符合时）。
2. 人员培训及考核相关记录。
3. 对电导率笔按要求重新进行校准的报告。
4. 对其他设备进行校准确认的相关记录（适用时）。

案例分析 6

不符合项事实描述：

乙型肝炎病毒表面抗原诊断试剂盒的使用记录中都没有涵盖试剂的使用效期记录。

不符合工作：试剂管理。

原因分析思路：

1. 实验室是否制定了文件化程序以规定试剂使用记录中要包括使用效期。
2. 制定了文件化程序，是否按照文件要求实施。

纠正措施：

1. 查看体系文件，如果现有体系文件无“试剂使用记录中要包括使用效期”的相关规定，则判定为体系性不符合，要进行体系文件修订，对相关人员进行培训，并落实乙型肝炎病毒表面抗原诊断试剂盒的使用效期记录，跟踪验证有无类似问题发生。
2. 如果现有体系文件有“试剂使用记录中要包括使用效期”的相关规定，未按照文件要求实施，则判定为实施性不符合，要对相关人员进一步培训，并落实乙型肝炎病毒表面抗原诊断试剂盒的使用效期记录，跟踪验证有无类似问题发生。

纠正措施有效性评价：

1. **体系性不符合** 已制定相关文件，已进行人员培训，已落实乙型肝炎病毒表面抗原诊断试剂盒的使用效期记录，已落实其他试剂的使用效期记录。
2. **实施性不符合** 已进行人员培训，已落实乙型肝炎病毒表面抗原诊断试剂盒的使用效期记录，已落实其他试剂的使用效期记录。

见证材料：

1. 修订后对“试剂使用记录中要包括使用效期”有要求的体系文件（体系性不符合时）。
2. 人员培训及考核相关记录。
3. 乙型肝炎病毒表面抗原诊断试剂盒的使用效期记录。
4. 其他试剂的使用效期记录。

案例分析 7

不符合项事实描述：

泌乳素采用罗氏 40391、40393 批号质控品做室内质控，使用 1/3TEa 固定变异系数和标准差作为控制限，未使用累计均值和标准差制定中心线和控制限。

不符合工作：室内质量控制。

原因分析思路：

1. 实验室是否制定了文件化程序以规定质控变异系数及标准差制定的要求。
2. 制定了文件化程序，是否按文件要求实施。

纠正措施：

1. 查看体系文件，如果现有体系文件无“实验室质控变异系数及标准差制定要求”的相关规定，则判定为体系性不符合，要进行体系文件修订，对相关人员进行培训，并落实泌乳素室内质控以累计值制定变异系数及标准差，验证有无类似问题发生。
2. 如果现有体系文件有“实验室质控变异系数及标准差制定要求”的相关规定，未按文件要求实施，则判定为实施性不符合，要对相关人员进一步培训，并落实泌乳素室内质控以累计值制定变异系数及标准差，验证有无类似问题发生。

纠正措施有效性评价：

1. **体系性不符合** 已制定相关文件，已进行人员培训，已落实泌乳素室内质控以累计值制定变异系数及标准差，已落实其他项目室内质控按照修订文件要求执行。
2. **实施性不符合** 已进行人员培训，已落实泌乳素室内质控以累计值制定变异系数及标准差，已落实其他项目室内质控按照文件要求执行。

见证材料：

1. 修订后对“实验室质控变异系数及标准差制定”有要求的体系文件（体系性不符合时）。
2. 人员培训及考核相关记录。
3. 泌乳素室内质控以累计值制定变异系数及标准差的相关记录和截图。
4. 其他项目室内质控按照文件要求执行的相关记录（适用时）。

案例分析 8

不符合项事实描述：

前列腺特异性抗原检测室内质控图无试剂和校准品批号信息，所用的 Z 分数图中心线和控制界限设置错误。

不符合工作：室内质量控制。

原因分析思路：

1. 实验室是否制定了文件化程序以规定质控图的基本信息和Z分数图制定的要求。
2. 制定了文件化程序，是否按文件要求实施。

纠正措施：

1. 查看体系文件，如果现有体系文件无“质控图的基本信息和Z分数图制定要求”的相关规定，则判定为体系性不符合，要进行体系文件修订，对相关人员进行培训，落实前列腺特异性抗原质控图的试剂和校准品批号信息，修正前列腺特异性抗原室内质控Z分数图的设置，跟踪验证有无类似问题发生。
2. 如果现有体系文件有“质控图的基本信息和Z分数图制定要求”的相关规定，未按文件要求实施，则判定为实施性不符合，要对相关人员进一步培训，落实前列腺特异性抗原质控图的试剂和校准品批号信息，修正前列腺特异性抗原室内质控Z分数图的设置，跟踪验证有无类似问题发生。

纠正措施有效性评价：

1. **体系性不符合** 已制定相关文件，已进行人员培训，已落实前列腺特异性抗原质控图的试剂和校准品批号信息，已修正前列腺特异性抗原室内质控Z分数图的设置，已落实其他项目室内质控按照修订文件要求执行。
2. **实施性不符合** 已进行人员培训，已落实前列腺特异性抗原质控图的试剂和校准品批号信息，已修正前列腺特异性抗原室内质控Z分数图的设置，已落实其他项目室内质控按照文件要求执行。

见证材料：

1. 修订后对“质控图的基本信息和Z分数图制定”有要求的体系文件（体系性不符合时）。
2. 体系文件和Z分数图知识的培训及考核相关记录。
3. 已包含试剂和校准品批号信息的前列腺特异性抗原质控图。
4. 设置正确的前列腺特异性抗原室内质控Z分数图。
5. 其他项目室内质控按照文件要求执行的相关记录（适用时）。

案例分析9

不符合项事实描述：

信息组XXE-JL-TY-40-02《计算机数据传输验证记录》2021年第二次比对记录表，只提供最终报告单记录，未能提供检测系统原始数据记录。

不符合工作：结果报告。

原因分析思路：

1. 实验室是否制定了文件化程序以规定“计算机数据传输验证需要保存检测系统原始记录”的要求。
2. 制定了文件化程序，是否按文件要求实施。

纠正措施：

1. 查看体系文件，如果现有体系文件无“计算机数据传输验证需要保存检测系统原始记录要求”的相关规定，则判定为体系性不符合，要进行体系文件修订，对相关人员进行培训，并落实最新《计算机数据传输验证记录》并保存原始数据。
2. 如果现有体系文件有“计算机数据传输验证需要保存检测系统原始记录要求”的相关规定，未按文件要求实施，则判定为实施性不符合，要对相关人员进一步培训，并落实最新《计算机数据传输验证记录》并保存原始数据。

纠正措施有效性评价：

1. **体系性不符合** 已制定相关文件，已进行人员培训，已落实最新《计算机数据传输验证记录》并保存原始数据。
2. **实施性不符合** 已进行人员培训，已落实最新《计算机数据传输验证记录》并保存原始数据。

见证材料：

1. 修订后对“计算机数据传输验证需要保存检测系统原始记录”有要求的体系文件（体系性不符合时）。
2. 人员培训及考核相关记录。
3. 最新《计算机数据传输验证记录》和原始数据。

案例分析 10

不符合项事实描述：

2020 年 1 月 6 日若光医学研究中心条码号 115042033805 检验报告单采样时间默认为接收标本当天 00:00 时，未真实记录采样时间。

不符合工作：结果报告。

原因分析思路：

1. 实验室是否制定了文件化程序以规定“记录标本采样时间”的要求。
2. 制定了文件化程序，是否按文件要求实施。

纠正措施：

1. 查看体系文件，如果现有体系文件无“记录标本采样时间要求”的相关规定，则判定为体系性不符合，要进行体系文件修订，对相关人员进行培训，并落实记录标本采样时间（系统端口对接自动获取或人工录入等方式），跟踪验证后续标本有无类似问题发生。
2. 如果现有体系文件有“记录标本采样时间要求”的相关规定，未按文件要求实施，则判定为实施性不符合，要对相关人员进一步培训，并落实记录标本采样时间（系统端口对接自动获取或人工录入等方式），跟踪验证后续标本有无类似问题发生。

纠正措施有效性评价：

1. **体系性不符合** 已制定相关文件，已进行人员培训，已落实记录标本采样时间（系统端口对接自动获取或人工录入等方式），已验证后续标本无类似问题发生。
2. **实施性不符合** 已进行人员培训，已落实记录标本采样时间（系统端口对接自动获取或人工录入等方式），已验证后续标本无类似问题发生。

见证材料：

1. 修订后对“记录标本采样时间”有要求的体系文件（体系性不符合时）。
2. 人员培训及考核相关记录。
3. 记录标本采样时间系统端口设置截图或人工录入窗口截图。
4. 最新标本接收单以及对应的报告单。

案例分析 11

不符合项事实描述：

查看外来文件登记表（YFY-YQX-TY-0304），实验室未将 2019 年 4 月 10 日实施的《CNAS-CL01-G003 测量不确定度的要求》等文件进行文件控制。

不符合工作：文件控制。

原因分析思路：

1. 实验室是否制定了文件化程序以确保现行外来文件为最新有效的文件。
2. 制定了文件化程序，是否按文件要求实施。

纠正措施：

1. 查看体系文件，如果现有体系文件无“确保现行外来文件为最新有效”的相关规定，则判定为体系性不符合，要进行体系文件修订，对相关人员进行培训，并将 2019 年 4 月 10 日实施的 CNAS-CL01-G003 文件纳入外来文件中以替换旧版文件，遵照新版 CNAS-CL01-G003 文件开展工作，落实其他外来文件是否为最新有效的版本。

2. 如果现有体系文件有“确保现行外来文件为最新有效”的相关规定，未按文件要求实施，则判定为实施性不符合，要对相关人员进一步培训，并将2019年4月10日实施的CNAS-CL01-G003文件纳入外来文件中以替换旧版文件，遵照新版CNAS-CL01-G003文件开展工作，落实其他外来文件是否为最新有效的版本。

纠正措施有效性评价：

1. **体系性不符合** 已制定相关文件，已进行人员培训，已落实新版CNAS-CL01-G003文件纳入外来文件中，已遵照新版CNAS-CL01-G003文件开展工作，已落实其他外来文件为最新有效的版本。
2. **实施性不符合** 已进行人员培训，已落实新版CNAS-CL01-G003文件纳入外来文件中，已遵照新版CNAS-CL01-G003文件开展工作，已落实其他外来文件为最新有效的版本。

见证材料：

1. 修订后对“确保现行外来文件为最新有效”有要求的体系文件（体系性不符合时）。
2. 人员培训及考核相关记录。
3. 将新版CNAS-CL01-G003文件纳入外来文件登记表。
4. 遵照新版CNAS-CL01-G003文件开展工作的资料（如照片）。
5. 将其他最新有效版本的外来文件加入外来文件的登记表。

案例分析12

不符合项事实描述：

实验室只有6把加样器外送计量院校准，其他加样器均为实验室自校准，分子组和自免组未能提供加样器自校准报告。

不符合工作：计量学溯源。

原因分析思路：

1. 实验室是否制定了文件化程序以规定“实验室对加样器进行自校准”或“不能自校准的情况下如何确保实验室长期有足够多在校准效期内的加样器”。
2. 制定了“实验室对加样器进行自校准”或“不能自校准的情况下如何确保实验室长期有足够多在校准效期内的加样器”文件化程序，是否按文件要求实施。

纠正措施：

1. 查看体系文件，如果现有体系文件无“实验室对加样器进行自校准”或“不能自校准的情况下如何确保实验室长期有足够多在校准效期内的加样器”的相关规定，则判定为体系性不符合，要进行体系文件修订，对相关人员进行培训，并落实“分子组、自免组加样器自校准报告”或“确保实验室长期有足够多在校准效期内的加样器的方案（如增加加样器后分批外送计量院进行校准）”。

2. 如果现有体系文件有“实验室对加样器进行自校准”或“不能自校准的情况下如何确保实验室长期有足够多在校准效期内的加样器”的相关规定，未按文件要求实施，则判定为实施性不符合，要对相关人员进一步培训，并落实“分子组、自免组加样器自校准报告”或“确保实验室长期有足够多在校准效期内的加样器的方案（如增加加样器后分批外送计量院进行校准）”。

纠正措施有效性评价：

1. **体系性不符合** 已制定相关文件，已进行人员培训，已落实“分子组、自免组加样器自校准报告”或“确保实验室长期有足够多在校准效期内的加样器的方案（如增加加样器后分批外送计量院进行校准）”。
2. **实施性不符合** 已进行人员培训，已落实“分子组、自免组加样器自校准报告”或“确保实验室长期有足够多在校准效期内的加样器的方案（如增加加样器后分批外送计量院进行校准）”。

见证材料：

1. 修订“实验室对加样器进行自校准”或“不能自校准的情况下如何确保实验室长期有足够多在校准效期内的加样器”的计量学溯源体系文件（体系性不符合时）。
2. 对计量学溯源体系文件进行人员培训及考核的相关记录。
3. “分子组、自免组加样器自校准报告”或“确保实验室长期有足够多在校准效期内的加样器的方案（如增加加样器后分批外送计量院进行校准）”。

案例分析 13

不符合项事实描述：

现场查看甲状腺素检测试剂说明书，厂商建议的校准周期为 56 天，而实验室的校准周期为 211 天（分别于 2019 年 3 月 28 日及 2019 年 10 月 25 日进行了校准），校准周期未遵循厂商建议。

不符合工作：计量学溯源。

原因分析思路：

1. 实验室是否制定了文件化程序以规定“检验项目校准周期应遵循制造商建议”。
2. 制定了文件化程序，是否按文件要求实施。

纠正措施：

1. 查看体系文件，如果现有体系文件无“检验项目校准周期应遵循制造商建议”的相关规定，则判定为体系性不符合，要进行体系文件修订，对相关人员进行培训，并按照厂商建议落实甲状腺素校准周期（组内张贴项目校准周期或在系统中设置校准周期），验证其他项目有无类似问题发生。
2. 如果现有体系文件有“检验项目校准周期应遵循制造商建议”的相关规定，未按文件要求实施，则判定为实施性不符合，要对相关人员进一步培训，并按照厂商建议落实甲状腺素校准周期（组内张贴项目校准周期或在系统中设置校准周期），验证其他项目有无类似问题发生。

纠正措施有效性评价：

1. **体系性不符合** 已制定相关文件，已进行人员培训，已按照厂商建议落实甲状腺素校准周期（组内张贴项目校准周期或在系统中设置校准周期），已落实其他项目按照修订文件执行。
2. **实施性不符合** 已进行人员培训，已按照厂商建议落实甲状腺素校准周期（组内张贴项目校准周期或在系统中设置校准周期），已落实其他项目按照文件执行。

见证材料：

1. 修订后“检验项目校准周期应遵循制造商建议”的体系文件（体系性不符合时）。
2. 人员培训及考核相关记录。
3. 照厂商建议落实甲状腺素校准周期的资料（组内张贴项目校准周期的截图或在系统中设置校准周期的截图）。
4. 其他项目按照文件要求执行的相关记录或截图。

案例分析 14

不符合项事实描述：

抽查 2021 年 2 月 16 日标本编号为 210216015 的 HBV-DNA 定量检测报告，项目名称与 CNAS-AL09：2020《医学实验室认可领域分类》不一致。

抽查 2021 年 3 月 24 日标本编号为 210324079 的传染病八项检验报告，乙型肝炎病毒表面抗原的检验项目名称与 CNAS-AL09：2020《医学实验室认可领域分类》不一致。

不符合工作： 报告要求

原因分析思路：

1. 实验室是否制定了文件化程序以确保现行外来文件为最新有效的文件。
2. 制定了文件化程序，是否按文件要求实施。

纠正措施：

1. 查看体系文件，如果现有体系文件无“确保现行外来文件为最新有效”的相关规定，则判定为体系性不符合，要进行体系文件修订，对相关人员进行培训，并将 CNAS-AL09：2020《医学实验室认可领域分类》文件纳入外来文件中以替换旧版文件，落实其他外来文件是否为最新有效的版本，修改 HBV-DNA 定量检测项目名称和乙型肝炎病毒表面抗原项目名称，落实其他项目名称是否为最新版本。
2. 如果现有体系文件有“确保现行外来文件为最新有效”的相关规定，未按文件要求实施，则判定为实施性不符合，要对相关人员进一步培训，并将 CNAS-AL09：2020《医学实验室认可领域分类》文件纳入外来文件中以替换旧版文件，落实其他外来文件是否为最新有效的版本，修改 HBV-DNA 定量检测项目名称和乙型肝炎病毒表面抗原项目名称，落实其他项目名称是否为最新版本。

纠正措施有效性评价：

1. **体系性不符合** 已制定相关文件，已进行人员培训，已将 CNAS-AL09：2020《医学实验室认可领域分类》文件纳入外来文件中以替换旧版文件，已落实其他外来文件为最新有效的版本，已修改 HBV-DNA 定量检测项目名称和乙型肝炎病毒表面抗原项目名称，已落实其他项目名称为最新版本。
2. **实施性不符合** 已进行人员培训，已将 CNAS-AL09：2020《医学实验室认可领域分类》文件纳入外来文件中以替换旧版文件，已落实其他外来文件为最新有效的版本，已修改 HBV-DNA 定量检测项目名称和乙型肝炎病毒表面抗原项目名称，已落实其他项目名称为最新版本。

见证材料：

1. 修订后对“确保现行外来文件为最新有效”有要求的体系文件（体系性不符合时）。
2. 人员培训及考核相关记录。
3. 将新版 CNAS-AL09：2020 文件纳入外来文件登记表。
4. 将其他最新有效版本的外来文件加入外来文件登记表。
5. 将 HBV-DNA 定量检测项目名称和乙型肝炎病毒表面抗原项目名称更改的报告单。
6. 将其他项目名称更改为最新版本的报告单。

案例分析 15

不符合项事实描述：

1. 微生物组不能提供 2019 年 1 月 1 日到 2020 年 1 月 9 日期间的“培养结果判读”的人员比对结果记录。
2. 实验室提供不出 2019 年 1 月至 12 月期间使用 5 份临床标本进行形态学检验人员的结果比对记录。

不符合工作：人员比对。

原因分析思路：

1. 实验室是否制定了文件化程序以规定人员比对的要求。
2. 制定了文件化程序，是否按文件要求实施。

纠正措施：

1. 查看体系文件，如果现有体系文件无“人员比对”的相关规定，则判定为体系性不符合，要进行体系文件修订，对相关人员进行培训，落实微生物组“培养结果判读”的人员比对，落实实验室形态学检验的人员比对，制定次年的人员比对计划。
2. 如果现有体系文件有“人员比对”的相关规定，未按文件要求实施，则判定为实施性不符合，要对相关人员进一步培训，落实微生物组“培养结果判读”的人员比对，落实实验室形态学检验的人员比对，制定次年的人员比对计划。

纠正措施有效性评价:

1. **体系性不符合** 已制定人员比对相关文件，已进行人员培训，已落实微生物组“培养结果判读”的人员比对，已落实实验室形态学检验的人员比对，已制定次年的人员比对计划。
2. **实施性不符合** 已进行人员培训，已落实微生物组“培养结果判读”的人员比对，已落实实验室形态学检验的人员比对，已制定次年的人员比对计划。

见证材料:

1. 修订后的人员比对体系文件（体系性不符合时）。
2. 人员培训及考核相关记录。
3. 微生物组“培养结果判读”人员比对的相关记录。
4. 实验室形态学检验人员比对的相关记录。
5. 次年的人员比对计划。

案例分析 16

不符合项事实描述:

查阅标本编号为20200106G1192594的检验报告单，采集时间为2020年1月6日15:44:15、接收时间为2020年1月6日17:59:34、报告时间为2020年1月7日02:03:19，该报告为第二次采样后的报告，但实验室未能提供标本重抽后的采集时间和接收时间。

不符合工作: 结果报告。

原因分析思路:

1. 实验室是否制定了文件化程序以规定重抽标本如何获取采集时间和接收时间。
2. 制定了文件化程序，是否按文件要求实施。

纠正措施:

1. 查看体系文件，如果现有体系文件无“重抽标本如何获取采集时间和接收时间”的相关规定，则判定为体系性不符合，要进行体系文件修订，对相关人员进行培训，并落实准确获取重抽标本的采集时间和接收时间（对软件系统进行更新设置，保证重新采集的标本可以按照实际重抽的时间进行记录，并可以重新接收到LIS系统中），跟踪验证有无类似问题发生。
2. 如果现有体系文件有“重抽标本如何获取采集时间和接收时间”的相关规定，未按文件要求实施，则判定为实施性不符合，要对相关人员进一步培训，并落实准确获取重抽标本的采集时间和接收时间（对软件系统进行更新设置，保证重新采集的标本可以按照实际重抽的时间进行记录，并可以重新接收到LIS系统中），跟踪验证有无类似问题发生。

纠正措施有效性评价：

1. **体系性不符合**　已制定相关文件，已进行人员培训，已落实准确获取重抽标本的采集时间和接收时间（对软件系统进行更新设置，保证重新采集的标本可以按照实际重抽的时间进行记录，并可以重新接收到 LIS 系统中），已跟踪验证无类似问题发生。
2. **实施性不符合**　已进行人员培训，已落实准确获取重抽标本的采集时间和接收时间（对软件系统进行更新设置，保证重新采集的标本可以按照实际重抽的时间进行记录，并可以重新接收到 LIS 系统中），已跟踪验证无类似问题发生。

见证材料：

1. 修订后对“重抽标本如何获取采集时间和接收时间”有要求的体系文件。
2. 实验室内部人员培训及考核相关记录。
3. 向全院医务人员宣贯重采标本的采集和送检接收流程记录和照片。
4. 准确获取重抽标本的采集时间和接收时间的截图。

案例分析 17

不符合项事实描述：

查看 2020 年管理评审报告（编号：2020-MR-03）发现实验室未将管理评审的输出项和措施告知实验室员工。

不符合工作：管理评审。

原因分析思路：

1. 实验室是否制定了文件化程序以规定“应记录管理评审的发现和措施，并告知实验室员工”。
2. 制定了文件化程序，是否按文件要求实施。

纠正措施：

1. 查看体系文件，如果现有体系文件无“应记录管理评审的发现和措施，并告知实验室员工”的相关规定，则判定为体系性不符合，要进行体系文件修订，对相关人员进行培训，并落实将管理评审的输出项和措施告知实验室员工。
2. 如果现有体系文件有“应记录管理评审的发现和措施，并告知实验室员工”的相关规定，未按文件要求实施，则判定为实施性不符合，要对相关人员进一步培训，并落实将管理评审的输出项和措施告知实验室员工。

纠正措施有效性评价：

1. **体系性不符合**　已制定相关文件，已进行人员培训，已将管理评审的输出项和措施告知实验室员工。
2. **实施性不符合**　已进行人员培训，已将管理评审的输出项和措施告知实验室员工。

见证材料：

1. 修订后的管理评审文件（体系性不符合时）。
2. 人员培训及考核相关记录。
3. 管理评审的输出项和措施告知实验室员工的相关记录。

案例分析 18

不符合项事实描述：

查看 2021 年 1 月 7 日离心机（编号为 XY07）校准报告，未对定时器及 3 400rpm/min 的转速进行校准。

不符合工作：设备校准。

原因分析思路：

1. 实验室是否制定了文件化程序以规定设备校准的要素（包括离心机校准实际使用转速和离心机定时器）。
2. 制定了文件化程序，是否按文件要求实施。

纠正措施：

1. 查看体系文件，如果现有体系文件无“实验室设备校准的要素要求”的相关规定，则判定为体系性不符合，要进行体系文件修订，对相关人员进行培训，并联系有相关资质的计量单位校准离心机实际使用的 3 400rpm/min 和定时器，验证其他仪器的校准有无类似问题发生。
2. 如果现有体系文件有“实验室设备校准的要素要求”的相关规定，未按文件要求实施，则判定为实施性不符合，要对相关人员进一步培训，并联系有相关资质的计量单位校准离心机实际使用的 3 400rpm/min 和定时器，验证其他仪器的校准有无类似问题发生。

纠正措施有效性评价：

1. **体系性不符合** 已制定相关文件，已进行人员培训，已落实离心机实际使用的 3 400rpm/min 和定时器的校准，已落实其他仪器的校准按照修订文件要求执行。
2. **实施性不符合** 已进行人员培训，已落实离心机实际使用的 3 400rpm/min 和定时器的校准，已落实其他仪器的校准按照文件要求执行。

见证材料：

1. 修订后的体系文件（体系性不符合时）。
2. 人员培训及考核相关记录。
3. 离心机实际使用的 3 400rpm/min 和定时器的校准报告。
4. 其他仪器的校准按照文件要求执行的相关记录。

案例分析 19

不符合项事实描述：

实验室未能提供设备编号为 ZZ-62、ZZ-63、ZZ-160 的徕卡全自动免疫组化仪外部校准报告。

不符合工作：设备校准。

原因分析思路：

1. 实验室是否制定了文件化程序以规定设备校准的要求。
2. 制定了文件化程序，是否按文件要求实施。

纠正措施：

1. 查看体系文件，如果现有体系文件无“实验室设备校准要求”的相关规定，则判定为体系性不符合，要进行体系文件修订，对相关人员进行培训，并联系有相关资质的单位对三台全自动免疫组化仪进行校准，验证其他仪器的校准有无类似问题发生，制定次年仪器校准计划。
2. 如果现有体系文件有“实验室设备校准要求”的相关规定，未按文件要求实施，则判定为实施性不符合，要对相关人员进一步培训，并联系有相关资质的单位对三台全自动免疫组化仪进行校准，验证其他仪器的校准有无类似问题发生，制定次年仪器校准计划。

纠正措施有效性评价：

1. **体系性不符合**　已制定相关文件，已进行人员培训，已落实对三台全自动免疫组化仪进行校准，已落实其他仪器的校准按照修订文件要求执行，已制定次年仪器校准计划。
2. **实施性不符合**　已进行人员培训，已落实对三台全自动免疫组化仪进行校准，已落实其他仪器的校准按照文件要求执行，已制定次年仪器校准计划。

见证材料：

1. 修订后的体系文件（体系性不符合时）。
2. 人员培训及考核相关记录。
3. 三台全自动免疫组化仪的校准报告。
4. 其他仪器的校准按照文件要求执行的相关记录。
5. 次年仪器校准计划。

案例分析 20

不符合项事实描述：

实验室提供给用户的“标本采集手册”（编号：CSKM.SOP03.39.2.0），没有关于组织标本采集方法的相关内容。

不符合工作：检验前过程。

原因分析思路：

实验室未制定文件化程序以规定“组织标本采集方法的相关内容”，这是体系性不符合。体系性不符合的主要原因之一是实验室对相关质量要求认识不充分。

纠正措施：

1. 组织实验室人员学习 CNAS-CL02-A001：2021《医学实验室质量和能力认可准则的应用要求》和 WS/T 640—2018《临床微生物学检验标本的采集和转运》等文件，同时审核其他标本的采集方法是否准确和规范。
2. 在“标本采集手册”中增加关于组织标本采集的相关内容。
3. 组织对已修订内容的学习。
4. 将修订后的标本采集手册重新发放给客户，同时告知客户关于标本采集手册的更新内容。

纠正措施有效性评价：

1. 已组织学习文件。
2. 已在“标本采样手册”增加了组织标本的采集。
3. 已组织学习修订内容。
4. 已告知客户关于“标本采样手册”采集内容的更新。

见证材料：

1. 标准文件学习和考核的相关记录。
2. 更新后的标本采集手册。
3. 标本采集手册学习和考核的相关记录。
4. 告知客户关于标本采集手册内容更新的相关记录。

案例分析 21

不符合项事实描述：

实验室提供不出 2020 年 6 月与受委托实验室 JL 省妇幼保健院检验科签订的协议定期评审并评估的记录。

不符合工作： 受委托实验室的检验。

原因分析思路：

1. 实验室是否制定了文件化程序以规定“实验室定期评审并评估与受委托实验室和顾问的协议”。
2. 制定了文件化程序，是否按文件要求实施。

纠正措施：

1. 查看体系文件，如果现有体系文件无“实验室定期评审并评估与受委托实验室和顾问的协议要求”的相关规定，则判定为体系性不符合，要进行体系文件修订，对相关人员进行培训，并落实与受委托实验室签订协议的定期评审和评估，验证与其他受委托检验签订的协议有无类似问题发生。
2. 如果现有体系文件有“实验室定期评审并评估与受委托实验室和顾问的协议要求”的相关规定，未按文件要求实施，则判定为实施性不符合，要对相关人员进一步培训，并落实与受委托实验室签订协议的定期评审和评估，验证与其他受委托检验签订的协议有无类似问题发生。

纠正措施有效性评价：

1. **体系性不符合** 已制定相关文件，已进行人员培训，已落实与受委托实验室签订协议的定期评审和评估，已落实其他受委托实验室签订的协议按照修订文件要求执行。
2. **实施性不符合** 已进行人员培训，已落实与受委托实验室签订协议的定期评审和评估，已落实其他受委托实验室签订的协议按照文件要求执行。

见证材料：

1. 修订后的体系文件（体系性不符合时）。
2. 人员培训及考核相关记录。
3. 与受委托实验室 JL 省妇幼保健院检验科签订的协议的评审和评估记录。
4. 其他受委托实验室签订的协议按照文件要求执行的相关记录。

案例分析 22

不符合项事实描述：

查阅 2021 年 2 月 11 日微生物专业夜间血培养情况，其中标本（编号为 210210503）于 2021 年 2 月 11 日 4:40 厌氧培养报阳，但夜间值班人员没有进行及时处理，该标本于 11 日 9:35 才以危急值形式通知临床。追溯 11 日以前，此现象为普通现象。

不符合工作：结果报告。

原因分析思路：

1. 实验室是否制定了文件化程序以规定夜间血培养报阳后要及时处理并通知临床。
2. 制定了文件化程序，是否按文件要求实施，没有按照文件实施的原因。

纠正措施：

1. 查看体系文件，如果现有体系文件无“要求夜间血培养报阳后要及时处理并通知临床”的相关规定，则判定为体系性不符合，要进行体系文件修订，对相关人员进行培训，并落实夜间血培养报阳后要及时处理和通知临床，跟踪验证后续有无类似问题发生。

2. 如果现有体系文件有“要求夜间血培养报阳后要及时处理并通知临床”的相关规定，未按文件要求实施，则判定为实施性不符合，要对相关人员进一步培训，并落实夜间血培养报阳后要及时处理和通知临床（如果是血培养仪器报阳声音较小，则可以增加血培养阳性在除微生物室内外的声音、信息等提示以便及时通知到夜班人员进行及时处理），跟踪验证后续有无类似问题发生。

纠正措施有效性评价：

1. **体系性不符合** 已制定相关文件，已进行人员培训，已落实夜间血培养报阳后要及时处理和通知临床，跟踪验证后续无类似问题发生。
2. **实施性不符合** 已进行人员培训，已落实夜间血培养报阳后要及时处理和通知临床，跟踪验证后续无类似问题发生。

见证材料：

1. 修订后的体系文件（体系性不符合时）。
2. 人员培训及考核相关记录。
3. 夜间血培养报阳后及时处理和通知临床的相关记录。
4. 在实验室安装有较大声光报警器的照片（适用时）。

案例分析 23

不符合项事实描述：

实验室纯水制备间无防溢水扩散设施，对邻近的检测设备和 UPS 机房具有潜在风险；废物处理间压力蒸汽灭菌器压力阀未检定，对设备的安全使用具有潜在风险。以上风险均未在实验室 2020 年度风险评估报告和日常安全检查记录中被识别和记录。

不符合工作：风险管理。

原因分析思路：

对 CNAS-CL02 2012:4.14.6 风险管理条款学习理解不到位，导致未评估到纯水制备间的潜在风险；因学习不到位只做了高压锅和压力表的校准未对安全阀进行检定。

纠正措施：

1. 组织实验室员工学习条款 CNAS-CL02:2012 4.14.6 及实验室《风险管理程序》，提高风险管理意识。
2. 对纯水机、高压锅潜在安全风险进行评估。
3. 在纯水制备间增加排水功能以及防溢水扩散装置，规避风险；并排查实验室其他房间是否有类似情况。
4. 联系有资质的单位检定安全阀，确保高压锅使用安全。
5. 日常安全检查排查类似安全风险，进行评估，形成有效预防措施。

纠正措施有效性评价：

1. 已组织相关培训。
2. 已在风险评估增加纯水机、高压锅的内容，制定相应预防措施。
3. 已在实验室纯水制备间安装地漏、挡水条、挡水板等装置。
4. 已对废物处理间压力蒸汽灭菌器的压力阀进行检定。
5. 已检查其他仪器设备未见类似安全风险。

见证材料：

1. 学习培训及考核记录。
2. 纯水机和高压锅的潜在风险评估记录。
3. 实验室纯水制备间安装地漏、挡水条、挡水板等装置的照片。
4. 压力蒸汽灭菌器的压力阀检定报告。
5. 日常安全检查记录表。

案例分析 24

不符合项事实描述：

查阅 AU5811 全自动生化分析仪（SN：2019064657 编号：XXX3400002）室内质控（朗道质控品批号 1353UN），显示 2020 年 10 月 TBIL（总胆红素）项目变异系数 5.91%，超出实验室允许不精密度质量目标要求（<5%），实验室未做处理。

不符合工作：室内质量控制。

原因分析思路：

1. 实验室是否制定了文件化程序以规定当月室内质控变异系数超出目标值时需要进行原因分析和采取纠正措施。
2. 制定了文件化程序，是否按文件要求实施。

纠正措施：

1. 查看体系文件，如果现有体系文件无“当月室内质控变异系数超出目标值时需要进行原因分析和采取纠正措施”的相关规定，则判定为体系性不符合。要进行体系文件修订，对相关人员进行培训，并落实 2020 年 10 月 TBIL 室内质控分析和纠正措施，评估 2020 年 10 月 TBIL 项目室内质控变异系数超出目标值对患者检测结果的影响（如 TBIL 结果与临床诊断符合性），验证其他项目室内质控有无类似问题发生。
2. 如果现有体系文件有“当月室内质控变异系数超出目标值时需要进行原因分析和采取纠正措施”的相关规定，未按文件要求实施，则判定为实施性不符合。要对相关人员进一步培训，并落实 2020 年 10 月 TBIL 室内质控分析和纠正措施，评估 2020 年 10 月 TBIL 项目室内质控变异系数超出目标值对患者检测结果的影响（如 TBIL 结果与临床诊断符合性），验证其他项目室内质控有无类似问题发生。

纠正措施有效性评价：

1. **体系性不符合** 已制定相关文件，已进行人员培训，已落实2020年10月TBIL室内质控分析和纠正措施，已评估2020年10月TBIL项目室内质控变异系数超出目标值对患者检测结果的影响，已落实其他项目室内质控按照修订文件要求执行。
2. **实施性不符合** 已进行人员培训，已落实2020年10月TBIL室内质控分析和纠正措施，已评估2020年10月TBIL项目室内质控变异系数超出目标值对患者检测结果的影响，已落实其他项目室内质控按照文件要求执行。

见证材料：

1. 修订后的体系文件（体系性不符合时）。
2. 人员培训及考核相关记录。
3. 2020年10月TBIL室内质控分析和纠正措施的资料（记录、照片、改进方案等）。
4. 评估2020年10月TBIL项目室内质控变异系数超出目标值对患者检测结果影响的资料（如TBIL结果与临床诊断符合性）。
5. 其他项目室内质控按照文件要求执行的相关记录。

案例分析25

不符合项事实描述：

实验室提供不出夏某雪（工号：CC0180）自2019年8月入职以来的技术能力评估记录。

不符合工作：人员能力评估。

原因分析思路：

1. 实验室是否制定了文件化程序以规定人员能力评估的要求。
2. 制定了文件化程序，是否按照文件要求实施。

纠正措施：

1. 查看体系文件，如果现有体系文件无人员能力评估的相关规定，则判定为体系性不符合，要进行体系文件修订，对相关人员进行培训，并组织人员能力评估，跟踪验证有无类似问题发生。
2. 如果现有体系文件有人员能力评估的相关规定，未实施，则判定为实施性不符合，要对相关人员进一步培训，并组织人员能力评估，跟踪验证有无类似问题发生。
3. 按照条款要求对实验室每一位员工进行能力评估，制定2021年人员技术能力评估计划，并持续监督。

纠正措施有效性评价：

1. **体系性不符合** 已制定员工能力评估文件，已进行人员培训，已组织对夏某雪（工号：CC0180）的能力评估，已对其他员工进行能力评估。

2. **实施性不符合** 已进行人员培训，已组织对夏某雪（工号：CC0180）的能力评估，已对其他员工进行能力评估。

见证材料：

1. 修订后的员工能力评估文件（体系性不符合时）。
2. 员工能力评估文件的培训及考核记录。
3. 夏某雪（工号：CC0180）的能力评估记录。
4. 其他员工的能力评估记录（适用时）。

案例分析 26

不符合项事实描述：

实验室编号为 1910251 的数显混匀器，其 2020 年 10 月编号为 LNDC-2003205032 的校准证书中只有转速的校准记录，没有时间控制器校准的内容。

不符合工作：设备校准。

原因分析思路：

1. 实验室是否制定了文件化程序以规定设备校准的要素（包括数显混匀器转速和时间控制）。
2. 制定了文件化程序，是否按文件要求实施。

纠正措施：

1. 查看体系文件，如果现有体系文件无“实验室设备校准的要素要求”的相关规定，则判定为体系性不符合，要进行体系文件修订，对相关人员进行培训，并联系有相关资质的计量单位校准数显混匀器的时间控制器，验证其他仪器的校准有无类似问题发生。
2. 如果现有体系文件有“实验室设备校准的要素要求”的相关规定，未按文件要求实施，则判定为实施性不符合，要对相关人员进一步培训，并联系有相关资质的计量单位校准数显混匀器时间控制器，验证其他仪器的校准有无类似问题发生。

纠正措施有效性评价：

1. **体系性不符合** 已制定相关文件，已进行人员培训，已落实校准数显混匀器的时间控制器，已落实其他仪器的校准按照修订文件要求执行。
2. **实施性不符合** 已进行人员培训，已落实校准数显混匀器的时间控制器，已落实其他仪器的校准按照文件要求执行。

见证材料：

1. 修订后的体系文件（体系性不符合时）。
2. 人员培训及考核相关记录。

3. 数显混匀器的时间控制器校准报告。
4. 其他仪器的校准按照文件要求执行的相关记录。

案例分析 27

不符合项事实描述：

实验室将 HDL-C1/3TEa 与均值的乘积作为室内质控标准差，非实验室实际检测确定的标准差。

不符合工作：室内质量控制。

原因分析思路：

1. 实验室是否制定了文件化程序以规定室内质控标准差制定的要求。
2. 制定了文件化程序，是否按文件要求实施。

纠正措施：

1. 查看体系文件，如果现有体系文件无“实验室质控标准差制定要求”的相关规定，则判定为体系性不符合，要进行体系文件修订，对相关人员进行培训，并落实 HDL-C 室内质控以累计值制定标准差，验证其他检验项目室内质控有无类似问题发生。
2. 如果现有体系文件有“实验室质控标准差制定要求”的相关规定，未按文件要求实施，则判定为实施性不符合，要对相关人员进一步培训，并落实 HDL-C 室内质控以累计值制定标准差，验证其他检验项目室内质控有无类似问题发生。

纠正措施有效性评价：

1. **体系性不符合** 已制定相关文件，已进行人员培训，已落实 HDL-C 室内质控以累计值制定标准差，已落实其他项目室内质控按照修订文件要求执行。
2. **实施性不符合** 已进行人员培训，已落实 HDL-C 室内质控以累计值制定标准差，已落实其他项目室内质控按照文件要求执行。

见证材料：

1. 修订后对“实验室质控标准差制定”有要求的体系文件（体系性不符合时）。
2. 人员培训及考核相关记录。
3. HDL-C 室内质控以累计值制定标准差的相关记录和截图。
4. 其他项目室内质控按照文件要求执行的相关记录（适用时）。

案例分析 28

不符合项事实描述：

罗氏 E601 电化学发光免疫分析仪（设备编号：CC123405005）室内质控，2021 年 4 月 27 日 FT3 项目 2_{2S} 和 1_{3S} 失控，失控原因为校准曲线不适用，实验室不能提供失控前患者标本评估记录。

不符合工作：室内质量控制。

原因分析思路：

1. 实验室是否制定了文件化程序以规定某些室内质控失控原因（如校准曲线不适用）需要对失控前患者标本进行评估。
2. 制定了文件化程序，是否按文件要求实施。

纠正措施：

1. 查看体系文件，如果现有体系文件无“某些室内质控失控原因（如校准曲线不适用）需要对失控前患者标本进行评估”的相关规定，则判定为体系性不符合，要进行体系文件修订，对相关人员进行培训，并落实 2021 年 4 月 27 日 FT3 失控前患者标本检测结果的评估（如 FT3 结果与临床诊断符合性），验证其他原因失控后有无类似问题发生。
2. 如果现有体系文件有“某些室内质控失控原因（如校准曲线不适用）需要对失控前患者标本进行评估”的相关规定，未按文件要求实施，则判定为实施性不符合，要对相关人员进一步培训，并落实 2021 年 4 月 27 日 FT3 失控前患者标本检测结果的评估（如 FT3 结果与临床诊断符合性），验证其他原因失控后有无类似问题发生。

纠正措施有效性评价：

1. **体系性不符合**　已制定相关文件，已进行人员培训，已落实 2021 年 4 月 27 日 FT3 失控前患者标本检测结果的评估，已落实其他原因失控后按照修订文件要求执行。
2. **实施性不符合**　已进行人员培训，已落实 2021 年 4 月 27 日 FT3 失控前患者标本检测结果的评估，已落实其他原因失控后按照文件要求执行。

见证材料：

1. 修订后对的体系文件（体系性不符合时）。
2. 人员培训及考核相关记录。
3. FT3 失控前患者标本检测结果评估的相关记录。
4. 其他原因失控后按照文件要求执行的相关记录（适用时）。

案例分析 29

不符合项事实描述：

2020 年 JL 省临床检验中心室间质量评价报告（第三次）中 AST 项目结果 0，GLU、ALB、TG、LDH 和 P 80% 满意，实验室《室间质评跟踪表》（编号：CC-SOP-T-LAB030-01）未进行根本原因分析，同时不能提供患者结果评估记录。

不符合工作： 室间质量评价。

原因分析思路：

1. 实验室是否制定了文件化程序以规定应对室间质量评价结果进行根本原因分析并采取相应的措施。
2. 制定了文件化程序，是否按文件要求实施。

纠正措施：

1. 查看体系文件，如果现有体系文件无“实验室应对室间质量评价结果进行根本原因分析并采取相应的措施”的相关规定，则判定为体系性不符合，要进行体系文件修订，对相关人员进行培训，落实 2020 年 JL 省临床检验中心室间质量评价（第三次）报告中 AST、GLU、ALB、TG、LDH 的根本原因分析并采取相应的纠正措施，评估 AST、GLU、ALB、TG、LDH 对患者检测结果的影响（如结果与临床诊断符合性），验证其他室间质量评价项目有无类似问题发生。
2. 如果现有体系文件有“实验室应对室间质量评价结果进行根本原因分析并采取相应的措施”的相关规定，未按文件要求实施，则判定为实施性不符合，要对相关人员进一步培训，落实 2020 年 JL 省临床检验中心室间质量评价（第三次）报告中 AST、GLU、ALB、TG、LDH 的根本原因分析并采取相应的纠正措施，评估 AST、GLU、ALB、TG、LDH 对患者检测结果的影响（如结果与临床诊断符合性），验证其他室间质量评价项目有无类似问题发生。

纠正措施有效性评价：

1. **体系性不符合**　已制定相关文件，已进行人员培训，已落实 2020 年 JL 省临床检验中心室间质量评价（第三次）报告中 AST、GLU、ALB、TG、LDH 的根本原因分析并采取相应的纠正措施，已评估 AST、GLU、ALB、TG、LDH 对患者检测结果的影响，已落实其他室间质量评价项目按照修订文件要求执行。
2. **实施性不符合**　已进行人员培训，已落实 2020 年 JL 省临床检验中心室间质量评价（第三次）报告中 AST、GLU、ALB、TG、LDH 的根本原因分析并采取相应的纠正措施，已评估 AST、GLU、ALB、TG、LDH 对患者检测结果的影响，已落实其他室间质量评价项目按照文件要求执行。

见证材料：

1. 修订后对“室间质量评价结果应进行根本原因分析并采取相应的措施”有要求的体系文件（体系性不符合时）。
2. 人员培训及考核相关记录。

3. 2020年JL省临床检验中心室间质量评价（第三次）报告中AST、GLU、ALB、TG、LDH分析相关记录。
4. 评估AST、GLU、ALB、TG、LDH对患者检测结果影响的资料。
5. 其他室间质量评价项目照文件要求执行的相关记录（适用时）。

案例分析30

不符合项事实描述：

实验室提供不出红细胞悬液制备的SOP。

不符合工作： 检验过程。

原因分析思路：

实验室对于红细胞悬液制备未形成标准操作规范，采用“口口相传”的方式进行人员带教，未意识到需将其文件化。

纠正措施：

1. 参考《临床操作规程（第四版）》的内容，结合日常实际操作，将红细胞悬液的制备过程编入相应体系文件中。
2. 实验室内宣贯标准操作规范在日常工作中的意义，并组织学习更新后的文件以及CNAS-CL02:2012 5.5检验过程的要求。
3. 核查其他项目SOP文件是否完善。

纠正措施有效性评价：

1. 已修订完成红细胞悬液制备的SOP。
2. 已对相关人员进行培训与考核，并记录。
3. 已完善其他项目SOP文件。

见证材料：

1. 红细胞悬液制备的SOP。
2. 人员培训及考核相关记录。
3. 检查完善其他项目SOP文件的资料（适用时）。

案例分析 31

不符合项事实描述：

实验室《病理室间质评管理程序》（编号：CSKM-MP0307.09）4.1 规定“外部 PT 首先考虑湖南省 / 长沙市质控中心”与 CNAS-RL02《能力验证规则》要求不符。

不符合工作：实验室间比对。

原因分析思路：

CNAS-RL02 中规定“实验室申请认可和获准认可的项目应优先选择参加获认可的能力验证提供者的能力验证计划”。实验室负责人对 CNAS-RL02《能力验证规则》以及实验室《室间质评管理程序》文件的理解不透彻，导致科室编写的文件不符合要求。

纠正措施：

1. 修订文件 CSKM-MP0307.09《病理室间质评管理程序》中对参加实验室间比对的规定与要求。
2. 组织实验室内审员及其他关键人员，重新学习《室间质评管理程序》、CNAS-RL02《能力验证规则》并考核。
3. 核查其他体系文件是否完善。

纠正措施有效性评价：

1. 已修改《病理室间质评管理程序》文件。
2. 组织实验室内审员及其他关键人员学习文件并考核。
3. 已核查其他体系文件的完整性。

见证材料：

1. 修订的体系文件。
2. 人员培训及考核相关记录。
3. 检查完善其他体系文件完整性的资料（适用时）。

案例分析 32

不符合项事实描述：

患者杨某（条形码编号 1918533797-01）血液培养标本装载时间 2021 年 4 月 4 日 20 点 31 分，仪器报阳时间 2021 年 4 月 5 日 6 点 10 分，卸载时间 2021 年 4 月 5 日 15 点 40 分。

不符合工作：结果报告。

原因分析思路：

1. 实验室是否制定了文件化程序以规定夜间血培养报阳后要及时处理并通知临床。
2. 制定了文件化程序，是否按文件要求实施，没有按照文件实施的原因。

纠正措施：

1. 查看体系文件，如果现有体系文件无“要求夜间血培养报阳后要及时处理并通知临床”的相关规定，则判定为体系性不符合，要进行体系文件修订，对相关人员进行培训，并落实夜间血培养报阳后要及时处理和通知临床，跟踪验证后续有无类似问题发生。
2. 如果现有体系文件有“要求夜间血培养报阳后要及时处理并通知临床”的相关规定，未按文件要求实施，则判定为实施性不符合，要对相关人员进一步培训，并落实夜间血培养报阳后要及时处理和通知临床（如果是血培养仪器报阳声音较小，则可以增加血培养阳性在除微生物室内外的声音、信息等提示以便及时通知到夜班人员进行及时处理），跟踪验证后续有无类似问题发生。

纠正措施有效性评价：

1. **体系性不符合** 已制定相关文件，已进行人员培训，已落实夜间血培养报阳后要及时处理和通知临床，跟踪验证后续无类似问题发生。
2. **实施性不符合** 已进行人员培训，已落实夜间血培养报阳后要及时处理和通知临床，跟踪验证后续无类似问题发生。

见证材料：

1. 修订后的体系文件（体系性不符合时）。
2. 人员培训及考核相关记录。
3. 夜间血培养报阳后及时处理和通知临床的相关记录。
4. 在实验室安装有较大声光报警器的照片（适用时）。

案例分析 33

不符合项事实描述：

实验室没有对不满意妇科标本的制片和诊断报告发布统一的处理流程。实验室没有对妇科细胞学 HSIL 病例的 5 年内阴性结果进行复查记录。

不符合工作：检验结果的质量保证。

原因分析思路：

1. 实验室对于不满意妇科标本仅发放诊断报告（报告中有重新采样的建议），未对患者是否重新采样进行跟踪，也未对制片后不满意的标本是否重制片或补送建立规范流程。
2. 病理医生对于不满意诊断报告有统计记录，未建立不满意标本报告发布后的处理流程，不了解不满意标本的跟踪意义。

3. 文件中规定 HSIL 病例需要查询 5 年内阴性结果，但未详细指导如何查询、记录，未制定相应的记录表格用于实际工作中。

纠正措施：

1. 修改并补充文件中对于不满意标本的重制片操作规范，并对全体技术人员宣贯、落实。
2. 在文件中细化高度或高度以上病变的病例的 5 年内阴性结果的复查流程，新增表格《妇科细胞学（高级别及高级别以上病变）与五年内阴性对照表》，对全体医生宣贯，并回顾 2021 年 1 至 4 月 HSIL 病例的 5 年内阴性结果，后续持续记录与回顾。
3. 不满意标本增加临床再次送检提示，发单时医生开出建议加做单，提示临床和患者再次送检，加做使用同一条码，便于医生进行历史记录查询。
4. 病理室新增“妇科液基不满意标本率”关键指标，并对全体医生技术宣贯，每月监测，若发现异常，及时分析并制定改善措施。

纠正措施有效性评价：

1. 已修订文件，对全体技术人员宣贯培训并考试通过。
2. 已修订文件增加《妇科细胞学（高级别及高级别以上病变）与 5 年内阴性对照表》，并对诊断医生宣贯；回顾 2021 年 1 至 4 月相关病例结果，无误判病例。
3. 已规定不满意标本再次送检提示。
4. 已新增指标“妇科液基不满意标本率”，定期汇总分析。

见证材料：

1. 文件修订及培训考核记录。
2. 文件修订记录及宣贯记录、1 至 4 月相关病例回顾记录。
3. 液基薄层细胞学检测不满意标本的新报告单。
4. 关键指标监测记录。

案例分析 34

不符合项事实描述：

现场使用电导率仪检测用于配制校准品及质控品用的纯净水，仪器显示数据为 0.2μs/cm，大于作业指导书（“CSKM-SOP03.80”）中要求的标准（<0.1μs/cm）。

不符合工作：设施和环境条件。

原因分析思路：

实验室的作业指导书有针对用于配制校准品及质控品用纯净水的要求，故排除体系性不符合。水质不符合要求的情况下，原因分析中就需要考虑是纯净水机故障导致的水质不合格，还是电导率仪故障导致的水质检测不准确。

纠正措施：

1. **如果是纯净水机故障** 维修纯净水机，监测纯净水机维修后的水质，验证纯净水机维修前后患者结果的差异，增加对纯净水机的监控，加强人员培训。
2. **如果是电导率仪故障** 校准或更换电导率仪，验证处理后电导率仪对水质监测的情况，增加对电导率仪的监控，加强人员培训。

纠正措施有效性评价：

1. **如果是纯净水机故障** 已维修纯净水机，监测纯净水机维修后的水质合格，验证纯净水机维修前后患者结果的差异在可接受范围内，已增加对纯净水机的监控（如增加监测频率或超范围后的自动报警等），已加强人员培训并考核。
2. **如果是电导率仪故障** 已校准或更换电导率仪，已验证处理后电导率仪能准确监测水质，已增加对电导率仪的监控（如增加监测频率或超范围后的自动报警等），已加强人员培训并考核。

见证材料：

1. **如果是纯净水机故障** 纯净水机维修记录；纯净水机维修后的水质监测记录；纯净水机维修前后患者结果的差异验证记录；对纯净水机新的监控记录或报警装置截图；人员培训并考核记录。
2. **如果是电导率仪故障** 已处理电导率仪记录；电导率仪处理后的水质监测记录；对电导率仪新的监控记录或报警装置截图；人员培训并考核记录。

案例分析 35

不符合项事实描述：

查看总胆红素 SOP 电子档文件（CSKM-SOP0300.316），性能指标中线性范围与试剂说明书不一致，但未能提供有效的证明材料。

不符合工作：性能评价。

原因分析思路：

在原因分析中需要考虑“总胆红素性能指标中线性范围与试剂说明书不一致”是一直以来都不一致还是由于新版说明书更改线性范围后导致的不一致。如果是一直以来都不一致，反映出实验室员工对性能评价认识不足，需要更新体系文件并提高员工的认识。如果是新版说明书后不一致，反映出实验室在外来文件管理方面存在问题。

纠正措施：

1. **如果是一直以来都不一致** 修改性能评价的体系文件，对相关人员进行培训，验证试剂盒说明书中的线性范围，跟踪验证其他项目有无类似问题发生。

2. **如果是新版说明书后不一致** 对相关人员进行外来文件管理的培训，验证新版试剂盒说明书中的线性范围，跟踪验证其他项目有无类似问题发生。

纠正措施有效性评价：

1. **如果是一直以来都不一致** 已修改性能评价的体系文件，已对相关人员进行培训，已验证试剂盒说明书中的线性范围，已跟踪验证其他项目。
2. **如果是新版说明书后不一致** 已对相关人员进行外来文件管理的培训，已验证新版试剂盒说明书中的线性范围，已跟踪验证其他项目。

见证材料：

1. **如果是一直以来都不一致** 修改性能评价的体系文件；相关人员培训和考核记录；验证试剂盒说明书中的线性范围的记录；跟踪验证其他项目的相关资料。
2. **如果是新版说明书后不一致** 对相关人员进行外来文件管理的培训和考核记录；验证新版试剂盒说明书中的线性范围的记录；跟踪验证其他项目的相关资料。

案例分析 36

不符合项事实描述：

实验室所用 0.5 ~ 10μl 短吸头（批号为 30520391）未能提供验证记录。

不符合工作：耗材管理。

原因分析思路：

1. 实验室是否制定了文件化程序以规定关键耗材需要做性能验证。
2. 制定了文件化程序，是否按文件要求实施。

纠正措施：

1. 查看体系文件，如果现有体系文件无“关键耗材需要做性能验证”的相关规定，则判定为体系性不符合，要进行体系文件修订，对相关人员进行培训，并落实 0.5 ~ 10μl 短吸头性能验证，跟踪验证有无类似问题发生。
2. 如果现有体系文件有“关键耗材需要做性能验证”的相关规定，未按文件要求实施，则判定为实施性不符合，要对相关人员进一步培训，并落实 0.5 ~ 10μl 短吸头性能验证，跟踪验证有无类似问题发生。

纠正措施有效性评价：

1. **体系性不符合** 已制定相关文件，已进行人员培训，已落实 0.5 ~ 10μl 短吸头性能验证，已落实其他耗材按照修订文件要求执行。
2. **实施性不符合** 已进行人员培训，已进行人员培训，已落实 0.5 ~ 10μl 短吸头性能验证，已落实其他耗材按照修订文件要求执行。

见证材料：

1. 修订后对“关键耗材需要做性能验证”有要求的体系文件（体系性不符合时）。
2. 人员培训及考核相关记录。
3. 0.5 ~ 10μl 短吸头性能验证的相关记录。
4. 其他材料按照修订文件要求执行的相关记录（适用时）。

案例分析 37

不符合项事实描述：

实验室未能提供 ABO 血型自制质控物的评价方案和相关记录。

不符合工作：试剂管理。

原因分析思路：

实验室未能充分认识自制质控物需要制定详细的评价方案，并在实际配制后需要记录相关信息。

纠正措施：

1. 制定 ABO 血型自制质控物评价的文件。
2. 组织自制质控品性能评价方法的培训和考核。
3. 落实 ABO 血型自制质控物的评价。
4. 对无商品化质控品项目制定自制质控的评价标准及标准操作流程，并评估自制质控品的质量。

纠正措施有效性评价：

1. 已制定 ABO 血型自制质控物评价的文件。
2. 已组织自制质控品性能评价方法的培训和考核。
3. 已落实 ABO 血型自制质控物的评价。
4. 已对无商品化质控品项目制定自制质控的评价标准及标准操作流程，并完成自制质控品的质量评价。

见证材料：

1. 修订后的文件。
2. 培训和考核记录。
3. ABO 血型自制质控物的评价记录。
4. 其他无商品化质控品项目自制质控的评价标准及标准操作流程以及评价记录。

案例分析 38

不符合项事实描述：

实验室于 2021 年 4 月 8 日 HbsAg（乙型肝炎表面抗原）项目使用前一天的阴性标本作为阴性质控物，未能提供质控物的评估和验证记录。

不符合工作： 试剂管理。

原因分析思路：

1. 实验室是否制定了文件化程序以规定自制质控品的配制和评估要求。
2. 制定了文件化程序，是否按文件要求实施。

纠正措施：

1. 查看体系文件，如果现有体系文件无“自制质控品的配制和评估要求”的相关规定，则判定为体系性不符合，要进行体系文件修订，对相关人员进行培训，并落实 HBsAg 质控品的配制和评估，验证其他自制质控品有无类似问题发生。
2. 如果现有体系文件有“自制质控品的配制和评估要求”的相关规定，未按文件要求实施，则判定为实施性不符合，要对相关人员进一步培训，并落实 HBsAg 质控品的配制和评估，验证其他自制质控品有无类似问题发生。

纠正措施有效性评价：

1. **体系性不符合** 已制定相关文件，已进行人员培训，已落实 HBsAg 质控品的配制和评估，已落实其他自制质控品按照修订文件要求执行。
2. **实施性不符合** 已进行人员培训，已落实 HBsAg 质控品的配制和评估，已落实其他自制质控品按照文件要求执行。

见证材料：

1. 修订后的体系文件（体系性不符合时）。
2. 人员培训及考核相关记录。
3. HBsAg 质控品的配制和评估的相关记录。
4. 其他自制质控品配制和评估的相关记录。

案例分析 39

不符合项事实描述：

4 月 10 日患者邹某，编号为 1917803336 的病理标本送检单未填写标本离体时间和固定时间。

不符合工作： 检验前过程。

原因分析思路：

1. 实验室是否制定了文件化程序以规定病理标本送检单需要填写标本离体时间和固定时间。
2. 制定了文件化程序，是否按文件要求实施。

纠正措施：

1. 查看体系文件，如果现有体系文件无“病理标本送检单需要填写标本离体时间和固定时间”的相关规定，则判定为体系性不符合，要进行体系文件修订，对相关人员进行培训，并落实病理标本送检单填写标本离体时间和固定时间，跟踪验证后续有无类似问题发生。
2. 如果现有体系文件有“病理标本送检单需要填写标本离体时间和固定时间”的相关规定，未按文件要求实施，则判定为实施性不符合，要对相关人员进一步培训，并落实病理标本送检单填写标本离体时间和固定时间，跟踪验证后续有无类似问题发生。

纠正措施有效性评价：

1. **体系性不符合** 已制定相关文件，已进行人员培训，已落实病理标本送检单填写标本离体时间和固定时间，已验证后续无类似问题发生。
2. **实施性不符合** 已进行人员培训，已落实病理标本送检单填写标本离体时间和固定时间，已验证后续无类似问题发生。

见证材料：

1. 修订后对“标本送检单填写标本离体时间和固定时间”有要求的体系文件（体系性不符合时）。
2. 人员培训及考核相关记录。
3. 已有标本离体时间和固定时间的申请单。
4. 后续验证申请单的相关记录（适用时）。

案例分析 40

不符合项事实描述：

实验室《用户手册》（HZXXX/JYK-YHSC，第2版第0次修订）自2014年11月1日实施以来，未定期评审并及时更新以确保其仍然适用。

不符合工作： 文件控制。

原因分析思路：

1. 实验室是否制定了文件化程序以规定文件评审的要求，并按期更新文件以确保其仍然适用。
2. 制定了文件化程序，是否实施。

纠正措施：

1. 查看体系文件，如果现有体系文件无文件评审相关规定，则判定为体系性不符合，要进行体系文件修订，对相关人员进行培训，并组织文件评审，跟踪验证有无类似问题发生。
2. 如果现有体系文件有文件评审相关规定，未实施，则判定为实施性不符合，要对相关人员进一步培训，并组织文件评审，跟踪验证有无类似问题发生。

纠正措施有效性评价：

1. **体系性不符合**　已制定相关文件，已进行人员培训，已组织《用户手册》评审及《用户手册》更新，已对其他文件进行评审。
2. **实施性不符合**　已进行人员培训，已组织《用户手册》评审及《用户手册》更新，已对其他文件进行评审。

见证材料：

1. 修订后的体系文件（体系性不符合时）。
2. 人员培训及考核相关记录。
3. 《用户手册》评审相关记录。
4. 更新后的《用户手册》。
5. 其他文件评审记录及更新资料。

案例分析 41

不符合项事实描述：

查《甲苯胺红不加热血清检测梅毒作业指导书》（文件编号：HZXXX/JYK-SOP-MY-801）中规定“每年对该文件修订一次”，实验室不能提供修订的相关记录。

不符合工作：文件控制。

原因分析思路：

按照认可准则对文件控制的要求，《甲苯胺红不加热血清检测梅毒作业指导书》（文件编号：HZXXX/JYK-SOP-MY-801）文件已对修订有明确的规定，但实验室不能提供实施的相关记录，这是比较明确的实施性不符合。

纠正措施：

1. 组织人员学习认可准则和体系文件（特别是文件控制部分）。
2. 组织人员按照最新国家标准和法律法规对《甲苯胺红不加热血清检测梅毒作业指导书》（文件编号：HZXXX/JYK-SOP-MY-801）进行修订。
3. 组织对修改后《甲苯胺红不加热血清检测梅毒作业指导书》（文件编号：HZXXX/JYK-SOP-MY-801）文件的培训学习。
4. 检查实验室内其他文件是否存在不适用情况。

纠正措施有效性评价：

1. 已组织人员学习认可准则和体系文件（特别是文件控制部分）。
2. 已组织人员按照最新国家标准和法律法规对《甲苯胺红不加热血清检测梅毒作业指导书》（文件编号：HZXXX/JYK-SOP-MY-801）进行修订。
3. 已组织对修改后《甲苯胺红不加热血清检测梅毒作业指导书》（文件编号：HZXXX/JYK-SOP-MY-801）文件的培训学习。
4. 已检查实验室内其他文件适宜性情况。

见证材料：

1. 认可准则和体系文件（特别是文件控制部分）学习部分的记录。
2. 《甲苯胺红不加热血清检测梅毒作业指导书》（文件编号：HZXXX/JYK-SOP-MY-801）修订后的文件。
3. 对新版修订文件的培训记录。
4. 检查实验室内其他文件适宜性情况的相关资料。

案例分析 42

不符合项事实描述：

2020 年 12 月 25 日管理评审显示实验室标本不合格率为 0.208%，远低于实验室规定的 <5% 目标，实验室未采取持续改进措施。

不符合工作： 质量指标。

原因分析思路：

1. 实验室是否制定了文件化程序以规定定期评审质量指标以确保其持续适宜（实验室质量目标设定要基于实验室自身情况而定）。
2. 制定了文件化程序，是否按文件要求实施。

纠正措施：

1. 查看体系文件，如果现有体系文件无“定期评审质量指标以确保其持续适宜”的相关规定，则判定为体系性不符合，要进行体系文件修订，对相关人员进行培训，并落实不合格标本率目标值适宜性评估，跟踪验证其他质量指标有无类似问题发生。
2. 如果现有体系文件有“定期评审质量指标以确保其持续适宜”的相关规定，未按文件要求实施，则判定为实施性不符合，要对相关人员进一步培训，并落实不合格标本率目标值适宜性评估，跟踪验证其他质量指标有无类似问题发生。

纠正措施有效性评价：

1. **体系性不符合** 已制定相关文件，已进行人员培训，已落实不合格标本率目标值适宜性评估，已落实其他质量指标适宜性评估。
2. **实施性不符合** 已进行人员培训，已落实不合格标本率目标值适宜性评估，已落实其他质量指标适宜性评估。

见证材料：

1. 修订后对“质量指标适宜性评估”有要求的体系文件（体系性不符合时）。
2. 人员培训及考核相关记录。
3. 不合格标本率目标值适宜性评估的相关记录。
4. 其他质量指标适宜性评估的相关记录。

案例分析 43

不符合项事实描述：

实验室于 2020 年 5 月更换了 LIS 系统，但在 2020 年 10 月 15 日实施的内部审核活动中提供不出对 LIS 系统进行审核的记录。

不符合工作： 内部审核。

原因分析思路：

实验室对 CNAS-CL02:2012 4.14.5 条款及内部审核体系文件理解不透彻，没按其要求对更换后的 LIS 系统实施内部审核。

纠正措施：

1. 实验室组织人员对 CNAS-CL02:2012 4.14.5 条款及内部审核体系文件的培训及考核。
2. 实验室应立即策划并实施针对 LIS 系统的内部审核。
3. 审查最近一次内审范围的适宜性，排查是否将实验室组织结构、员工、技术、设施发生较大变化的情况纳入内审范围，并对发现的不符合进行整改。

纠正措施有效性评价：

1. 已组织实验室人员对 CNAS-CL02:2012 4.14.5 条款及内部审核体系文件的培训及考核。
2. 已完成针对更新 LIS 系统的内部审核。
3. 已审核最近一次的内审范围的适宜性，并对发现的不符合已进行整改。

见证材料：

1. 实验室人员培训及考核记录。
2. 针对更新 LIS 系统的内部审核计划和审核记录。
3. 对最近一次的内审范围的适宜性审查的资料，并对发现的不符合进行整改的记录。

案例分析 44

不符合项事实描述：

现场查看生化组全自动生化分析仪 008-AS（设备编号 SH-1）设备状态标识“灰黑色”，不能准确显示设备状态。

不符合工作：设备管理。

原因分析思路：

1. 实验室是否制定了文件化程序以规定设备状态标识的要求。
2. 制定了文件化程序，是否按文件要求实施。

纠正措施：

1. 查看体系文件，如果现有体系文件无“实验室设备状态标识要求”的相关规定（例如“绿色”表示“在用”、“黄色”表示“停用”、“红色”表示“报废”），则判定为体系性不符合，要进行体系文件修订，对相关人员进行培训，并规范全自动生化分析仪 008-AS（设备编号 SH-1）设备状态标识，跟踪验证其他设备有无类似问题发生。
2. 如果现有体系文件有“实验室设备状态标识要求”的相关规定，未按文件要求实施，则判定为实施性不符合，要对相关人员进一步培训，并规范全自动生化分析仪 008-AS（设备编号 SH-1）设备状态标识，跟踪验证其他设备有无类似问题发生。

纠正措施有效性评价：

1. **体系性不符合**　已制定相关文件，已进行人员培训，已规范全自动生化分析仪 008-AS（设备编号 SH-1）设备状态标识，已落实其他设备状态标识按照修订文件要求执行。
2. **实施性不符合**　已进行人员培训，已规范全自动生化分析仪 008-AS（设备编号 SH-1）设备状态标识，已落实其他设备状态标识按照文件要求执行。

见证材料：

1. 修订后对“实验室设备状态标识”有要求的体系文件（体系性不符合时）。
2. 人员培训及考核相关记录。
3. 规范全自动生化分析仪 008-AS（设备编号 SH-1）设备状态标识的照片。
4. 其他设备状态标识按照文件要求执行的相关资料（适用时）。

案例分析 45

不符合项事实描述：

2021 年 6 月 4 日现场查看生化组冰箱（编号 SH-08），伯乐质控品（批号 26471、26472）复溶分装 EP 管后缺乏唯一性标识。

不符合工作：试剂管理。

原因分析思路：

1. 实验室是否制定了文件化程序以规定复溶试剂或自配试剂要有唯一标识的要求。
2. 制定了文件化程序，是否按文件要求实施。

纠正措施：

1. 查看体系文件，如果现有体系文件无“实验室复溶试剂或自配试剂要有唯一标识要求”的相关规定（如名称、批号、配制人员、复溶日期、有效期等内容），则判定为体系性不符合，要进行体系文件修订，对相关人员进行培训，并落实伯乐质控品（批号 26471、26472）复溶分装后的唯一标识，排查其他复溶试剂或自配试剂有无类似问题发生。
2. 如果现有体系文件有“实验室复溶试剂或自配试剂要有唯一标识要求”的相关规定，未按文件要求实施，则判定为实施性不符合，要对相关人员进一步培训，并落实伯乐质控品（批号 26471、26472）复溶分装后的唯一标识，排查其他复溶试剂或自配试剂有无类似问题发生。

纠正措施有效性评价：

1. **体系性不符合** 已制定相关文件，已进行人员培训，已落实伯乐质控品（批号 26471、26472）复溶分装后的唯一标识，已排查其他复溶试剂或自配试剂唯一标识问题。
2. **实施性不符合** 已进行人员培训，已落实伯乐质控品（批号 26471、26472）复溶分装后的唯一标识，已排查其他复溶试剂或自配试剂唯一标识问题。

见证材料：

1. 修订后要求“实验室复溶试剂或自配试剂要有唯一标识”的体系文件（体系性不符合时）。
2. 人员培训及考核相关记录。
3. 伯乐质控品（批号 26471、26472）复溶分装后有唯一标识的照片。
4. 其他复溶试剂或自配试剂按照文件要求执行的资料或照片（适用时）。

案例分析 46

不符合项事实描述：

临检组显微镜复检血涂片只保留一周，未按照相关行业标准保存至少两周。

不符合工作：检验过程。

原因分析思路：

1. 实验室是否制定了文件化程序以规定显微镜复检血涂片保留至少两周。
2. 制定了文件化程序，是否按文件要求实施。

纠正措施：

1. 查看体系文件，如果现有体系文件无“显微镜复检血涂片保留至少两周”的相关规定，则判定为体系性不符合，要进行体系文件修订，对相关人员进行培训，并在工作中落实显微镜复检血涂片保留至少两周，跟踪验证后续显微镜复检血涂片是否按照修改后文件的要求执行。
2. 如果现有体系文件有“显微镜复检血涂片保留至少两周”的相关规定，未按文件要求实施，则判定为实施性不符合，要对相关人员进一步培训，并在工作中落实显微镜复检血涂片保留至少两周，跟踪验证后续显微镜复检血涂片是否按照文件的要求执行。

纠正措施有效性评价：

1. **体系性不符合** 已制定相关文件，已进行人员培训，已在工作中落实显微镜复检血涂片保留至少两周，已跟踪验证后续显微镜复检血涂片是按照修改后文件的要求执行。
2. **实施性不符合** 已进行人员培训，已在工作中落实显微镜复检血涂片保留至少两周，已跟踪验证后续显微镜复检血涂片是按照文件的要求执行。

见证材料：

1. 修订后对“显微镜复检血涂片保留至少两周”有要求的体系文件（体系性不符合时）。
2. 人员培训及考核相关记录。
3. 落实显微镜复检血涂片保留至少两周的相关资料（记录、储存照片等）。
4. 跟踪验证后续显微镜复检血涂片是按照文件要求执行的相关资料（记录、储存照片等）。

案例分析 47

不符合项事实描述：

查 2021 年 4 月项目 TPAb（梅毒螺旋体抗体）《实验室质控总结报告表月质控分析》（文件编号：HZXXX/JYK-JL-TY-34-5）当月 CV 为 17.66% 超过了 CV<15% 可允许范围，实验室未进行原因分析及采取纠正措施。

不符合工作：室内质量控制。

原因分析思路：

1. 实验室是否制定了文件化程序以规定当月室内质控变异系数超出可允许的范围时需要进行原因分析和采取纠正措施。
2. 制定了文件化程序，是否按文件要求实施。

纠正措施：

1. 查看体系文件，如果现有体系文件无“当月室内质控变异系数超出可允许的范围时需要进行原因分析和采取纠正措施”的相关规定，则判定为体系性不符合。要进行体系文件修订，对相关人员进行培训，并落实 TPAb 项目 2021 年 4 月室内质控分析和纠正措施，评估 2021 年 4

月 TPAb 项目室内质控变异系数超出可允许的范围对患者检测结果的影响（如 TPAb 结果与临床诊断符合性），验证其他项目室内质控有无类似问题发生。

2. 如果现有体系文件有“当月室内质控变异系数超出可允许的范围时需要进行原因分析和采取纠正措施”的相关规定，未按文件要求实施，则判定为实施性不符合。要对相关人员进一步培训，并落实 TPAb 项目 2021 年 4 月室内质控分析和纠正措施，评估 2021 年 4 月 TPAb 项目室内质控变异系数超出可允许的范围对患者检测结果的影响（如 TPAb 结果与临床诊断符合性），验证其他项目室内质控有无类似问题发生。

纠正措施有效性评价：

1. **体系性不符合** 已制定相关文件，已进行人员培训，已落实 TPAb 项目 2021 年 4 月室内质控分析和纠正措施，已评估 2021 年 4 月 TPAb 项目室内质控变异系数超出可允许的范围对患者检测结果的影响，已落实其他项目室内质控按照修订文件要求执行。
2. **实施性不符合** 已进行人员培训，已落实 TPAb 项目 2021 年 4 月室内质控分析和纠正措施，已评估 2021 年 4 月 TPAb 项目室内质控变异系数超出可允许的范围对患者检测结果的影响，已落实其他项目室内质控按照文件要求执行。

见证材料：

1. 修订后的体系文件（体系性不符合时）。
2. 人员培训及考核相关记录。
3. TPAb 项目 2021 年 4 月室内质控分析和纠正措施的资料（记录、照片、改进方案等）。
4. 评估 2021 年 4 月 TPAb 项目室内质控变异系数超出可允许的范围对患者检测结果影响的资料（如 TPAb 结果与临床诊断符合性）。
5. 其他项目室内质控按照文件要求执行的相关记录。

案例分析 48

不符合项事实描述：

现场查看，实验室不能提供 2021 年 6 月 4 日计某某（病历号为 00578754）痰涂片抗酸染色实验当日的质控记录。

不符合工作：室内质量控制。

原因分析思路：

1. 实验室是否制定了文件化程序以规定抗酸染色应在实验当日用适当的阴性和阳性质控验证。
2. 制定了文件化程序，是否按文件要求实施。

纠正措施：

1. 查看体系文件，如果现有体系文件无“实验室抗酸染色应在实验当日用适当的阴性和阳性质控验证要求”的相关规定，则判定为体系性不符合，要进行体系文件修订，对相关人员进行培训，并落实抗酸染色试验当日的质控和记录，跟踪验证后续有无类似问题发生。
2. 如果现有体系文件有“实验室抗酸染色应在实验当日用适当的阴性和阳性质控验证要求”的相关规定，未按文件要求实施，则判定为实施性不符合，要对相关人员进一步培训，并落实抗酸染色试验当日的质控和记录，跟踪验证后续有无类似问题发生。

纠正措施有效性评价：

抽查2021年6月8日王某某（病历号为00579170）痰涂片抗酸染色实验当日的质控记录完整，微生物组完成《微生物实验室室内质控管理》文件修改，工作人员已明确抗酸染色质控的质控内容及质控频次，不符合项得到有效整改。

1. **体系性不符合** 已制定相关文件，已进行人员培训，整改日已落实抗酸染色试验当日需要做的质控并记录，已后续跟踪验证抗酸染色试验当日有质控。
2. **实施性不符合** 已进行人员培训，整改日已落实抗酸染色试验当日的质控和记录，已后续跟踪验证抗酸染色试验当日有质控。

见证材料：

1. 修订后对“实验室抗酸染色应在实验当日用适当的阴性和阳性质控验证”有要求的体系文件（体系性不符合时）。
2. 人员培训及考核相关记录。
3. 整改日抗酸染色试验质控的记录。
4. 跟踪验证抗酸染色试验质控的记录。

案例分析 49

不符合项事实描述：

2020年国家卫健委尿液化学分析第一次室间质评，尿比重5个数值均偏于靶值下限，未做趋势分析。

不符合工作： 室间质量评价。

原因分析思路：

1. 实验室是否制定了文件化程序以规定应对室间质量评价结果的趋势进行分析。
2. 制定了文件化程序，是否按文件要求实施。

纠正措施：

1. 查看体系文件，如果现有体系文件无“实验室应对室间质量评价结果的趋势进行分析”的相关规定，则判定为体系性不符合，要进行体系文件修订，对相关人员进行培训，落实2020年国家卫健委尿液化学分析第一次室间质评尿比重结果趋势的分析，评估尿比重室间质量评价呈现的趋势对患者检测结果的影响（如尿比重结果与临床诊断符合性），验证其他室间质量评价项目有无类似问题发生。
2. 如果现有体系文件有“实验室应对室间质量评价结果的趋势进行分析”的相关规定，未按文件要求实施，则判定为实施性不符合，要对相关人员进一步培训，落实2020年国家卫健委尿液化学分析第一次室间质评尿比重结果趋势的分析，评估尿比重室间质量评价呈现的趋势对患者检测结果的影响（如尿比重结果与临床诊断符合性），验证其他室间质量评价项目有无类似问题发生。

纠正措施有效性评价：

1. **体系性不符合** 已制定相关文件，已进行人员培训，已落实2020年国家卫健委尿液化学分析第一次室间质评尿比重结果趋势的分析，已评估尿比重呈室间质量评价现的趋势对患者检测结果的影响，已落实其他室间质量评价项目按照修订文件要求执行。
2. **实施性不符合** 已进行人员培训，已落实2020年国家卫健委尿液化学分析第一次室间质评尿比重结果趋势的分析，已评估尿比重室间质量评价呈现的趋势对患者检测结果的影响，已落实其他室间质量评价项目按照文件要求执行。

见证材料：

1. 修订后对“室间质量评价结果的趋势应进行分析”有要求的体系文件（体系性不符合时）。
2. 人员培训及考核相关记录。
3. 尿比重结果呈现趋势的分析相关记录。
4. 评估尿比重室间质量评价呈现的趋势对患者检测结果影响的资料。
5. 其他室间质量评价项目照文件要求执行的相关记录（适用时）。

案例分析50

不符合项事实描述：

现场查看文件控制清单（LSTCM/JYK-CX-03/01），实验室未将2020年8月颁布实施的《医学实验室认可领域分类》进行受控管理。

不符合工作： 文件控制。

原因分析思路：

1. 实验室是否制定了文件化程序以确保现行外来文件为最新有效的文件。
2. 制定了文件化程序，是否按文件要求实施。

纠正措施：

1. 查看体系文件，如果现有体系文件无“确保现行外来文件为最新有效”的相关规定，则判定为体系性不符合，要进行体系文件修订，对相关人员进行培训，将 2020 年 8 月颁布实施的《医学实验室认可领域分类》纳入外来文件中以替换旧版文件，遵照新版《医学实验室认可领域分类》开展工作，落实其他外来文件是否为最新有效的版本。
2. 如果现有体系文件有“确保现行外来文件为最新有效”的相关规定，未按文件要求实施，则判定为实施性不符合，要对相关人员进一步培训，将 2020 年 8 月颁布实施的《医学实验室认可领域分类》纳入外来文件中以替换旧版文件，遵照新版《医学实验室认可领域分类》开展工作，落实其他外来文件是否为最新有效的版本。

纠正措施有效性评价：

1. **体系性不符合** 已制定相关文件，已进行人员培训，已落实新版《医学实验室认可领域分类》纳入外来文件中，已遵照新版《医学实验室认可领域分类》开展工作，已落实其他外来文件为最新有效的版本。
2. **实施性不符合** 已进行人员培训，已落实新版《医学实验室认可领域分类》纳入外来文件中，已遵照新版《医学实验室认可领域分类》开展工作，已落实其他外来文件为最新有效的版本。

见证材料：

1. 修订后对“确保现行外来文件为最新有效”有要求的体系文件（体系性不符合时）。
2. 人员培训及考核相关记录。
3. 将新版《医学实验室认可领域分类》纳入外来文件登记表。
4. 遵照新版《医学实验室认可领域分类》开展工作的资料（如照片）。
5. 将其他最新有效版本的外来文件加入外来文件的登记表。

案例分析 51

不符合项事实描述：

实验室未对受委托检验实验室报告方式进行详细规定。

不符合工作：受委托实验室的检验。

原因分析思路：

编写程序文件时未将委托实验室的报告方式具体列出，这是明显的体系性不符合。体系性不符合较多的情况是人员对质量管理体系的认识不够充分。

纠正措施：

1. 立即组织对认可准则和相关法律法规的学习。
2. 立即修订体系文件，在文件中明确规定受委托实验室的报告方式。

3. 组织学习新版体系文件关于受委托实验室的报告方式。
4. 验证受委托实验室的报告方式按照修订文件中执行。

纠正措施有效性评价：

1. 已组织对认可准则和相关法律法规的学习。
2. 已按文件修改流程完成程序文件的修改。
3. 已组织学习受委托实验室的报告方式。
4. 已验证受委托实验室的报告方式按照修订文件中执行。

见证材料：

1. 组织对认可准则和相关法律法规学习的记录。
2. 修改的体系文件。
3. 组织学习受委托实验室的报告方式的记录。
4. 验证受委托实验室的报告方式按照修订文件中执行的资料（如报告截图）。

案例分析 52

不符合项事实描述：

体液组有不合格标本统计表，但未能提供与临床科室共同进行原因分析和采取相应措施的记录。

不符合工作：持续改进。

原因分析思路：

1. 实验室是否制定了文件化程序以规定实验室应统计不合格标本的比率，并与临床科室共同进行原因分析，采取相应措施改进工作质量。
2. 制定了文件化程序，是否按文件要求实施。

纠正措施：

1. 查看体系文件，如果现有体系文件无“实验室应统计不合格标本的比率，并与临床科室共同进行原因分析，采取相应措施改进工作质量”的相关规定，则判定为体系性不符合，要进行体系文件修订，对相关人员进行培训，落实实验室不合格标本统计并与临床科室共同分析原因和采取相应改进措施（包括科学的统计路径、合理的改进团队、有效的改进方案等），验证后续对不合格标本管理按照修订文件执行。
2. 如果现有体系文件有“实验室应统计不合格标本的比率，并与临床科室共同进行原因分析，采取相应措施改进工作质量”的相关规定，未按文件要求实施，则判定为实施性不符合，要对相关人员进一步培训，落实实验室不合格标本统计并与临床科室共同分析原因和采取相应改进措施（包括科学的统计路径、合理的改进团队、有效的改进方案等），验证后续对不合格标本管理按照文件执行。

纠正措施有效性评价：

1. **体系性不符合** 已制定相关文件，已进行人员培训，已落实实验室不合格标本统计并与临床科室共同分析原因并采取相应改进措施，已验证后续对不合格标本管理按照修订文件执行。
2. **实施性不符合** 已进行人员培训，已落实实验室不合格标本统计并与临床科室共同分析原因并采取相应改进措施，已验证后续对不合格标本管理按照文件执行。

见证材料：

1. 修订后的体系文件（体系性不符合时）。
2. 人员培训及考核相关记录。
3. 实验室不合格标本统计的记录。
4. 实验室与临床科室共同分析原因并采取相应改进措施的相关资料（记录、照片、改进方案等）。
5. 验证后续对不合格标本管理按照文件执行的相关资料（记录、照片、改进方案等）。

案例分析 53

不符合项事实描述：

现场查看 2020 年尿液有形成分分析室间质评记录，实验室只能提供一次室间比对记录。

不符合工作：实验室间比对。

原因分析思路：

1. 实验室是否按照尿液检验领域的要求制定了文件化程序以规定尿液有形成分分析的实验室间比对频率（至少每年 2 次）。
2. 制定了文件化程序，是否按文件要求实施。

纠正措施：

1. 查看体系文件，如果现有体系文件无“尿液有形成分分析的实验室间比对频率至少每年 2 次”的相关规定，则判定为体系性不符合，要进行体系文件修订，对相关人员进行培训，并落实尿液有形成分分析的比对，验证其他项目有无类似问题发生。
2. 如果现有体系文件有“尿液有形成分分析的实验室间比对频率至少每年 2 次”的相关规定，未按文件要求实施，则判定为实施性不符合，要对相关人员进一步培训，并落实尿液有形成分分析的比对，验证其他项目有无类似问题发生。

纠正措施有效性评价：

1. **体系性不符合** 已制定相关文件，已进行人员培训，已落实尿液有形成分分析的比对，已落实其他项目实验室间比对按相应领域要求执行。
2. **实施性不符合** 已进行人员培训，已落实尿液有形成分分析的比对，已落实其他项目实验室间比对按相应领域要求执行。

见证材料：

1. 修订后的体系文件（体系性不符合时）。
2. 人员培训及考核相关记录。
3. 尿液有形成分分析比对的相关记录。
4. 其他项目实验室间比对按相应领域要求执行的相关记录（适用时）。

案例分析54

不符合项事实描述：

实验室不能提供从事血细胞形态学检验人员定期培训的相关内容和考核记录。

不符合工作：人员管理。

原因分析思路：

1. 实验室是否制定了文件化程序以规定从事形态学检验人员应定期培训和考核。
2. 制定了文件化程序，是否按文件要求实施。

纠正措施：

1. 查看体系文件，如果现有体系文件无“实验室从事形态学检验人员应定期培训和考核”的相关规定，则判定为体系性不符合，要进行体系文件修订，对相关人员进行文件培训，并落实血液组血细胞形态学人员的培训和考核，排查其他形态学检验人员的培训和考核有无类似问题发生。
2. 如果现有体系文件有“实验室从事形态学检验人员应定期培训和考核”的相关规定，未按文件要求实施，则判定为实施性不符合，要对相关人员进一步进行文件培训，并落实血液组血细胞形态学人员的培训和考核，排查其他形态学检验人员的培训和考核有无类似问题发生。

纠正措施有效性评价：

1. **体系性不符合**　已制定相关文件，已就体系文件进行人员培训，已落实血液组血细胞形态学人员的培训和考核，已落实其他形态学人员的培训和考核按照修订文件要求执行。
2. **实施性不符合**　已就体系文件进行人员培训，已落实血液组血细胞形态学人员的培训和考核，已落实其他形态学人员的培训和考核按照文件要求执行。

见证材料：

1. 修订后对“实验室从事形态学检验人员应定期培训和考核”有要求的体系文件（体系性不符合时）。
2. 人员培训及考核相关记录。
3. 血液组血细胞形态学人员的培训和考核的相关记录。
4. 其他形态学人员的培训和考核按照文件要求执行的相关记录（适用时）。

案例分析 55

不符合项事实描述：

迈瑞 BS2000M 生化分析仪（SH-01）2020 年 11 月 10 日更换光源灯及电极，不能提供电解质项目的校准及质控记录，使用留样再测进行相关项目验证但判断的标准为 1/2TEa。

不符合工作：设备管理。

原因分析思路：

首先应考虑实验室是否制定了文件化程序以规定生化分析仪更换电极后需要做校准和校准验证。其次较明确的问题有实验室对留样再测的判断标准使用不当。综合分析本不符合项属于员工对设备管理以及相应的应用知识不熟悉导致的体系性不符合。

纠正措施：

1. 要进行设备管理部分体系文件的修订，如果实验室有“生化分析仪更换电极后需要做校准和校准验证”的相关规定，则仅需修改留样再测的判断标准。
2. 落实对修改体系文件的培训和考核。
3. 落实迈瑞 BS2000M 生化分析仪（SH-01）电极的校准和校准验证。
4. 按照 1/3TEa 判断留样再测结果的可接受性。
5. 评估迈瑞 BS2000M 生化分析仪（SH-01）2020 年 11 月 10 日电解质结果对患者的影响。
6. 排查其他仪器有无类似问题发生。

纠正措施有效性评价：

1. 已修订体系文件。
2. 已落实对修改体系文件的培训和考核。
3. 已落实迈瑞 BS2000M 生化分析仪（SH-01）电极的校准和校准验证。
4. 已按照 1/3TEa 判断留样再测结果的可接受性。
5. 已评估迈瑞 BS2000M 生化分析仪（SH-01）2020 年 11 月 10 日电解质结果对患者的影响。
6. 已排查其他仪器有无类似问题发生。

见证材料：

1. 修订的体系文件。
2. 对修改体系文件的培训和考核记录。
3. 迈瑞 BS2000M 生化分析仪（SH-01）电极的校准和校准验证记录。
4. 按照 1/3TEa 判断留样再测结果可接受性的的记录。
5. 评估迈瑞 BS2000M 生化分析仪（SH-01）2020 年 11 月 10 日电解质结果对患者影响的资料。
6. 排查其他仪器有无类似问题发生的资料（适用时）。

案例分析 56

不符合项事实描述：

抽查 2021 年 3 月 24 日标本编号为 210324079 的传染病八项有效检测申请单，无临床诊断。

抽查 2021 年 2 月 16 日标本编号 210216015 的 HBV-DNA 定量有效检测申请单，无临床诊断。

不符合工作：申请单信息。

原因分析思路：

1. 实验室是否制定了文件化程序以规定病原微生物相关申请单应包括临床诊断。
2. 制定了文件化程序，是否按文件要求实施。

纠正措施：

1. 查看体系文件，如果现有体系文件无“病原微生物相关申请单应包括临床诊断”的相关规定，则判定为体系性不符合，要进行体系文件修订，对相关人员进行培训，并落实病原微生物相关申请单包括临床诊断信息（包括手工填写或者信息系统获取等方式），跟踪验证传染病八项和 HBV-DNA 定量申请单后续有无类似问题发生。
2. 如果现有体系文件有“病原微生物相关申请单应包括临床诊断”的相关规定，未按文件要求实施，则判定为实施性不符合，要对相关人员进一步培训，并落实病原微生物相关申请单包括临床诊断信息（包括手工填写或者信息系统获取等方式），跟踪验证传染病八项和 HBV-DNA 定量申请单后续有无类似问题发生。

纠正措施有效性评价：

1. **体系性不符合**　已制定相关文件，已进行人员培训，已落实病原微生物相关申请单包括临床诊断信息（包括手工填写或者信息系统获取等方式），已跟踪验证传染病八项和 HBV-DNA 定量申请单包括临床诊断。
2. **实施性不符合**　已进行人员培训，已落实病原微生物相关申请单包括临床诊断信息（包括手工填写或者信息系统获取等方式），已跟踪验证传染病八项和 HBV-DNA 定量申请单包括临床诊断。

见证材料：

1. 修订对“病原微生物相关申请单应包括临床诊断”有要求的体系文件（体系性不符合时）。
2. 人员培训及考核相关记录。
3. 已落实病原微生物相关申请单包括临床诊断信息（包括手工填写或者信息系统获取等方式）的相关资料（如照片或截图等）。
4. 后续验证传染病八项和 HBV-DNA 定量申请单包括临床诊断信息的资料（如照片或截图等）。

案例分析 57

不符合项事实描述：

现场观察肛肠科患者宋某某（ID 号 0000124693）2021 年 3 月 26 日 7:32 采集血常规标本 1 份，与 LIS 系统显示的采集时间 2021 年 3 月 25 日 22:50:33 不一致。

不符合工作：检验前过程。

原因分析思路：

该标本的采集时间为非真实采集时间，这是工作人员在操作过程中未落实工作制度导致的。临床科室主管部门应监督工作制度的落实。实验室有责任加强临床标本采集指导的培训和监督。

纠正措施：

1. 与临床科室主管部门进行沟通，要求加强标本采集人员培训。
2. 实验室主动走访临床科室，针对标本采集做相应指导。
3. 实验室采取拒收超时标本的措施（可以借助 LIS 上的时间节点做限制）。
4. 验证后续标本采集时间的情况（可以向部分患者核查标本采集时间）。

纠正措施有效性评价：

1. 已与临床科室主管部门进行沟通，已加强标本采集人员培训。
2. 实验室已主动走访临床科室，针对标本采集做相应指导。
3. 实验室已采取拒收超时标本的措施（如 LIS 超时拒收功能已设置完善）。
4. 已验证后续标本采集时间为真实时间。

见证材料：

1. 与临床科室主管部门进行沟通，培训标本采集人员的记录。
2. 实验室主动走访临床科室，针对标本采集做相应指导的记录。
3. 实验室采取拒收超时标本措施（如 LIS 超时拒收功能已设置完善）的资料（如照片）。
4. 验证后续标本采集时间为真实时间（如向患者核查标本采集时间）的资料（如记录或照片）。

案例分析 58

不符合项事实描述：

肛肠科现场观察发现 2021 年 3 月 26 日 7:15 患者陈某某血标本（血常规管、生化管、凝血管、血沉管）与医院中央运输队标本转运员杨某某（无工号）交接时，未进行标本核对和交接时间确认。

不符合工作：检验前过程。

原因分析思路：

1. 实验室是否制定了文件化程序以规定标本交接时需要核对标本数量和时间。
2. 制定了文件化程序，是否按文件要求实施。

纠正措施：

1. 查看体系文件，如果现有体系文件无“标本交接时需要核对标本数量和时间”的相关规定，则判定为体系性不符合，要进行体系文件修订，对相关人员进行培训，落实标本交接时核对标本数量和时间并记录（可以借助手工登记或信息系统登记），跟踪验证后续有无类似问题发生。
2. 如果现有体系文件有“标本交接时需要核对标本数量和时间”的相关规定，未按文件要求实施，则判定为实施性不符合，要对相关人员进一步培训，落实标本交接时核对标本数量和时间并记录（可以借助手工登记或信息系统登记），跟踪验证后续有无类似问题发生。

纠正措施有效性评价：

1. **体系性不符合**　已制定相关文件，已进行人员培训，已落实标本交接时核对标本数量和时间并记录（手工登记或信息系统登记），已验证后续标本有数量和时间的交接。
2. **实施性不符合**　已进行人员培训，已落实标本交接时核对标本数量和时间并记录（手工登记或信息系统登记），已验证后续标本有数量和时间的交接。

见证材料：

1. 修订后对“标本交接时需要核对标本数量和时间”有要求的体系文件（体系性不符合时）。
2. 人员培训及考核相关记录。
3. 标本交接时核对标本数量和时间的相关资料（制作的手工登记表或系统有登记功能的界面）。
4. 验证后续标本有数量和时间交接的相关资料（手工记录或系统记录）。

案例分析 59

不符合项事实描述：

在检验科 LIS 系统中记录的标本运送时间有大于《标本采集手册》中要求送检时间的情况，如：《标本采集手册》中要求痰培养应在标本采集 2 小时内送检，查阅 LIS 标本送检情况，发现 2021 年 1 月 31 日，编号为 21020101 的标本采集时间为 2021 年 1 月 31 日 22:48，送检时间是 2021 年 2 月 1 日 3:07。对于此类情况，实验室未在最终报告中给出警示。

不符合工作：检验前过程、结果报告。

原因分析思路：

1. 实验室是否制定了文件化程序以规定“标本送检时间超时后的处理措施”（包括标本送检时间超时是作为不合格标本处理还是做让步检验。如果在进行让步检验后所出具的报告中是否有给出规范警示的要求）。
2. 制定了文件化程序，是否按文件要求实施。

纠正措施：

1. 查看体系文件，如果现有体系文件无“标本送检时间超时后的处理措施”的相关规定（包括标本送检时间超时是作为不合格标本处理还是做让步检验。如果在进行让步检验后所出具的报告中是否有给出规范警示的要求），则判定为体系性不符合。要进行体系文件修订，对实验室人员培训标本接收和报告的内容，对临床和运送人员培训检验前标本采集和运送内容，落实痰培养标本送检超时后的规范处理（如果是不合格标本，则完成不合格标本处理的流程。如果是让步检验，则在报告中要有规范的警示，比如“标本超过规定送检时间，该结果请结合临床考虑！”“标本取材欠佳，请结合临床考虑！”等），跟踪验证后续有无类似问题发生。
2. 如果现有体系文件有“标本送检时间超时后的处理措施”的相关规定（包括标本送检时间超时是作为不合格标本处理还是做让步检验。在进行让步检验后所出具的报告中是否有给出规范警示的要求），则判定为实施性不符合。要对相关人员进一步培训，对实验室人员培训标本接收和报告的内容，对临床和运送人员培训检验前标本采集和运送内容，落实痰培养标本送检超时后的规范处理（如果是不合格标本，则完成不合格标本处理的流程。如果是让步检验，则在报告中要有规范的警示，比如“标本超过规定送检时间，该结果请结合临床考虑！”“标本取材欠佳，请结合临床考虑！”等），跟踪验证后续有无类似问题发生。

纠正措施有效性评价：

1. **体系性不符合** 已修订相关文件，已组织实验室人员培训标本接收和报告的内容，已组织临床和运送人员培训检验前标本采集和运送内容，已落实痰培养标本送检超时后的规范处理（如果是不合格标本，则完成不合格标本处理的流程。如果是让步检验，则在报告中要有规范的警示，比如“标本超过规定送检时间，该结果请结合临床考虑！”“标本取材欠佳，请结合临床考虑！”等），已跟踪验证后续无类似问题发生。
2. **实施性不符合** 已进行人员培训，已组织实验室人员培训标本接收和报告的内容，已组织临床和运送人员培训检验前标本采集和运送内容，已落实痰培养标本送检超时后的规范处理（如果是不合格标本，则完成不合格标本处理的流程。如果是让步检验，则在报告中要有规范的警示，比如“标本超过规定送检时间，该结果请结合临床考虑！”“标本取材欠佳，请结合临床考虑！”等），已跟踪验证后续无类似问题发生。

见证材料：

1. 修订后对“标本送检时间超时后的处理措施”有要求的体系文件（体系性不符合时）。
2. 实验室人员培训及考核相关记录。
3. 临床和运送人员培训及考核相关记录。
4. 痰培养标本送检超时后的规范处理资料（如果是不合格标本，则完成不合格标本处理的流程记录。如果是让步检验，则在报告中有规范的警示，比如“标本超过规定送检时间，该结果请结合临床考虑！”“标本取材欠佳，请结合临床考虑！”等）。
5. 后续验证标本送检时间超时后的规范处理措施资料（如记录、照片或报告截图）。

案例分析 60

不符合项事实描述：

现场查阅免疫组梅毒项目手工录入数据，实验室不能提供对信息系统传输一致性的核查记录。

不符合工作： 实验室信息管理。

原因分析思路：

1. 实验室是否制定了文件化程序以规定手工录入项目应进行定期验证。
2. 制定了文件化程序，是否按文件要求实施。

纠正措施：

1. 查看体系文件，如果现有体系文件无“手工录入项目应进行定期验证”的相关规定，则判定为体系性不符合，要进行体系文件修订，对相关人员进行培训，并落实梅毒手工录入结果与仪器结果一致性的验证，跟踪验证其他项目有无类似问题发生。
2. 如果现有体系文件有“手工录入项目应进行定期验证”的相关规定，未按文件要求实施，则判定为实施性不符合，要对相关人员进一步培训，并落实梅毒手工录入结果与仪器结果一致性的验证，跟踪验证其他项目有无类似问题发生。

纠正措施有效性评价：

1. **体系性不符合** 已制定相关文件，已进行人员培训，已落实梅毒手工录入结果与仪器结果一致性的验证，已落实其他项目数据验证按照修订文件要求执行。
2. **实施性不符合** 已进行人员培训，已落实梅毒手工录入结果与仪器结果一致性的验证，已落实其他项目数据验证按照文件要求执行。

见证材料：

1. 修订后对“手工录入项目应进行定期验证”有要求的体系文件（体系性不符合时）。
2. 人员培训及考核相关记录。
3. 梅毒手工录入结果与仪器结果一致性的验证的相关记录。
4. 其他项目数据验证按照文件要求执行的相关记录（适用时）。

案例分析 61

不符合项事实描述：

现场查看纯水设备使用维护记录表，引用的水质标准不能满足罗氏 C702 全自动生化分析仪对水质的要求。

不符合工作： 设施和环境条件。

原因分析思路：

值得注意的是该不符合项首要问题为引用的水质标准不满足要求，而不是水质不能满足要求。但我们要考虑在引用新的水质标准后纯水机的水质能否达到新的要求，如果不能达到新的要求则需要采取相应的措施。在进行原因分析时还是要考虑是体系性不符合还是实施性不符合：

1. 实验室是否制定了文件化程序以规定引用的水质标准要满足仪器对水质的需求。
2. 制定了文件化程序，是否按文件要求实施。

纠正措施：

1. 查看体系文件，如果现有体系文件无“引用的水质标准要满足仪器对水质需求”的相关规定，则判定为体系性不符合。要进行体系文件修订，对相关人员进行培训，落实新的水质标准能满足罗氏 C702 全自动生化分析仪，评估现有纯水机的水质能否达到新的标准，如果现有纯水机的水质不能达到新的水质标准则需要进行处理（维修或更换纯水机），评估引用新的水质标准后对检测结果的影响，验证新的水质标准能否满足其他仪器对水质的要求。
2. 如果现有体系文件有“引用的水质标准要满足仪器对水质需求”的相关规定，未按文件要求实施，则判定为实施性不符合。要对相关人员进一步培训，落实新的水质标准能满足罗氏 C702 全自动生化分析仪，评估现有纯水机的水质能否达到新的标准，如果现有纯水机的水质不能达到新的水质标准则需要进行处理（维修或更换纯水机），评估引用新的水质标准后对检测结果的影响，验证新的水质标准能否满足其他仪器对水质的要求。

纠正措施有效性评价：

1. **体系性不符合**　已修订相关文件和记录，已进行人员培训，已落实新的水质标准能满足罗氏 C702 全自动生化分析仪，已评估现有纯水机的水质能否达到新的标准，已对纯水机进行处理（维修或更换纯水机）（如需要），已评估引用新的水质标准后对检测结果的影响，已验证新的水质标准能满足其他仪器对水质的要求。
2. **实施性不符合**　已进行人员培训，已落实新的水质标准能满足罗氏 C702 全自动生化分析仪，已评估现有纯水机的水质能否达到新的标准，已对纯水机进行处理（维修或更换纯水机）（如需要），已评估引用新的水质标准后对检测结果的影响，已验证新的水质标准能满足其他仪器对水质的要求。

见证材料：

1. 修订后的体系文件（体系性不符合时）。
2. 修改后的记录。
3. 人员培训及考核相关记录。
4. 评估现有纯水机的水质能否达到新标准的相关记录。
5. 对纯水机进行处理（维修或更换纯水机）的记录（适用时）。
6. 评估引用新的水质标准后对检测结果影响的记录。
7. 验证新的水质标准能满足其他仪器对水质要求的资料（如照片）（适用时）。

案例分析 62

不符合项事实描述：

实验室提供不出外源性文件清单及相关记录。

不符合工作： 文件控制。

原因分析思路：

1. 实验室是否制定了文件化程序以规定外来文件的范围和管理。
2. 制定了文件化程序，是否按文件要求实施。

纠正措施：

1. 查看体系文件，如果现有体系文件无“外来文件的范围和管理”的相关规定，则判定为体系性不符合，要进行体系文件修订，对相关人员进行培训，并落实外来文件的管理（完善外来文件纳入、运用、废止全流程管理），跟踪验证后续外来文件是否按照要求管理。
2. 如果现有体系文件有“外来文件的范围和管理”的相关规定，未按文件要求实施，则判定为实施性不符合，要对相关人员进一步培训，并落实外来文件的管理（完善外来文件纳入、运用、废止全流程管理），跟踪验证后续外来文件是否按照要求管理。

纠正措施有效性评价：

1. **体系性不符合** 已制定相关文件，已进行人员培训，已落实外来文件的管理，已验证后续外来文件按照要求管理。
2. **实施性不符合** 已进行人员培训，已落实外来文件的管理，已验证后续外来文件按照要求管理。

见证材料：

1. 修订后对“外来文件的范围和管理”有要求的体系文件（体系性不符合时）。
2. 人员培训及考核相关记录。
3. 外来文件的清单及相关记录。
4. 后续外来文件按照要求管理的相关记录。

案例分析 63

不符合项事实描述：

实验室不能提供定期核查发放到“JN 一品社区卫生服务站”的检验结果与实验室 LIS 是否一致的记录。

不符合工作： 实验室信息管理。

原因分析思路：

1. 实验室是否制定了文件化程序以规定要定期验证区域检验合作单位检验结果与实验室 LIS 数据的一致性。
2. 制定了文件化程序，是否按文件要求实施。

纠正措施：

1. 查看体系文件，如果现有体系文件无“实验室要定期验证区域检验合作单位检验结果与实验室 LIS 数据的一致性”的相关规定，则判定为体系性不符合，要进行体系文件修订，对相关人员进行培训，验证“JN 一品社区卫生服务站”检验结果与实验室 LIS 数据的一致性，验证其他区域检验合作单位检验结果与实验室 LIS 数据的一致性（如有多个区域检验合作单位时）。
2. 如果现有体系文件有“实验室要定期验证区域检验合作单位检验结果与实验室 LIS 数据的一致性”的相关规定，未按文件要求实施，则判定为实施性不符合，要对相关人员进一步培训，验证“JN 一品社区卫生服务站”检验结果与实验室 LIS 数据的一致性，验证其他区域检验合作单位检验结果与实验室 LIS 数据的一致性（如有多个区域检验合作单位时）。

纠正措施有效性评价：

1. **体系性不符合** 已制定相关文件，已进行人员培训，已验证“JN 一品社区卫生服务站”检验结果与实验室 LIS 数据的一致性，已验证其他区域检验合作单位检验结果与实验室 LIS 数据的一致性（如有多个区域检验合作单位时）。
2. **实施性不符合** 已进行人员培训，已验证“JN 一品社区卫生服务站”检验结果与实验室 LIS 数据的一致性，已验证其他区域检验合作单位检验结果与实验室 LIS 数据的一致性（如有多个区域检验合作单位时）。

见证材料：

1. 修订后的体系文件（体系性不符合时）。
2. 人员培训及考核相关记录。
3. 验证“JN 一品社区卫生服务站”检验结果与实验室 LIS 数据一致性的相关记录。
4. 验证其他区域检验合作单位检验结果与实验室 LIS 数据一致性的相关记录（适用时）。

案例分析 64

不符合项事实描述：

抽查 2020 年 4 月深圳国赛 Aristo 全自动特定蛋白分析仪（SN：050180552）的性能验证报告，C 反应蛋白项目采用的是定值质控品进行的正确度验证。

不符合工作：性能验证。

原因分析思路：

1. 实验室是否制定了文件化程序以规定正确度验证的要求。
2. 制定了文件化程序，是否按文件要求实施。

纠正措施：

1. 查看体系文件，如果现有体系文件无“正确度验证要求”的相关规定，则判定为体系性不符合，要进行体系文件修订，对相关人员进行培训，重新验证深圳国赛 Aristo 全自动特定蛋白分析仪（SN：050180552）C 反应蛋白的正确度，跟踪验证其他项目正确度验证有无类似问题发生。
2. 如果现有体系文件有“正确度验证要求”的相关规定，未按文件要求实施，则判定为实施性不符合，要对相关人员进一步培训，重新验证深圳国赛 Aristo 全自动特定蛋白分析仪（SN：050180552）C 反应蛋白的正确度，跟踪验证其他项目正确度验证有无类似问题发生。

纠正措施有效性评价：

1. **体系性不符合** 已制定相关文件，已进行人员培训，已重新验证深圳国赛 Aristo 全自动特定蛋白分析仪（SN：050180552）C 反应蛋白的正确度，已落实其他项目正确度验证按照修订文件要求执行。
2. **实施性不符合** 已进行人员培训，已重新验证深圳国赛 Aristo 全自动特定蛋白分析仪（SN：050180552）C 反应蛋白的正确度，已落实其他项目正确度验证按照文件要求执行。

见证材料：

1. 修订后的体系文件（体系性不符合时）。
2. 人员培训及考核相关记录。
3. 深圳国赛 Aristo 全自动特定蛋白分析仪（SN：050180552）C 反应蛋白正确度验证的相关记录。
4. 其他项目正确度验证按照文件要求执行的相关记录（适用时）。

案例分析 65

不符合项事实描述：

查看贝克曼 AU5811（序列号：2019064608，YQSH03）全自动生化分析仪 ALT 项目于 2021 年 4 月 20 日定标之后，至 2021 年 6 月 30 日期间未定标，超出试剂说明书建议定标间隔不超过 30 天的要求，实验室不能提供延长定标周期的评估证据。

不符合工作：计量学溯源。

原因分析思路：

1. 实验室是否制定了文件化程序以规定“检验项目的校准周期”。
2. 制定了文件化程序，是否按文件要求实施。

纠正措施：

1. 查看体系文件，如果现有体系文件无“检验项目校准周期”的相关规定，则判定为体系性不符合，要进行体系文件修订，对相关人员进行培训，并按照试剂盒说明书要求落实 ALT 校准周期（组内张贴项目校准周期或在系统中设置校准周期），验证其他项目有无类似问题发生。
2. 如果现有体系文件有“检验项目校准周期”的相关规定，未按文件要求实施，则判定为实施性不符合，要对相关人员进一步培训，并按照试剂盒说明书要求落实 ALT 校准周期（组内张贴项目校准周期或在系统中设置校准周期），验证其他项目有无类似问题发生。

纠正措施有效性评价：

1. **体系性不符合** 已制定相关文件，已进行人员培训，已按照试剂盒说明书要求落实 ALT 校准周期（组内张贴项目校准周期或在系统中设置校准周期），已落实其他项目按照修订文件执行。
2. **实施性不符合** 已进行人员培训，已按照试剂盒说明书要求落实 ALT 校准周期（组内张贴项目校准周期或在系统中设置校准周期），已落实其他项目按照文件执行。

见证材料：

1. 修订后的体系文件（体系性不符合时）。
2. 人员培训及考核相关记录。
3. 按照试剂盒说明书要求落实 ALT 校准周期的资料（组内张贴项目校准周期的截图或在系统中设置校准周期的截图）。
4. 其他项目按照文件要求执行的相关记录或截图。

案例分析 66

不符合项事实描述：

抽查 2021 年 2 月 16 日进行的 HBV-DNA 定量检测，编号 210216007 的标本采样时间为 2 月 13 日 11:47，实验室不能提供该标本离心预处理分离血清并冻存于 –20℃的记录。

不符合工作：检验前过程。

原因分析思路：

该条内容包括针对不能及时检测的 HBV-DNA 定量项目标本需要分离血清并冻存于 –20℃，其不符合的事实是未对相关操作做记录。在进行原因分析时要考虑是体系性不符合还是实施性不符合：

1. 实验室是否制定了文件化程序以规定 HBV-DNA 定量检测标本不能及时检测时离心预处理分离血清并冻存于 –20℃需要记录。
2. 制定了文件化程序，是否按文件要求实施。

纠正措施：

1. 查看体系文件，如果现有体系文件无“HBV-DNA 定量检测标本不能及时检测时离心预处理分离血清并冻存于－20℃需要记录”的相关规定，则判定为体系性不符合，要进行体系文件修订，对相关人员进行培训，并落实处理和存储记录（纸质版表格登记或信息系统中登记），跟踪验证不能及时检测的 HBV-DNA 定量检测标本按照修订文件要求执行。
2. 如果现有体系文件有“HBV-DNA 定量检测标本不能及时检测时离心预处理分离血清并冻存于－20℃需要记录”的相关规定，未按文件要求实施，则判定为实施性不符合，要对相关人员进一步培训，并落实处理和存储记录（纸质版表格登记或信息系统中登记），跟踪验证不能及时检测的 HBV-DNA 定量检测标本按照文件要求执行。

纠正措施有效性评价：

1. **体系性不符合** 已制定相关文件，已进行人员培训，已落实不能及时检测的 HBV-DNA 定量检测标本处理和存储的记录，已跟踪验证不能及时检测的 HBV-DNA 定量检测标本按照修订文件要求执行。
2. **实施性不符合** 已进行人员培训，已落实不能及时检测的 HBV-DNA 定量检测标本处理和存储的记录，已跟踪验证不能及时检测的 HBV-DNA 定量检测标本按照文件要求执行。

见证材料：

1. 修订的体系文件（体系性不符合时）。
2. 人员培训及考核相关记录。
3. 不能及时检测的 HBV-DNA 定量检测标本处理和存储的纸质版登记表格或信息系统登记的照片。
4. 跟踪验证不能及时检测的 HBV-DNA 定量检测标本按照文件要求执行的相关记录。

案例分析 67

不符合项事实描述：

抽查 HCV-Ab（丙型肝炎病毒抗体）检测体系性能验证情况，实验室提供的检出限验证值原始记录为 1.08～1.13，与试剂盒说明书声明的 1.00 不一致。

不符合工作：性能验证。

原因分析思路：

实验室对检出限验证的理解不够充分，导致该项目检出限验证时稀释的浓度不够。在进行原因分析时要考虑是体系性不符合还是实施性不符合：

1. 实验室是否制定了文件化程序以规定“免疫学定性检验程序验证检出限时使用定值标准物质的标本梯度需要稀释至厂商声明的检出限浓度”。
2. 制定了文件化程序，是否按文件要求实施。

纠正措施：

1. 查看体系文件，如果现有体系文件无“免疫学定性检验程序验证检出限时使用定值标准物质的标本梯度需要稀释至厂商声明的检出限浓度”的相关规定，则判定为体系性不符合，要进行体系文件修订，对相关人员进行培训，并重新验证 HCV-Ab 检测的检出限，验证其他免疫学定性检验是否符合要求。
2. 如果现有体系文件有“免疫学定性检验程序验证检出限时使用定值标准物质的标本梯度需要稀释至厂商声明的检出限浓度”的相关规定，未按文件要求实施，则判定为实施性不符合，要对相关人员进一步培训，并重新验证 HCV-Ab 检测的检出限，验证其他免疫学定性检验是否符合要求。

纠正措施有效性评价：

1. **体系性不符合** 已制定相关文件，已进行人员培训，已按要求重新验证 HCV-Ab 检测的检出限，已落实其他免疫学定性检验项目检出限验证按照修订文件要求执行。
2. **实施性不符合** 已进行人员培训，已按要求重新验证 HCV-Ab 检测的检出限，已落实其他免疫学定性检验项目检出限验证按照文件要求执行。

见证材料：

1. 修订后的体系文件（体系性不符合时）。
2. 人员培训及考核相关记录。
3. 重新验证 HCV-Ab 检测检出限的相关记录。
4. 其他免疫学定性检验项目检出限验证按照文件要求执行的相关记录。

案例分析 68

不符合项事实描述：

2021 年 2 月 28 日王某某性激素检验报告单黄体生成素结果为 69.08mIU/ml，超过实验室验证的 1.373 ~ 63.2mIU/ml 线性范围（厂家为 0.07 ~ 200mIU/ml），且不能提供超过线性范围上限的稀释复检记录。

不符合工作：性能验证。

原因分析思路：

1. 未制定相关临床可报告范围性能验证程序文件。
2. 实验室对黄体生成素的可报告范围验证未达到厂家声明或临床应用要求。
3. 实验室未规定在检验报告中对超出线性范围报告的结果进行解释。

纠正措施：

1. 制定实验室该项目可报告范围的性能验证 SOP 文件。
2. 对黄体生成素的可报告范围按文件要求进行验证，其他类似项目一并整改。
3. 制定结果报告及必要的解释要求。
4. 对相关检测人员、报告审核人员及报告解释人员进行 SOP 培训及考核。

纠正措施有效性评价：

1. 已制定 SOP 文件。
2. 已对相关人员进行培训与考核，并记录。
3. 已对可报告范围按文件要求进行验证，并形成性能验证报告。
4. 查看相关检验结果报告，未超范围报告结果。

见证材料：

1. SOP 文件。
2. 培训考核记录。
3. 性能验证报告。
4. 实验室出具的检验报告。

案例分析 69

不符合项事实描述：

输血科未制定疑难血型、疑难配血结果的报告和记录程序。

不符合工作：结果报告。

原因分析思路：

实验室未制定文件化程序以规定“对所有出现血型定型困难、疑难配血的标本应建立立即报告及记录程序”，这是体系性不符合。体系性不符合的主要原因之一是实验室对相关质量要求认识不充分。

纠正措施：

1. 按照输血相关质量要求立即修改体系文件内容和记录。
2. 对修改后的文件和记录进行培训。
3. 验证是否按照修订文件开展工作并记录。

纠正措施有效性评价：

1. 已按照输血相关质量要求修改体系文件内容和记录。
2. 已对修改后的文件和记录进行培训。
3. 已验证按照修订文件开展工作并记录。

见证材料:

1. 修订后的体系文件。
2. 人员培训及考核相关记录。
3. 按照修订文件开展工作的相关记录。

案例分析 70

不符合项事实描述:

质控品批号为“1006UE”的γ-谷氨酰转肽酶2021年3份室内质控图使用CV3.66%作为控制用CV，而实际累计的CV为1.82%。

不符合工作: 室内质量控制。

原因分析思路:

1. 实验室是否制定了文件化程序以规定质控变异系数制定的要求。
2. 制定了文件化程序，是否按文件要求实施。

纠正措施:

1. 查看体系文件，如果现有体系文件无“实验室质控变异系数制定要求”的相关规定，则判定为体系性不符合，要进行体系文件修订，对相关人员进行培训，并落实γ-谷氨酰转肽酶室内质控以累计值制定变异系数，验证其他项目室内质控有无类似问题发生。
2. 如果现有体系文件有“实验室质控变异系数制定要求”的相关规定，未按文件要求实施，则判定为实施性不符合，要对相关人员进一步培训，并落实γ-谷氨酰转肽酶室内质控以累计值制定变异系数，验证其他项目室内质控有无类似问题发生。

纠正措施有效性评价:

1. **体系性不符合** 已制定相关文件，已进行人员培训，已落实γ-谷氨酰转肽酶室内质控以累计值制定变异系数，已落实其他项目室内质控按照修订文件要求执行。
2. **实施性不符合** 已进行人员培训，已落实γ-谷氨酰转肽酶室内质控以累计值制定变异系数，已落实其他项目室内质控按照文件要求执行。

见证材料:

1. 修订后的体系文件（体系性不符合时）。
2. 人员培训及考核相关记录。
3. γ-谷氨酰转肽酶室内质控以累计值制定变异系数的相关记录和截图。
4. 其他项目室内质控按照文件要求执行的相关记录（适用时）。

案例分析 71

不符合项事实描述：

2020 年 7 月 26 日化学发光分析仪（编号 MY-01）HIV-Ag（P）发生 1 次 1_{3S} 失控（质控品批号 2019100100），实验室不能提供本次失控纠正措施的相应证明。

不符合工作： 室内质量控制。

原因分析思路：

1. 实验室是否制定了文件化程序以规定室内质控失控后的处理措施并记录。
2. 制定了文件化程序，是否按文件要求实施。

纠正措施：

1. 查看体系文件，如果现有体系文件无“室内质控失控后的处理措施并记录”的相关规定，则判定为体系性不符合，要进行体系文件修订，对相关人员进行培训，评估 2020 年 7 月 26 日化学发光分析仪（编号 MY-01）HIV-Ag（P）发生 1 次 1_{3S} 失控对患者检测结果的影响，跟踪验证室内质控失控后按照修订文件要求执行。
2. 如果现有体系文件有“室内质控失控后的处理措施并记录”的相关规定，未按文件要求实施，则判定为实施性不符合，要对相关人员进一步培训，评估 2020 年 7 月 26 日化学发光分析仪（编号 MY-01）HIV-Ag（P）发生 1 次 1_{3S} 失控对患者检测结果的影响，跟踪验证室内质控失控后按照文件要求执行。

纠正措施有效性评价：

1. **体系性不符合** 已制定相关文件，已进行人员培训，已评估 2020 年 7 月 26 日化学发光分析仪（编号 MY-01）HIV-Ag（P）发生 1 次 1_{3S} 失控对患者检测结果的影响，已跟踪验证室内质控失控后按照文件要求执行。
2. **实施性不符合** 已进行人员培训，已评估 2020 年 7 月 26 日化学发光分析仪（编号 MY-01）HIV-Ag（P）发生 1 次 1_{3S} 失控对患者检测结果的影响，已跟踪验证室内质控失控后按照文件要求执行。

见证材料：

1. 修订后的体系文件（体系性不符合时）。
2. 人员培训及考核相关记录。
3. 评估当日失控对患者检测结果影响的相关记录。
4. 跟踪验证室内质控按照文件要求执行的相关记录。

案例分析 72

不符合项事实描述：

2020 年 9 月 7 日化学发光分析仪（编号 SH-04）肿瘤标志物 CA19-9 发生 1 次低值质控品（批号 54671）1_{3S} 失控，实验室提供的《室内质控失控报告表》（LSTCM/JYK-CX-34/04）无原因分析、相应处理措施和组长签字。

不符合工作：室内质量控制。

原因分析思路：

根据不符合项事实描述发现实验室对室内质控失控有相应的规定，其主要问题是员工没有按照文件要求处理 CA19-9 的该次失控。该实施性不符合的原因可能有员工对体系文件不熟悉，对室内质控失控原因分析和处理认识不够或是对工作不负责任等。

纠正措施：

1. 对体系文件、室内质控相关知识的培训和考核。
2. 对员工进行职业素养的培训。
3. 评估 2020 年 9 月 7 日肿瘤标志物 CA19-9 发生 1 次低值质控品（批号 54671）1_{3S} 失控对患者检测结果的影响。
4. 跟踪验证室内质控失控后按照文件要求执行。

纠正措施有效性评价：

1. 已对体系文件、室内质控相关知识进行培训和考核。
2. 已对员工进行职业素养培训。
3. 已评估 2020 年 9 月 7 日肿瘤标志物 CA19-9 发生 1 次低值质控品（批号 54671）1_{3S} 失控对患者检测结果的影响
4. 已跟踪验证室内质控失控后按照文件要求执行。

见证材料：

1. 体系文件、室内质控相关知识培训和考核的相关记录。
2. 对员工进行职业素养培训的照片。
3. 评估 2020 年 9 月 7 日肿瘤标志物 CA19-9 发生 1 次低值质控品（批号 54671）1_{3S} 失控对患者检测结果的影响的记录。
4. 跟踪验证室内质控失控后按照文件要求执行的记录。

案例分析 73

不符合项事实描述：

输血科《室内质量控制操作程序》（LSTCM/JYK-SOP-SX-1018）中未规定质控靶值和控制限的确定方法。

不符合工作： 室内质量控制。

原因分析思路：

输血科未制定文件化程序以规定“质控靶值和控制限的确定方法”，这是体系性不符合。体系性不符合的主要原因之一是实验室对相关质量要求认识不充分。

纠正措施：

1. 按照输血相关质量要求立即修改体系文件内容和记录。
2. 对修改后的文件和记录进行培训。
3. 验证是否按照修订文件开展工作并记录。

纠正措施有效性评价：

1. 已按照输血相关质量要求修改体系文件内容和记录。
2. 已对修改后的文件和记录进行培训。。
3. 已验证按照修订文件开展工作并记录。

见证材料：

1. 修订后的体系文件。
2. 人员培训及考核相关记录。
3. 按照修订文件开展工作的相关记录。

案例分析 74

不符合项事实描述：

2020 年 11 月 24 日实验室 PT 由旧批号 565658 更换为新批号 565696 的 PT 试剂，未进行参考区间适用性的评价。

不符合工作： 生物参考区间。

原因分析思路：

1. 实验室是否制定了文件化程序以规定出凝血检验项目更换新批号试剂时需要评估参考区间适用性。
2. 制定了文件化程序，是否按文件要求实施。

纠正措施：

1. 查看体系文件，如果现有体系文件无“出凝血检验项目更换新批号试剂时需要评估参考区间适用性”的相关规定（如试剂敏感度差异明显，应重新验证生物参考区间；试剂敏感度接近时，可使用5份健康人标本进行结果比对，以确认参考区间的适用性），则判定为体系性不符合。要进行体系文件修订，对相关人员进行培训，评估PT更换新批号后参考区间的适宜性（依据PT试剂敏感度不同而采取不同的评估方法），验证出凝血其他项目有无类似问题发生。
2. 如果现有体系文件有“出凝血检验项目更换新批号试剂时需要评估参考区间适用性”的相关规定（如试剂敏感度差异明显，应重新验证生物参考区间；试剂敏感度接近时，可使用5份健康人标本进行结果比对，以确认参考区间的适用性），未按文件要求实施，则判定为实施性不符合。要对相关人员进一步培训，评估PT更换新批号后参考区间的适宜性（依据PT试剂敏感度不同而采取不同的评估方法），验证出凝血其他项目有无类似问题发生。

纠正措施有效性评价：

1. **体系性不符合** 已制定相关文件，已进行人员培训，已评估PT更换新批号后参考区间的适宜性，已落实出凝血其他项目按照修订文件要求执行。
2. **实施性不符合** 已进行人员培训，已评估PT更换新批号后参考区间的适宜性，已落实出凝血其他项目按照文件要求执行。

见证材料：

1. 修订后的体系文件（体系性不符合时）。
2. 人员培训及考核相关记录。
3. PT更换新批号后参考区间适宜性的评估记录（依据PT试剂敏感度不同而提供不同的评估记录）。
4. 出凝血其他项目按照文件要求执行的相关记录。

（陈曲波　邓荣春　韩呈武　李增山　王利新　解春宝　杨　冀　杨大干　周华友）

附录

一、相关的法律法规名录

（一）通用法典

《中华人民共和国民法典》（2020 年）

（二）医政部分

1. 《医疗机构管理条例》（2022 年修订）
2. 《医疗机构管理条例实施细则》（2022 年修订）
3. 《中外合资、合作医疗机构管理办法》（2000 年）
4. 《医疗机构基本标准》（2017 年修订）
5. 《中华人民共和国医师法》（2022 年）
6. 《医师资格考试暂行办法》（2022 年）
7. 《医师资格考试报名资格规定》（2014 年修订）
8. 《传统医学师承和确有专长人员医师资格考核考试暂行办法》（2006 年）
9. 《具有医学专业技术职务任职资格人员认定医师资格及执业注册办法》（1999 年）
10. 《医师执业注册管理办法》（2017 年）
11. 《关于医师执业注册中执业范围的暂行规定》（2001 年）
12. 《医师资格考试违纪违规处理规定》（2014 年）
13. 《中华人民共和国护士管理办法》（1993 年）
14. 《中华人民共和国护士管理条例》（2008 年）
15. 《医疗美容服务管理办法》（2016 年修订）
16. 卫生部关于印发《美容医疗机构、医疗美容科（室）基本标准（试行）》的通知（2002 年）
17. 卫生部办公厅印发《医疗美容项目分级管理目录》（2022 年修订）
18. 《医疗机构临床实验室管理办法》（2020 年修订）
19. 《医疗广告管理办法》（2019 年修订）

20.《医疗纠纷预防和处理条例》(2018 年)

21.《外国医师来华短期行医暂行管理办法》(2020 年修订)

22.《医疗机构临床基因扩增检验实验室管理办法》(2010 年)

23.《中华人民共和国处方管理办法》(2007 年)

(三)基层卫生与妇幼保健管理

1.《乡村医生从业管理条例》(2004 年)

2.《中华人民共和国母婴保健法实施办法》(2022 年修订)

3.《母婴保健专项技术服务许可及人员资格管理办法》(2019 年修订)

4.《中华人民共和国人类遗传资源管理条例》(2019 年)

5.《禁止非医学需要的胎儿性别鉴定和选择性别人工终止妊娠的规定》(2016 年)

6.《母婴保健医学技术鉴定管理办法》(1995 年)

7.《产前诊断技术管理办法》(2019 年修订)

8.《婚前保健工作规范(修订)》(2002 年)

9.《人类辅助生殖技术管理办法》(2001 年)

10.《人类精子库管理办法》(2001 年)

(四)采供血液(浆)管理

1.《中华人民共和国献血法》(1997 年)

2.《血液制品管理条例》(2016 年修订)

3.《血站管理办法》(2017 年修订)

4.《血站基本标准》(2001 年)

5.《医疗机构临床用血管理办法》(2012 年)

6.《临床输血技术规范》(2020 年修订)

7.《脐带血造血干细胞库管理办法》(1999 年)

8.《脐带血造血干细胞库设置管理规范》(2017 年)

9.《中国造血干细胞捐献者资料库管理办法(试行)》(2003 年)

10.《生物制品批签发管理办法》(2020 年)

11.《生物制品管理规定》(1993 年)

12.《关于加强生物制品和血液制品管理的规定(试行)》(1982 年)

13.《献血者健康检查要求》(2011 年)

（五）传染病防治管理

1. 《中华人民共和国传染病防治法》（2020 年修订）
2. 《医疗废物管理条例》（2011 年修订）
3. 《医疗废物分类目录》（2003 年）
4. 《医疗卫生机构医疗废物管理办法》（2003 年）
5. 《医疗废物管理行政处罚办法》（2010 年）
6. 《医疗器械监督管理条例》（2021 年）
7. 《医院消毒供应室验收标准（试行）》（1988 年）
8. 《人间传染的病原微生物菌（毒）种保藏机构管理办法》（2009 年）
9. 《传染性非典型肺炎病毒的毒种保存、使用和感染动物模型的暂行管理办法》（2003 年）
10. 《病原微生物实验室生物安全管理条例》（2004 年）

二、现行医疗相关的国家标准、行业标准名录

（一）GB 文件目录

1. GB 8599—2008《大型蒸汽灭菌器技术要求　自动控制型》（2008 年）
2. GB 14232.1—2020《人体血液及血液成分袋式塑料容器　第 1 部分：传统型血袋》（2020 年）
3. GB 14232.3—2011《人体血液及血液成分袋式塑料容器　第 3 部分：含特殊组件的血袋系统》（2011 年）
4. GB 14232.4—2021《人体血液及血液成分袋式塑料容器　第 4 部分：含特殊组件的单采血袋系统》（2021 年）
5. GB 15982—2012《医院消毒卫生标准》（2012 年）
6. GB 18467—2011《献血者健康检查要求》（2011 年）
7. GB 18469—2012《全血及成分血质量要求》（2012 年）
8. GB 19489—2008《实验室　生物安全通用要求》（2008 年）
9. GB 19781—2005《医学实验室　安全要求》（2005 年）
10. GB 27421—2015《移动式实验室　生物安全要求》（2015 年）
11. GB/T 20468—2006《临床实验室定量测定室内质量控制指南》（2006 年）
12. GB/T 20469—2006《临床实验室设计总则》（2006 年）
13. GB/T 20470—2006《临床实验室室间质量评价要求》（2006 年）

14. GB/T 21919—2022《检验医学　参考测量实验室的要求》(2022 年)
15. GB/T 22576.1—2018《医学实验室　质量和能力的要求　第 1 部分：通用要求》(2018 年)
16. GB/T 22576.2—2021《医学实验室　质量和能力的要求　第 2 部分：临床血液学检验领域的要求》(2021 年)
17. GB/T 22576.3—2021《医学实验室　质量和能力的要求　第 3 部分：尿液检验领域的要求》(2021 年)
18. GB/T 22576.4—2021《医学实验室　质量和能力的要求　第 4 部分：临床化学检验领域的要求》(2021 年)
19. GB/T 22576.5—2021《医学实验室　质量和能力的要求　第 5 部分：临床免疫学检验领域的要求》(2021 年)
20. GB/T 22576.6—2021《医学实验室　质量和能力的要求　第 6 部分：临床微生物学检验领域的要求》(2021 年)
21. GB/T 22576.7—2021《医学实验室　质量和能力的要求　第 7 部分：输血医学领域的要求》(2021 年)
22. GB/T 26124—2011《临床化学体外诊断试剂(盒)》(2011 年)
23. GB/T 19634—2021《体外诊断检验系统　自测用血糖监测系统通用技术条件》(2021 年)
24. GB/T 19702—2021《体外诊断医疗器械　生物源性样品中量的测量　参考测量程序的表述和内容的要求》(2021 年)
25. GB/T 19703—2020《体外诊断医疗器械　生物源性样品中量的测量　有证参考物质及支持文件内容的要求》(2020 年)
26. GB/T 21415—2008《体外诊断医疗器械　生物源性样品中量的测量　校准品和控制物质赋值的计量学溯源性》(2008 年)
27. GB/T 29791.1—2013《体外诊断医疗器械　制造商提供的信息(标示)第 1 部分：术语、定义和通用要求》(2013 年)
28. GB/T 29791.2—2013《体外诊断医疗器械　制造商提供的信息(标示)第 2 部分：专业用体外诊断试剂》(2013 年)
29. GB/T 29791.3—2013《体外诊断医疗器械　制造商提供的信息(标示)第 3 部分：专业用体外诊断仪器》(2013 年)
30. GB/T 29791.4—2013《体外诊断医疗器械　制造商提供的信息(标示)第

4 部分：自测用体外诊断试剂》（2013 年）

31. GB/T 29791.5—2013《体外诊断医疗器械　制造商提供的信息（标示）第 5 部分：自测用体外诊断仪器》（2013 年）
32. GB/T 40966—2021《新型冠状病毒抗原检测试剂盒质量评价要求》（2021 年）
33. GB/T 40982—2021《新型冠状病毒核酸检测试剂盒质量评价要求》（2021 年）
34. GB/T 40983—2021《新型冠状病毒 IgG 抗体检测试剂盒质量评价要求》（2021 年）
35. GB/T 40984—2021《新型冠状病毒 IgM 抗体检测试剂盒质量评价要求》（2021 年）
36. GB/T 40999—2021《新型冠状病毒抗体检测试剂盒质量评价要求》（2021 年）
37. GB/T 40672—2021《临床实验室检验　抗菌剂敏感试验脱水 MH 琼脂和肉汤可接受批标准》（2021 年）
38. GB/T 36136—2018《结核分枝杆菌耐药基因芯片检测基本要求》（2021 年）
39. GB/T 14232.2—2015《人体血液及血液成分袋式塑料容器　第 2 部分：用于标签和使用说明书的图形符号》（2015 年）
40. GB/T 27418—2017《测量不确定度评定和表示》（2017 年）
41. GB/T 27419—2018《测量不确定度评定和表示　补充文件 1 基于蒙特卡洛方法的分布传播》（2018 年）
42. GB/T 27420—2018《合格评定　生物样本测量不确定度评定与表示应用指南》（2018 年）
43. GB/T 19011—2021《管理体系审核指南》（2021 年）
44. GB/Z 27427—2022《实验室仪器设备管理指南》（2022 年）
45. GB 41918—2022《生物安全柜》（2022 年）

（二）WS 文件目录

1. WS/T 203—2020《输血医学术语》
2. WS/T 220—2021《凝血因子活性测定技术标准》
3. WS/T 224—2018《真空采血管的性能验证》
4. WS/T 225—2002《临床化学检验血液标本的收集与处理》

5. WS/T 227—2002《临床检验操作规程编写要求》
6. WS/T 229—2002《尿液物理学、化学及沉渣分析》
7. WS/T 230—2002《临床诊断中聚合酶链反应（PCR）技术的应用》
8. WS/T 231—2002《用于纸片扩散法抗生素敏感试验的脱水 Mueller-Hinton 的琼脂的检验规程》
9. WS 233—2017《病原微生物实验室生物安全通用准则》
10. WS/T 244—2005《血小板计数参考方法》
11. WS/T 245—2005《红细胞和白细胞计数参考方法》
12. WS/T 246—2005《白细胞分类计数参考方法》
13. WS 315—2010《人间传染的病原微生物菌（毒）种保藏机构设置技术规范》
14. WS/T 341—2011《血红蛋白测定参考方法》
15. WS/T 342—2011《红细胞比容测定参考方法》
16. WS/T 343—2011《红细胞沉降率测定参考方法》
17. WS/T 344—2011《出血时间测定要求》
18. WS/T 346—2011《网织红细胞计数的参考方法》
19. WS/T 347—2011《血细胞分析的校准指南》
20. WS/T 348—2011《尿液标本的收集及处理指南》
21. WS/T 349—2011《α- 淀粉酶催化活性浓度测定参考方法》
22. WS/T 351—2011《碱性磷酸酶（ALP）催化活性浓度测定参考方法》
23. WS/T 356—2011《基质效应与互通性评估指南》
24. WS/T 359—2011《血浆凝固实验血液标本的采集及处理指南》
25. WS/T 360—2011《流式细胞术检测外周血淋巴细胞亚群指南》
26. WS/T 361—2011《乳酸脱氢酶催化活性浓度测定参考方法》
27. WS 399—2012《血液储存要求》
28. WS/T 400—2012《血液运输要求》
29. WS/T 402—2012《临床实验室检验项目参考区间的制定》
30. WS/T 403—2012《临床生物化学检验常规分析质量指标》
31. WS/T 404.1—2012《临床常用生化检验项目参考区间　第 1 部分：血清丙氨酸氨基转移酶、天门冬氨酸氨基转移酶、碱性磷酸酶、γ- 谷氨酰基转移酶》

32. WS/T 404.2—2012《临床常用生化检验项目参考区间　第2部分：血清总蛋白、白蛋白》
33. WS/T 404.3—2012《临床常用生化检验项目参考区间　第3部分：血清钾、钠、氯》
34. WS/T 404.4—2018《临床常用生化检验项目参考区间　第4部分：血清总胆红素、直接胆红素》
35. WS/T 404.5—2015《临床常用生化检验项目参考区间　第5部分：血清尿素、肌酐》
36. WS/T 404.6—2015《临床常用生化检验项目参考区间　第6部分：血清总钙、无机磷、镁、铁》
37. WS/T 404.7—2015《临床常用生化检验项目参考区间　第7部分：血清乳酸脱氢酶、肌酸激酶》
38. WS/T 404.8—2015《临床常用生化检验项目参考区间　第8部分：血清淀粉酶》
39. WS/T 404.9—2018《临床常用生化检验项目参考区间　第9部分：血清C-反应蛋白、前白蛋白、转铁蛋白、β2-微球蛋白》
40. WS/T 404.10—2022《临床常用生化检验项目参考区间第10部分：血清三碘甲状腺原氨酸、甲状腺素、游离三碘甲状腺原氨酸、游离甲状腺素、促甲状腺激素》
41. WS/T 405—2012《血细胞分析参考区间》
42. WS/T 406—2012《临床血液学检验常规项目分析质量要求》
43. WS/T 407—2012《医疗机构内定量检验结果的可比性验证指南》
44. WS/T 408—2012《临床化学设备线性评价指南》
45. WS/T 409—2013《临床检测方法总分析误差的确定》
46. WS/T 413—2013《血清肌酐测定参考方法　同位素稀释液相色谱串联质谱法》
47. WS/T 414—2013《室间质量评价结果应用指南》
48. WS/T 415—2013《无室间质量评价时实验室检测评估方法》
49. WST 416—2013《干扰实验指南》
50. WST 417—2013《γ-谷氨酰基转移酶催化活性浓度测定参考方法》
51. WST 418—2013《受委托临床实验室选择指南》

52. WST 420—2013《临床实验室对商品定量试剂盒分析性能的评估》
53. WS/T 442—2014《临床实验室生物安全指南》
54. WS/T 459—2018《常用血清肿瘤标志物检测的临床应用和质量管理》
55. WS/T 461—2015《糖化血红蛋白检测》
56. WS/T 477—2015《D- 二聚体定量检测》
57. WS/T 491—2016《梅毒非特异性抗体检测操作指南》
58. WS/T 492—2016《临床检验定量测定项目精密度与正确度性能验证》
59. WS/T 493—2017《酶学参考实验室参考方法测定不确定度评定指南》
60. WS/T 494—2017《临床定性免疫检验重要常规项目分析质量要求》
61. WS/T 496—2017《临床实验室质量指标》
62. WS/T 497—2017《侵袭性真菌病临床实验室诊断操作指南》
63. WS/T 498—2017《细菌性腹泻临床实验室诊断操作指南》
64. WS/T 499—2017《下呼吸道感染细菌培养操作指南》
65. WS/T 503—2017《临床微生物实验室血培养操作规范》
66. WS/T 505—2017《定性测定性能评价指南》
67. WS/T 514—2017《临床检验方法检出能力的确立和验证》
68. WS/T 550—2017《全血及成分血质量监测指南》
69. WS/T 569—2017《疟原虫检测　血涂片镜检法》
70. WS/T 573—2018《感染性疾病免疫测定程序及结果报告》
71. WS/T 574—2018《临床实验室试剂用纯化水》
72. WS/T 616—2018《临床实验室定量检验结果的自动审核》
73. WS/T 617—2018《天门冬氨酸氨基转移酶催化活性浓度参考测量程序》
74. WS/T 623—2018《全血和成分血使用》
75. WS/T 624—2018《输血反应分类》
76. WS/T 639—2018《抗菌药物敏感性试验的技术要求》
77. WS/T 640—2018《临床微生物学检验样本的采集和转运》
78. WS/T 641—2018《临床检验定量测定室内质量控制》
79. WS/T 644—2018《临床检验室间质量评价》
80. WS/T 645.1—2018《临床常用免疫学检验项目参考区间　第 1 部分：血清免疫球蛋白 G、免疫球蛋白 A、免疫球蛋白 M、补体 3、补体 4》
81. WS/T 645.2—2018《临床常用免疫学检验项目参考区间　第 2 部分：血清

甲胎蛋白、癌胚抗原、糖链抗原 19-9、糖链抗原 15-3、糖链抗原 125》

82. WS/T 661—2020《静脉血液标本采集指南》
83. WS/T 662—2020《临床体液检验技术要求》
84. WS/T 775—2021《新型冠状病毒消毒效果实验室评价标准》
85. WS/T 779—2021《儿童血细胞分析参考区间》
86. WS/T 780—2021《儿童临床常用生化检验项目参考区间》
87. WS/T 781—2021《便携式血糖仪临床操作和质量管理指南》
88. WS/T 783—2021《血清中碘的测定标准　电感耦合等离子体质谱法》
89. WS/T 785—2021《人类白细胞抗原基因分型检测系统技术标准》
90. WS/T 792—2021《日本血吸虫抗体检测标准　酶联免疫吸附试验法》
91. WS/T 804—2022《临床化学检验基本技术标准》
92. WS/T 805—2022《临床微生物检验基本技术标准》
93. WS/T 806—2022《临床血液与体液检验基本技术标准》
94. WS/T 807—2022《临床微生物培养、鉴定和药敏检测系统的性能验证》
95. WB/T 1116—2020《体外诊断试剂温控物流服务规范》

（三）YY 文件目录

1. YY/T 0014—2005《半自动生化分析仪》
2. YY/T 0638—2008《体外诊断医疗器械　生物样品中量的测量　校准品和控制物质中酶催化浓度赋值的计量学溯源性》
3. YY/T 0654—2017《全自动生化分析仪》
4. YY/T 0655—2008《干式化学分析仪》
5. YY/T 1150—2009《血红蛋白干化学测试系统通用技术要求》
6. YY/T 1160—2021《癌胚抗原（CEA）测定试剂盒》
7. YY/T 1161—2009《肿瘤相关抗原 CA125 定量测定试剂（盒）（化学发光免疫分析法）》
8. YY/T 1162—2009《甲胎蛋白（AFP）定量测定试剂（盒）（化学发光免疫分析法）》
9. YY/T 1163—2009《总前列腺特异性抗原（t-PSA）定量测定试剂（盒）（化学发光免疫分析法）》
10. YY/T 1164—2021《人绒毛膜促性腺激素（HCG）检测试剂盒（胶体金免疫层析法）》

11. YY/T 1165—2009《沙保弱琼脂培养基》
12. YY/T 1166—2009《淋球菌琼脂基础培养基》
13. YY/T 1167—2009《厌氧血琼脂基础培养基》
14. YY/T 1168—2009《巧克力琼脂基础培养基》
15. YY/T 1169—2009《麦康凯琼脂培养基》
16. YY/T 1170—2009《碱性蛋白胨水培养基》
17. YY/T 1171—2009《改良罗氏基础培养基》
18. YY/T 1172—2010《医学实验室质量管理术语》
19. YY/T 1173—2010《聚合酶链反应分析仪》
20. YY/T 1174—2010《半自动化学发光免疫分析仪》
21. YY/T 1175—2010《肿瘤标志物定量测定试剂（盒）化学发光免疫分析法》
22. YY/T 1176—2010《癌抗原 CA15-3 定量测定试剂（盒）化学发光免疫分析法》
23. YY/T 1177—2010《癌抗原 CA72-4 定量测定试剂（盒）化学发光免疫分析法》
24. YY/T 1178—2010《糖类抗原 CA19-9 定量测定试剂（盒）化学发光免疫分析法》
25. YY/T 1179—2010《糖类抗原 CA50 定量试剂（盒）化学发光免疫分析法》
26. YY/T 1180—2021《人类白细胞抗原（HLA）基因分型检测试剂盒》
27. YY/T 1181—2021《免疫组织化学试剂盒》
28. YY/T 1182—2020《核酸扩增检测用试剂（盒）》
29. YY/T 1183—2010《酶联免疫吸附法检测试剂（盒）》
30. YY/T 1184—2010《流式细胞仪用单克隆抗体试剂》
31. YY/T 1185—2010《脑心浸液培养基》
32. YY/T 1186—2010《MH 肉汤培养基》
33. YY/T 1187—2010《营养肉汤培养基》
34. YY/T 1188—2010《曙红亚甲蓝琼脂培养基》
35. YY/T 1189—2010《中国蓝琼脂培养基》
36. YY/T 1190—2010《乳糖胆盐发酵培养基》
37. YY/T 1191—2011《抗菌剂药敏纸片》
38. YY/T 1192—2011《人绒毛膜促性腺激素（HCG）定量测定试剂盒（化学

发光免疫分析法）》
39. YY/T 1193—2011《促卵泡生成激素（FSH）定量测定试剂盒（化学发光免疫分析法）》
40. YY/T 1194—2011《α- 淀粉酶测定试剂（盒）（连续监测法）》
41. YY/T 1195—2011《血清总蛋白参考测量程序》
42. YY/T 1196—2013《氯测定试剂盒（酶法）》
43. YY/T 1197—2013《丙氨酸氨基转移酶测定试剂盒（IFCC 法）》
44. YY/T 1198—2013《天门冬氨酸氨基转移酶测定试剂盒（IFCC 法）》
45. YY/T 1199—2013《甘油三酯测定试剂盒（酶法）》
46. YY/T 1200—2013《葡萄糖测定试剂盒（酶法）》
47. YY/T 1201—2013《尿素测定试剂盒（酶偶联监测法）》
48. YY/T 1202—2013《钾测定试剂盒（酶法）》
49. YY/T 1203—2013《钠测定试剂盒（酶法）》
50. YY/T 1204—2021《总胆汁酸测定试剂盒（酶循环法）》
51. YY/T 1205—2013《总胆红素测定试剂盒（钒酸盐氧化法）》
52. YY/T 1206—2013《总胆固醇测定试剂盒（氧化酶法）》
53. YY/T 1207—2013《尿酸测定试剂盒（尿酸酶过氧化物酶偶联法）》
54. YY/T 1220—2013《肌酸激酶同工酶（CK-MB）诊断试剂（盒）（胶体金法）》
55. YY/T 1221—2013《心肌肌钙蛋白 I 诊断试剂（盒）（胶体金法）》
56. YY/T 1222—2014《总三碘甲状腺原氨酸定量标记免疫分析试剂盒》
57. YY/T 1223—2014《总甲状腺素定量标记免疫分析试剂盒》
58. YY/T 1224—2014《膀胱癌细胞相关染色体及基因异常检测试剂盒（荧光原位杂交法）》
59. YY/T 1225—2014《肺炎支原体抗体检测试剂盒》
60. YY/T 1226—2014《人乳头瘤病毒核酸（分型）检测试剂（盒）》
61. YY/T 1227—2014《临床化学体外诊断试剂（盒）命名》
62. YY/T 1228—2014《白蛋白测定试剂（盒）》
63. YY/T 1229—2014《钙测定试剂（盒）》
64. YY/T 1230—2014《胱抑素 C 测定试剂（盒）》
65. YY/T 1231—2014《肌酐测定试剂（盒）（肌氨酸氧化酶法）》

66. YY/T 1232—2014《γ- 谷氨酰基转移酶测定试剂（盒）（GPNA 底物法）》
67. YY/T 1233—2014《心肌肌钙蛋白 - Ⅰ定量测定试剂（盒）（化学发光免疫分析法）》
68. YY/T 1234—2014《碱性磷酸酶测定试剂（盒）（NPP 底物 -AMP 缓冲液法）》
69. YY/T 1235—2014《风疹病毒 IgG/IgM 抗体检测试剂（盒）》
70. YY/T 1236—2014《巨细胞病毒 IgG/IgM 抗体检测试剂（盒）》
71. YY/T 1237—2014《弓形虫 IgG 抗体检测试剂（盒）（酶联免疫法）》
72. YY/T 1238—2014《RhD（IgM）血型定型试剂（单克隆抗体）》
73. YY/T 1239—2014《琼脂平板培养基》
74. YY/T 1240—2014《D- 二聚体定量检测试剂（盒）》
75. YY/T 1241—2014《乳酸脱氢酶测定试剂（盒）》
76. YY/T 1242—2014《α- 羟丁酸脱氢酶测定试剂（盒）》
77. YY/T 1243—2014《肌酸激酶测定试剂（盒）》
78. YY/T 1244—2014《体外诊断试剂用纯化水》
79. YY/T 1245—2014《自动血型分析仪》
80. YY/T 1246—2014《糖化血红蛋白分析仪》
81. YY/T 1247—2014《乙型肝炎病毒表面抗原测定试剂（盒）（化学发光免疫分析法）》
82. YY/T 1248—2014《乙型肝炎病毒表面抗体测定试剂（盒）（化学发光免疫分析法）》
83. YY/T 1249—2014《游离前列腺特异性抗原定量标记免疫分析试剂盒》
84. YY/T 1250—2014《胰岛素定量标记免疫分析试剂盒》
85. YY/T 1251—2014《红细胞沉降率测定仪》
86. YY/T 1252—2015《总 IgE 定量标记免疫分析试剂盒》
87. YY/T 1253—2015《低密度脂蛋白胆固醇测定试剂（盒）》
88. YY/T 1254—2015《高密度脂蛋白胆固醇测定试剂（盒）》
89. YY/T 1255—2015《免疫比浊法检测试剂（盒）（透射法）》
90. YY/T 1256—2015《解脲脲原体核酸扩增检测试剂盒》
91. YY/T 1257—2015《游离人绒毛膜促性腺激素 β 亚单位定量标记免疫分析试剂盒》

92. YY/T 1258—2015《同型半胱氨酸检测试剂（盒）（酶循环法）》
93. YY/T 1259—2015《戊型肝炎病毒 IgG 抗体检测试剂盒（酶联免疫吸附法）》
94. YY/T 1260—2015《戊型肝炎病毒 IgM 抗体检测试剂盒（酶联免疫吸附法）》
95. YY/T 1261—2015《HER2 基因检测试剂盒（荧光原位杂交法）》
96. YY/T 1262—2015《神经元特异性烯醇化酶定量标记免疫分析试剂盒》
97. YY/T 1421—2016《载脂蛋白 B 测定试剂盒》
98. YY/T 1422—2016《血清妊娠相关血浆蛋白 A 检测试剂（盒）（定量标记免疫分析法）》
99. YY/T 1423—2016《幽门螺杆菌抗体检测试剂盒（胶体金法）》
100. YY/T 1424—2016《沙眼衣原体 DNA 检测试剂盒（荧光 PCR 法）》
101. YY/T 1441—2016《体外诊断医疗器械性能评估通用要求》
102. YY/T 1442—2016《β2- 微球蛋白定量检测试剂（盒）》
103. YY/T 1443—2016《甲型流感病毒抗原检测试剂盒（免疫层析法）》
104. YY/T 1444—2016《总蛋白测定试剂盒》
105. YY/T 1448—2016《脂蛋白（a）测定试剂盒》
106. YY/T 1450—2016《载脂蛋白 A-I 测定试剂（盒）》
107. YY/T 1451—2016《脑利钠肽和氨基末端脑利钠肽前体检测试剂（盒）（定量标记免疫分析法）》
108. YY/T 1452—2016《干式血液细胞分析仪（离心法）》
109. YY/T 1450—2016《载脂蛋白 A-I 测定试剂（盒）》
110. YY/T 1454—2016《自我检测用体外诊断医疗器械基本要求》
111. YY/T 1455—2016《应用参考测量程序对酶催化活性浓度赋值及其不确定度评定指南》
112. YY/T 1456—2016《铁蛋白定量检测试剂（盒）》
113. YY/T 1458—2016《抗甲状腺过氧化物酶抗体定量检测试剂（盒）（化学发光免疫分析法）》
114. YY/T 1459—2016《人类基因原位杂交检测试剂盒》
115. YY/T 1460—2016《血液流变仪》
116. YY/T 1461—2016《缺血修饰白蛋白测定试剂（盒）》

117. YY/T 1462—2016《甲型H1N1流感病毒RNA检测试剂盒（荧光PCR法）》
118. YY/T 1513—2017《C反应蛋白测定试剂盒》
119. YY/T 1514—2017《人类免疫缺陷病毒（1+2型）抗体检测试剂盒（免疫印迹法）》
120. YY/T 1515—2017《人类免疫缺陷病毒（Ⅰ型）核酸定量检测试剂（盒）》
121. YY/T 1516—2017《泌乳素定量标记免疫分析试剂盒》
122. YY/T 1517—2017《EB病毒衣壳抗原（VCA）IgA抗体检测试剂盒》
123. YY/T 1518—2017《C-肽（C-P）定量标记免疫分析试剂盒》
124. YY/T 1523—2017《二氧化碳测定试剂盒（PEPC酶法）》
125. YY/T 1524—2017《α-L-岩藻糖苷酶（AFU）测定试剂盒（CNPF底物法）》
126. YY/T 1525—2017《甲基安非他明检测试剂盒（胶体金法）》
127. YY/T 1526—2017《人类免疫缺陷病毒抗原抗体联合检测试剂盒（发光类）》
128. YY/T 1527—2017《α/β-地中海贫血基因分型检测试剂盒》
129. YY/T 1528—2017《肌红蛋白测定试剂盒（免疫比浊法）》
130. YY/T 1529—2017《酶联免疫分析仪》
131. YY/T 1530—2017《尿液有形成分分析仪用控制物质》
132. YY/T 1531—2017《细菌生化鉴定系统》
133. YY/T 1533—2017《全自动时间分辨荧光免疫分析仪》
134. YY/T 1549—2017《生化分析用校准物》
135. YY/T 1578—2018《糖化白蛋白测定试剂盒（酶法）》
136. YY/T 1579—2018《体外诊断医疗器械　体外诊断试剂稳定性评价》
137. YY/T 1580—2018《肌酸激酶MB同工酶测定试剂盒（免疫抑制法）》
138. YY/T 1581—2018《过敏原特异性IgE抗体检测试剂盒》
139. YY/T 1582—2018《胶体金免疫层析分析仪》
140. YY/T 1583—2018《叶酸测定试剂盒（化学发光免疫分析法）》
141. YY/T 1584—2018《视黄醇结合蛋白测定试剂盒（免疫比浊法）》
142. YY/T 1585—2018《总25-羟基维生素D测定试剂盒（标记免疫分析法）》
143. YY/T 1586—2018《肿瘤个体化治疗相关基因突变检测试剂盒（荧光

PCR 法）》

144. YY/T 1588—2018《降钙素原测定试剂盒》
145. YY/T 1589—2018《雌二醇测定试剂盒（化学发光免疫分析法）》
146. YY/T 1590—2018《心型脂肪酸结合蛋白测定试剂盒（免疫比浊法）》
147. YY/T 1591—2018《人类 EGFR 基因突变检测试剂盒》
148. YY/T 1592—2018《ABO 正定型和 RhD 血型定型检测卡（柱凝集法）》
149. YY/T 1593—2018《生长激素测定试剂盒》
150. YY/T 1594—2018《人抗甲状腺球蛋白抗体测定试剂盒》
151. YY/T 1595—2018《氯胺酮检测试剂盒（胶体金法）》
152. YY/T 1596—2018《甲型流感病毒核酸检测试剂盒（荧光 PCR 法）》
153. YY/T 1597—2018《新生儿苯丙氨酸测定试剂盒》
154. YY/T 1605—2018《糖化血红蛋白测定试剂盒（胶乳免疫比浊法）》
155. YY/T 1652—2019《体外诊断试剂用质控物通用技术要求》
156. YY/T 1709—2020《体外诊断试剂用校准物测量不确定度评定》

三、EP 文件目录

1. EP05-A3《定量测量程序的精密度性能评估》
2. EP06-A《定量测量程序的线性评估：统计学方法》
3. EP07-A2《临床化学中的干扰实验》
4. EP09-A3《利用患者样本进行测量程序比对和偏差估计》
5. EP10-A2《临床实验室定量测量程序的初步评估》
6. EP12-A2《评估定性测量性能的用户方案》
7. EP13-R《实验室统计——标准偏差》
8. EP14-A3《样本互通性的评估》
9. EP15-A3《用户精密度验证和偏倚评估》
10. EP17-A2《临床实验室测量程序检测能力的评估》
11. EP18-A2《识别和控制实验室误差源的风险管理策略》
12. EP19-R《NCCLS 评估方案框架》
13. EP21-A《临床实验室方法总分析误差的评估》
14. EP23-A《基于风险管理的实验室质量控制》
15. EP24-A2《利用受试者工作特征曲线评估实验室检测的诊断正确性》

16. EP25-A《体外诊断试剂稳定性评估》
17. EP26-A《试剂批次间变异的用户评估》
18. EP27-A《如何构建和解释用于定量诊断分析的误差网格》
19. EP28-A3c《临床实验室中的参考区间的定义、建立和验证》
20. EP29-A《检验医学中测量不确定度的表达》
21. EP30-A《检验医学互通性参考物质的特征描述和资格条件》
22. EP31-A-IR《在一个卫生保健系统中验证患者结果的可比性》
23. EP32-R《计量学溯源及其实施》

四、医疗领域指南、技术规范名录

（一）血液学检验

1. 《“D- 二聚体检测”急诊临床应用专家共识》
2. 《不合格静脉血标本管理中国专家共识》
3. 《血小板功能检测在急性冠脉综合征患者抗血小板治疗中的应用专家共识》
4. 《活化部分凝血活酶时间延长混合血浆纠正试验操作流程及结果解读中国专家共识》
5. 《光学比浊法检测血小板聚集标准化专家共识》
6. 《临床检验样本转运及保存规范化专家共识》
7. 《人工智能辅助外周血细胞形态学检查的中国专家共识》

（二）微生物学检验

1. 《MALDI-TOF MS 病原体质量保证专家共识》
2. 《TORCH 实验室规范化检测与临床应用专家共识》
3. 《常见细菌药物敏感性试验报告规范中国专家共识》
4. 《多黏菌素类与替加环素及头孢他啶 / 阿维巴坦药敏方法和报告专家共识》
5. 《儿童血培养规范化标本采集的专家共识》
6. 《肺炎链球菌临床检验规程的共识》
7. 《宏基因组高通量测序技术应用于感染性疾病病原检测中国专家共识》
8. 《经皮肺穿刺标本临床微生物检测流程及质量控制专家共识》
9. 《耐甲氧西林金黄色葡萄球菌感染防治专家共识 2011 年更新版》
10. 《侵袭性真菌临床实验室诊断操作指南》
11. 《神经外科医院感染抗菌药物应用专家共识（2012）》

12. 《替加环素体外药敏试验操作规程专家共识》
13. 《铜绿假单胞菌下呼吸道感染诊治专家共识》
14. 《临床微生物标本规范化采集和送检中国专家共识》
15. 《隐球菌性脑膜炎诊治专家共识》
16. 《中国鲍曼不动杆菌感染诊治与防控专家共识》
17. 《中国产超广谱β-内酰胺酶肠杆菌科细菌感染应对策略专家共识》
18. 《中国临床微生物质谱应用专家共识》
19. 《中国三级甲等综合医院检验医学微生物学组（科）建设专家共识》
20. 《中国嗜麦芽窄食单胞菌感染诊治和防控专家共识》
21. 《自建 MALDI-TOF MS 微生物鉴定数据库专家共识》
22. 《临床微生物学检验过程的生物安全风险管理专家共识》
23. 《宏基因组测序病原微生物检测生物信息学分析规范化管理专家共识》
24. 《儿童肺炎支原体呼吸道感染实验室诊断中国专家共识》
25. 《MALDI-TOF MS 在临床微生物鉴定中的标准化操作专家共识》
26. 《高通量宏基因组测序技术检测病原微生物的临床应用规范化专家共识》

（三）感染类

1. 《感染相关生物标志物临床意义解读专家共识》
2. 《感染性眼病细菌学检查操作专家共识（2015 年）》
3. 《血清淀粉样蛋白 A 在感染性疾病中临床应用的专家共识》
4. 《SAA 单独和与 CRP 联合检测在儿童感染性疾病中的应用专家共识》

（四）生化与免疫检验

1. 《便携式血糖仪临床操作和质量管理规范中国专家共识》
2. 《常用肝脏生物化学试验的临床意义及评价共识》
3. 《多学科甲胎蛋白异质体临床应用专家共识》
4. 《高敏感方法检测心肌肌钙蛋白临床应用中国专家共识（2014）》
5. 《高敏心肌肌钙蛋白在急性冠状动脉综合征中的应用中国专家共识》
6. 《冠状动脉疾病和心力衰竭时心脏标志物临床检测应用建议》
7. 《化学发光法微阵列蛋白芯片临床应用专家共识》
8. 《基层医学实验室化学发光系统应用专家共识》
9. 《基层医院急性冠状动脉综合征临床诊疗中心肌肌钙蛋白检测应用专家共识》

10.《急性冠状动脉综合征患者检测心肌肌钙蛋白的专家共识》

11.《结直肠癌分子检测高通量测序中国专家共识》

12.《生化分析仪携带污染的分析评估及处理方法专家共识》

13.《糖化血红蛋白实验室检测指南》

14.《心力衰竭生物标志物中国专家共识》

15.《新生儿葡萄糖-6-磷酸脱氢酶缺乏症筛查与诊断实验室检测技术专家共识》

16.《自身抗体检测在自身免疫病中的临床应用专家建议》

17.《肿瘤标志物的临床应用建议》

18.《急性白血病系别判断的流式细胞免疫分型专家共识》

19.《流式细胞术检测脑脊液肿瘤细胞的专家共识》

20.《液相色谱-串联质谱法检测25-羟维生素D标准化专家共识》

21.《心力衰竭生物标志物中国专家共识》

22.《化学发光法微阵列蛋白芯片临床应用专家共识》

23.《新生儿先天性肾上腺皮质增生症筛查与诊断实验室检测技术专家共识》

（五）细胞形态学检验

1.《浆膜腔积液细胞形态学检验中国专家共识（2020）》

2.《脑脊液细胞形态学检验中国专家共识（2020）》

3.《支气管肺泡灌洗液细胞形态学检验中国专家共识（2020）》

4.《尿液检验有形成分名称与结果报告专家共识》

（六）新型冠状病毒检验

1.《新型冠状病毒肺炎病毒核酸检测专家共识》

2.《新型冠状病毒实验室检测专家共识》

3.《新型冠状病毒核酸快速检测临床规范化应用专家共识》

（七）其他检验

1.《非小细胞肺癌血液EGFR基因突变检测中国专家共识》

2.《新生儿遗传代谢病筛查质量指标共识》

3.《液体活检在临床肿瘤诊疗应用和医学检验实践中的专家共识》

4.《循环肿瘤细胞临床应用与实验室检测专家共识》

（八）POCT类

1.《POCT临床应用建议》

2.《即时检测（POCT）临床结果报告与发布中国专家共识》

3.《即时检测（POCT）信息化质量管理中国专家共识》

4.《现场快速检测（POCT）基层医疗卫生机构应用专家共识》

5.《病原体核酸即时检测（POCT）质量管理要求专家共识》

（九）检验报告诊断模式

1.《阿尔茨海默病检验诊断报告模式专家共识》

2.《肠道感染性疾病检验诊断报告模式专家共识》

3.《导管相关性血流感染检验诊断报告模式专家共识》

4.《甲状腺疾病检验诊断报告模式专家共识》

5.《临床基因检验诊断报告模式专家共识》

6.《临床微生物检验诊断报告模式专家共识》

7.《尿液常规检验诊断报告模式专家共识》

8.《贫血性疾病检验诊断报告模式专家共识》

9.《糖尿病检验诊断报告模式专家共识》

10.《性病检验诊断报告模式专家共识》

11.《血脂异常疾病检验诊断报告模式专家共识》

12.《乙型病毒性肝炎检验诊断报告模式专家共识》

13.《原发性胆汁性胆管炎检验诊断报告模式专家共识》

14.《造血与淋巴组织肿瘤检验诊断报告模式专家共识》

（十）实验室建设

1.《北京医疗机构发热门诊临床实验室能力建设专家共识》

2.《出血性疾病诊断治疗中实验室检测项目的应用建议》

3.《肝脏疾病诊断治疗中实验室检测项目的应用建议》

4.《急诊检验能力建设与规范中国专家共识》

5.《甲状腺疾病诊断治疗中实验室检测项目的应用建议》

6.《临床微生物学实验室建设基本要求专家共识》

7.《染色体微阵列分析实验室技术要求专家共识》

8.《三级综合性医院医学检验部门设置基本要求的建议》

9.《实验室自建分子诊断项目基本要求专家共识》

10.《临床实验室应对突发公共卫生体系与能力建设专家共识》

11.《临床微生物实验室真菌检测能力建设基本要求专家共识》

（十一）危急值类

1.《临床检验危急值规范化管理京冀专家共识》

2.《检验危急值在急危重病临床应用的专家共识（成人）》

3.《医学检验危急值报告程序规范化专家共识》

（十二）其他

《临床检验样本转运及保存规范化专家共识》

（谢小兵　伍　勇　王伟灵）